CONTEMPORARY PUBLIC HEALTH

当代美国公共卫生

原理、实践与政策

Principles, Practice, and Policy

〔美〕詹姆斯·郝圣格（James W. Holsinger Jr.）主编

赵 莉　石超明　译
刘兆炜　黄 斌　审校

社会科学文献出版社
SOCIAL SCIENCES ACADEMIC PRESS (CHINA)

James W. Holsinger Jr. , eds.

Contemporary Public Health: Principles, Practice, and Policy

Copyright© 2013 by The University Press of Kentucky

本书根据肯塔基大学出版社 2013 年版译出

中文版推荐序

詹姆斯·郝圣格博士主编的著作《当代美国公共卫生：原理、实践与政策》中译本将要付梓了，我感到很高兴。

郝圣格博士是我所敬重的学者、领导和老师。他毕业于美国杜克大学，拥有理学博士、医学博士和哲学博士学位，担任过外科医生、美国的退伍军人事务部首席医疗总监、退伍军人卫生事务部副部长、肯塔基州卫生和家庭服务厅厅长、肯塔基大学医学中心主任、肯塔基大学副校长、内科学教授、外科学教授、解剖学和生理学教授等职务，2007年曾被美国总统小布什提名拟任美国联邦政府公共卫生秘书。目前他是肯塔基大学公共卫生学院副院长、查尔斯·T.韦辛顿健康科学讲座教授、预防医学和环境卫生学教授、卫生服务管理与政策学教授，同时是中国的四川大学、武汉大学、长江三峡大学和辽宁医学院的客座教授，主要研究方向为国内和国际卫生政策、公共卫生领导科学等。自取得医学博士学位至2014年，他已经在医疗卫生领域工作了半个世纪。很少有人像郝圣格博士一样有如此丰富多彩的工作经历，其中涉及临床医学、基础医学、公共卫生与预防医学、医院管理、公共卫生管理、大学教育管理等领域。因此，他对医学和公共卫生的理解比绝大多数同行更为深刻，他的视野绝非局限于某一个具体学科或一个狭窄的时段，由他来为我们提供这样一本关于公共卫生和公共卫生前景的著作是再合适不过的了。

在过去的一个半世纪里，中国一直在向发达国家学习。虽然郝圣格博士的这部著作主要讨论的是美国的公共卫生，但我们深知"他山之石，可以攻玉"，美国公共卫生事业发展中的成功和挫折以及获得的经验和教训对今天的中国公共卫生事业发展都具有珍贵的参考价值。本书开篇对美国公共卫生历史的回顾，就高屋建瓴，展开了一幅宏大的画面，与我们通常所熟悉的角度迥然相异，令人耳目一新。过去的 1/3 个世纪以来，我们可曾对我国的公共卫生历史有过类似高度的客观回顾和分析吗？紧随其后的章节依据大量数据指出决定人群健康的深层次原因是社会因素，这对于当前我们大多数公共卫生院系师生和公共卫生工作者都埋头于实验室的情况不啻一剂良药。作者进一步提出"谁是公共卫生中的'公共'"和"公共卫生中的合作"两个重要问题，这对面临迅猛城市化、人口迅速老龄化以及其他越来越多重大挑战的中国卫生工作不是很有启发意义吗？中国自 2009 年以来开始了医疗卫生体系改革，本书对全球卫生服务和卫生政策经验的归纳总结，以及在此基础上对公共卫生未来的展望对我们来说实在是闪光的珍宝。此外，作者不仅为我们提供了理论思考，还为我们提供了研究公共卫生系统的方法、公共卫生传播的方法和有关美国公共卫生人员配置及其教育问题实践的方法，这都是很难得的。当然，尽管中国的公共卫生起源于学习西方发达国家，却经历了一个与美国公共卫生很不相同的发展历程，今天中国的社会经济条件、文化环境、公共卫生体系及其管理机制也与美国有很大差异，因此对于作者所总结的经验、所提出的建议等，我们无疑都应该立足于中国实际，实事求是地学习和应用。

本书的写作风格与我们的教科书或某个学科的专著很不相

同，我想这是因为本书所涉及的问题都是公共卫生的大问题，论述这些问题具有极大的挑战性，所以我们需要以一种开放的、没有条条框框的态度来阅读本书。

现在，四川大学华西公共卫生学院赵莉博士、武汉大学政治与公共管理学院石超明博士、四川省疾病预防控制中心刘兆炜副主任医师、美国肯塔基大学黄斌博士共同完成了翻译和审校郝圣格博士这部著作的工作，我想这是对他从医从教 50 周年的最好纪念。同时，我认为郝圣格博士这部著作对于我国各级卫生机构的领导者或有志于成为领导者的卫生工作者、公共卫生院系师生，以及我国政府中与公共卫生有关的工作人员都是很有价值的。

祝贺郝圣格博士主编的著作在中国出版，祝愿他和他的夫人芭芭拉·郝圣格博士（Dr. Barbara Holsinger）健康长寿！

马 骁 教授

2014 年 8 月 16 日

（马骁，教授，中国公共卫生学院院长联席会主席、四川大学华西公共卫生学院教授委员会主席、四川省预防医学会会长。）

中文版序

美国的公共卫生实践历史悠久、意义深远，其发展道路充满坎坷。历史上，公共卫生从业人员的教育一直由各专业学科承担，包括医学、护理学、环境卫生、生物统计学、实验室科学和管理学等，这些学科也同时涉及公共卫生实践。一个世纪前，美国第一所公共卫生学院创建于约翰霍普金斯大学；为满足不断增长的公共卫生行业需求，到了19世纪40年代，美国已创建了多所公共卫生学院。20世纪末至21世纪初，随着公共卫生学术项目数量大增，美国攻读公共卫生硕士（MPH）和公共卫生博士（DrPH）学位的学生人数快速增长。虽然公共卫生包含若干独立、成熟的学术科目如预防医学等，但作为一门学科从整体上看还是比较新的。

本书的作者和译者认为，《当代美国公共卫生：原理、实践与政策》中文版在中国发行的重要意义在于其能使中国读者更便捷地了解当代美国公共卫生实践，为中美两国公共卫生工作者之间的互动和交流提供背景和平台，使两国的公共卫生工作者对当代公共卫生需求有更深刻的理解。中国和美国公共卫生工作者之间的这种互动交流将为两国的公共卫生领域注入新的生机与活力。翻译本书的目的在于使中美两国当前和未来的公共卫生工作者对他们所服务或将服务的社区的公共卫生实践有一个清晰的认识。

衷心感谢为本书出版付出智慧与汗水的每一个人，特别是赵莉博士、石超明博士、祝得彬先生、杨慧女士、刘兆炜女士和黄斌博士，是他们孜孜不倦的工作方使本书呈献在中国读者面前。

詹姆斯·郝圣格　博士

（James W. Holsinger Jr. , MD，PhD）

2015 年 3 月 18 日

献　辞

本书献给道格拉斯·斯卡奇菲尔德博士！

道格拉斯·斯卡奇菲尔德（F. Douglas Scutchfield）出生并成长在肯塔基州东部，早年在阿巴拉契亚地区的经历对他的生活和工作有着持久的影响，使他终身致力于改善肯塔基州和美国卫生服务水平低下地区人群的健康水平。1962年，他以优异的成绩毕业于东肯塔基大学，并在同年与菲利斯（Phyllis）结为终身伴侣。2004年东肯塔基大学授予他荣誉博士学位。1966年，23岁的斯卡奇①从肯塔基大学医学院毕业，并成为阿尔法·欧米伽·阿尔法医学荣誉学会（Alpha Omega Alpha）成员。随后四年，他相继参加了芝加哥西北医学中心（Northwestern Medical Center）的各科轮转实习、疾病控制与预防中心（Centers for Disease Control and Prevention，CDC）的传染病情报工作，并在肯塔基大学钱德勒医学中心（Chandler Medical Center）接受了预防医学住院医师培训。

接着，斯卡奇获得了美国家庭医疗委员会（American Board of Family Practice）颁发的从业资格证书，并在肯塔基州默尔黑德市从事家庭医疗工作。在默尔黑德工作期间，他在肯塔基创设了第一个基于医院的家庭医疗服务模式，得到了肯塔基大学、路易斯维尔

---

① 道格拉斯·斯卡奇菲尔德博士的昵称，下同。

大学和默尔黑德州立大学的任教邀请。应导师肯塔基大学副校长、医学院第一任院长威廉·威拉德（William R. Willard）博士的邀请，斯卡奇到亚拉巴马大学就任家庭与社区医疗系教授和系主任。五年之后，他转任社区卫生科学学院分管学术的副院长。

斯卡奇在公共卫生和预防医学领域所接受的教育使他在整个职业生涯中都热衷于社区和人群健康问题与政策的研究，包括评估公共卫生服务需求和发展公共卫生系统性政策。他早期对于健康的社会决定因素和公共卫生服务及其系统研究的兴趣在其发表的研究成果中迅速得到了体现。事实上，他开创了公共卫生服务及其系统研究的先河。他的思想最终发展成为以社区为本的初级卫生保健理念，解决了卫生服务水平低下地区人群的卫生保健的问题。

1979 年，斯卡奇成为圣地亚哥州立大学公共卫生学院首任院长。他对公共卫生人才培养的兴趣迅速发展，其相关文章大量发表在学术期刊上。他是《美国预防医学杂志》（*American Journal of Preventive Medicine*）等多本医学杂志的主编、编辑或编委会成员。他在这一阶段的代表作是与威廉·凯克（William Keck）博士合著的《公共卫生实践的原则》（*Principles of Public Health Practice*），这是一本非常好的公共卫生教科书。

1997 年，斯卡奇回到肯塔基大学担任公共卫生学院首任院长。他职业生涯的顶峰是在过去的 15 年中担任公共卫生认证委员会的创始委员，在发展公共卫生认证和质量促进事业中发挥了关键作用。斯卡奇与罗伯特·伍德·约翰逊基金会（Robert Wood Johnson Foundation）和疾病控制与预防中心合作，卓有成效地建立了两个国家级中心，一个是公共卫生服务及其系统研究中心（Public

Health Services and Systems Research Center），另外一个是优化公共卫生人力与政策中心（Center of Excellence for Public Health Workforce Research and Policy）。最近，他还创立了公共卫生服务及其系统研究国家协作中心（National Coordinating Center for Public Health Services and Systems Research）。

斯卡奇在他的学术休假中参与了凯特灵基金会（Kettering Foundation）的多项活动，对于在社区卫生公共部门开展"民主工作"的想法开始感兴趣。他长期致力于促进政府和非政府组织参与公共卫生的工作，这其实是他努力促使公众参与医疗保健的副产物。在以色列巴勒斯坦地区班古里昂大学担任客座教授期间，斯卡奇对这一研究的兴趣扩大到了国际层面。

除了写作和学术追求，斯卡奇对美国医学领域的影响无论在当地、州还是国家层面都很大。他长期在美国医学会（American Medical Association, AMA）工作，同时获得了威廉·博蒙特奖和美国医学会杰出贡献奖章。作为一位美国预防医学学院院士，他在1989~1991年担任美国预防医学学院主席。1992年，他获得了美国预防医学学院杰出贡献奖章；1999年，他获得了美国预防医学学院特别荣誉奖章。在出任预防医学教师协会（Association of Teachers of Preventive Medicine）主席期间（1981~1982年），他获得了邓肯·克拉克奖。他至今仍是国家医学图书馆董事会（Board of Regents of National Library of Medicine）成员。

斯卡奇在其职业生涯中积极发展了一个包括学生、同事和专业同行在内的庞大朋友网络。他非常平易近人，对人充满关切，热心帮助每一个人，他是一个熟人很少但朋友很多的巨人。他是医生的医生，是公共卫生从业者的导师。作为道格拉斯·斯卡奇菲尔德博士的挚友，我们以他一生致力于医学事业，特别是社区和公共卫生事业为荣。谨以此书献给道格拉斯·斯卡奇菲尔德博士。

詹姆斯·郝圣格 博士

（James W. Holsinger Jr. , MD, PhD）

2012 年 4 月 23 日

英文版推荐序

多年前一个晚上，道格拉斯·斯卡奇菲尔德在其本人所创建的圣地亚哥公共卫生学院的学术休假期间，参加了我们的家庭晚餐。那时，孩子们正处于认为大人们都无知且无趣的年龄，听老古董们讲战争故事并不是他们的兴趣所在。但是，孩子们被斯卡奇所讲述的关于我们在医学院的经历深深迷住了，晚餐后他们还长时间地围坐在餐桌旁，直到最后一个餐盘被收拾干净也不愿离去。在斯卡奇每讲完一个故事后，他们都眼巴巴地看着我和妻子恳求道："再（让斯卡奇叔叔）讲一个，再给我们讲一个吧。"

这就是我们大多数人对斯卡奇最深的印象：付出更多，承担更大的公共卫生挑战，带领我们一起进步、一起欢笑。他杰出的事业成就正如詹姆斯·郝圣格博士在献辞中所介绍的，他对其所选择的领域以及他众多的学生、同事、朋友产生了巨大影响。自从半个世纪前在医学院与斯卡奇相识后，我有幸成为他终身的同事和朋友，同郝圣格博士和其他参与撰写本书的朋友一样，我衷心感谢斯卡奇在我们的工作领域和生活中所做的贡献，并以他为荣。

一本好书是献给我们所敬重的人的最好礼物。本书讲述了公共卫生的历史、现状和未来的挑战。好的作品需要独具慧眼地挖掘到深层次的问题，本书的作者给了读者一个独特的视角，而这种视角在传统教材中常常被忽视。本书致力于弥补传统教材中的不足，深入地介绍每个主题的来龙去脉和来自经验丰富的实践者对于这些主题的深刻理解。本书的每个章节都在郝圣格博士和出版社编辑团队的指导下精心编写，完全达到了本书的预期目标。

　　同时，本书在世界各国受制于传统医学模式、总体医疗费用居高不下、社区卫生服务费用十分欠缺、人们难以得到一个更健康和高质量的生活以及更个性化和高效率的卫生服务这样一个关键性的时间节点出版，本身就证明了公共卫生在保健服务中扮演的决定性角色。

　　全球公共卫生领域丰富的历史和现代成就为社区卫生提供了诸多思路。现在，公共卫生在关注社区和人群健康、运用互联网和移动电话等普及技术、建立复杂数据分析能力、持续推动人口学与分子科学研究方面承担了重要角色，旨在用更少的经费（对比传统医学模式）提供更好的卫生服务。如果能够圆满解决困扰了我们至少两个世纪的组织和经费投入问题，我们的公共卫生事业将迎来巨大改观。但正因为从来没有实现过，所以显得尤为重要。

　　致斯卡奇，亲爱的朋友、同事，衷心感谢你为大家提供了写就这本重要著作的动力，我相信你也为它感到骄傲，这是给在公共卫生前沿勤耕不倦、无私奉献多年之人的最恰当的礼物。

戴维·劳伦斯 博士

（David M. Lawrence, MD, MPH）

（戴维·劳伦斯博士，凯泽基金会健康计划和医院股份有限公司原执行总裁。）

英文版序

公共卫生的历史漫长而曲折，美国公共卫生道路同样荆棘密布，跌宕起伏。历史上，公共卫生人才培养由很多学科完成，包括医学、护理学、卫生学（环境卫生）、生物统计学、实验室科学、管理学，直到 1915 年"韦尔奇报告"（the Welch-Rose report）发布，才真正提出将公共卫生人才培养从对医生的培养中独立出来。"韦尔奇报告"的成果之一是 1916 年约翰霍普金斯大学建立了第一所公共卫生学院，此后为满足专业人才培养的需要，23 所公共卫生学院相继成立，到 20 世纪 40 年代中期，公共卫生学院已被普遍认可。20 世纪末至 21 世纪初，公共卫生教育蓬勃发展，在校公共卫生硕士和公共卫生博士的数量快速增长。虽然已经有一定数量的独立的、长期存在的学科支持公共卫生研究，但公共卫生自身成为一门独立的学科却是近些年的事。为了适应不断扩大的在校生教学需求，公共卫生学科的相关教科书也不断增多。

本书涵盖了传统公共卫生教材的内容，同时为公共卫生专业在校生和从业人员描述了 21 世纪初期的公共卫生概况。本书主要针对研究生，也可作为高年级本科生的教材，同时适用于公共卫生在职人员自学和集中培训。目的在于为当前和未来的公共卫生从业人员解释当代公共卫生发展的轨迹，以便他们更好地承担起社区卫生服务的职责。

感谢为本书做出贡献的每一个人。特别感谢编辑助理吕蓓卡·弗兰德（Rebecca S. Friend）对众多编辑事务的细致耐心处理、博士研究生伊曼纽尔·扎德哈夫（Emmanuel D. Jadhav）对本书编辑的积极协助，以及肯塔基大学出版社社长兼本书责任编辑斯蒂芬·瑞因（Stephen M. Wrinn）对本书坚定的支持。非常感谢我的同事们在繁忙的工作中撰写这本向我的挚友道格拉斯·斯卡奇菲尔德致敬的书，他们热切地回复我为数众多的电子邮件，给予了我极大的鼓励和支持。我的夫人芭芭拉·郝圣格博士阅读、检查、校正了本书的绝大部分内容，而且在本书编写的过程中一直陪伴在她无暇顾及日常生活的丈夫身边，她是我生命中的无价珍宝。

詹姆斯·郝圣格 博士

（James W. Holsinger Jr.，MD，PhD）

目 录

绪论
美国公共卫生的历史及背景

詹姆斯·郝圣格 (James W. Holsinger Jr.)*

道格拉斯·斯卡奇菲尔德 (F. Douglas Scutchfield)**

美国公共卫生的历史是一部政府作为与不作为、经费到位与不到位交替往复的历史。从 1798 年公共卫生发轫到 2001 年"9·11"事件，公共卫生的发展正如费（Fee）和布朗（Brown）所述，"一直为组织机构不力、管辖不合理和经费投入不足的问题所困。公共卫生不仅缺乏应有的支持，且公共卫生的权威性长期为社会因素，特别是高度科技化的医学所损害"[1]。回顾公共卫生的历史，我们能够看到，一旦发生危机，公共卫生就成为政策和财政支持的焦点，而危机一过，它就立即被忽视。这种重视和忽视是对美国公众和社区的健康问题缺乏清晰的卫生政策的结果。

海港流行病和最早的卫生委员会

1789 年 1 月 16 日，约翰·亚当斯总统签订了一项美国第五届

---

* 詹姆斯·郝圣格 (James W. Holsinger Jr.)，医学博士，博士，查尔斯·T. 韦辛顿健康科学主席，肯塔基大学公共卫生学院预防医学与卫生管理学教授。

** 道格拉斯·斯卡奇菲尔德 (F. Douglas Scutchfield)，医学博士，卫生服务研究与政策领域彼得·博索姆沃思教授，肯塔基大学公共卫生学院预防医学与卫生管理学教授。

国会通过的法案，"为若干港口医院或相关医疗机构的病残船员提供临时救助和生活费，在没有医疗机构的港口则采取财政部直接拨款等方式予以解决"[2]。该法案是对诸如天花、伤寒等疫病特别是黄热病在东部海港流行问题的响应。公共卫生的观念在那时极其简单，检疫隔离是预防与控制从国外远航返回的船员引起传染病暴发最有效的措施。因为船员在港口登陆时通常已感染疾病且缺乏家庭关怀，这对海港社区是一个重负。为满足这些船员的卫生服务需求，海军医院服务部（Marine Hospital Service）应运而生。新机构的创建也满足了国家正在扩大的海外贸易对船员健康的要求。

除联邦政府外，州和地方政府也努力使民众免受因各种重大传染病流行而带来的伤害。如1793年在费城暴发了黄热病，[3]在众多的应对措施中，城市卫生委员会的建立是应对黄热病的重要举措。1793~1806年，黄热病对东海岸造成巨大威胁，公共卫生意识因此得到了很大提升，公共卫生的应对方法成为当地预防传染病的重要措施。1794年成立了费城卫生委员会，接下来在各地也相继成立了卫生委员会：1797年在巴尔的摩；1799年在波士顿；1802年在华盛顿特区；1804年在新奥尔良。[1]在应对传染病疫情时，缺乏明确的传染病理论指导成为疾病控制的主要障碍。例如，在此期间，接触传染理论和瘴气理论各执一端，接触传染理论强调环境控制，通过检疫隔离感染者、烟熏房屋、消毒感染者用过的器物来控制传染病的蔓延；而瘴气理论是在处理城市中发臭的垃圾、污秽物的过程中发展起来的，该理论强调清扫街道、清除城市中的垃圾。这两种传染病传播理论均具有本土性特征，这一阶段是美国历史上本土基层社区深入参与应对传染病疫情活动的时期。

美国宪法未将保护健康列入联邦政府的管控范围，而规定由各州对本州公民的健康负责。因此，不同的州颁布了不同的法规，授权当地公共卫生委员会利用治安权实行检疫和消毒杀菌（接触传染理论防控措施），清除垃圾和清洁街道（瘴气理论防控措施）。然而年复一年，对公共卫生举措的热情随着黄热病及其他传染病的威胁减弱而减弱了。商业领导反对当地公共卫生委员会开展持续的公共卫生活动，认为其影响了商业利益，很多地方公共卫生委员会因此被解散了。

霍乱、内战和环境卫生

19世纪30年代，新的威胁出现了，这个时期的城市化进程积累了大量废弃物，包括粪便、垃圾等，因此社区供水遭到了污染。这种环境导致了经水传播的肠道传染病特别是霍乱的流行。1832年在纽约暴发霍乱，其当地卫生委员会未采取任何行动。商业领导控制了委员会并指责医生和其他相关人员扰乱了城市的经济生活。[4]当霍乱在城市的穷人中间肆虐时，富人们纷纷逃离城市，卫生委员会试图控制霍乱的行为却受到了阻碍。结果是"这场突然降临的灾难甚至迫使政客和商业领导开始关注改善卫生、清洁城市、扩大检疫和发展医院"[5]。当霍乱在全国流行的时候，卫生委员会和志愿者们重新组织起来投入了应对疫情的战役中。在这个时期其他传染性疾病也横扫全国，而市民和领导面对灾难均无能为力。"政客们总是倾向于忽视众多贫困移民的命运，除非改革派坚持不懈地要求或者政客本身害怕民众骚乱才会被迫采取行动，使传染病得到控制。"[5]

1850 年马萨诸塞州卫生委员会的"沙特克报告"（the Shattuck report）发布时也遭受了类似冷遇。尽管该报告后来被认为是社区卫生发展的里程碑，但当时并没能引起重视。该报告的主旨是倡导创建州卫生委员会，然而直到 19 年之后这一建议才被采纳。[6]这种消极应对的结果是公共卫生只有在每个下一次重大传染病灾难降临时才会被重新重视，而这灾难之间的间隔通常不会很久。

19 世纪 50 年代后期，公共卫生开始努力摆脱地方政客的控制。美国内战掀起了又一轮改革的浪潮。当病死士兵的人数超过战死士兵的人数时，公共卫生意识在全国范围内得到了增强。近 25 万盟军士兵死于因军营恶劣的卫生条件而导致的传染病。卫生改革派"说服林肯总统创建卫生委员会调查盟军面临的环境威胁。委员会调查的结果迫使民间和军队当局改善卫生状况、传授官员和士兵关于预防传染性疾病传播以及对个人和公共的卫生保健需求的观念"[1]。在盟军占领南方重要城市后，这些城市的卫生项目也同时启动并延续到了战后。美国内战是美国公共卫生发展史上的一个重要转折点。这一阶段卫生运动的早期成果是在 1872 年创建了美国公共卫生协会（American Public Health Association, APHA），后者的目标是"促进卫生科学发展，通过建立组织和改良方法促进公共卫生的实际应用"[7]。这是美国现代公共卫生时代开端的标志。

与此同时，海军医院服务部被海关、收藏家和官僚所控制，管理松散，没有任何现代气息，其工作也未能取得预期成效。海军医院服务部的医院里常常人满为患，医务人员严重不足，病员常常被迫寻求政府救助房得以庇护，既定的服务也常常缺失或质量低劣。[8]作为政府所属机构，海军医院服务部医院的设立往往不是出于海上贸易或卫生服务的需要而是政治需要。在美国内战期间，北方军和南方军被迫挪用了政府建筑作为医院和军营，然而它们中的不少已在战争中被摧毁。到内战结束时，27 所海军医院服务部医院只有 8 所还在运行。"尽管批评和建议很多，但在有关国家层面的医院管理改革的问题上仍未形成任何一致意见。"[8]1869 年由财政部部长直接领导对海军医院服务部系统进行了全面评估。评估报告再次指出国家对卫生机构投入不足。1870年，联邦政府通过立法设立了海军医院服务部医监职位。该职位是现代美国公共卫生署（Public Health Service）署长岗位的前身，它是公共卫生系统的重要组成部分，并对促进公共卫生系统发展具有重大意义。

空档期和国家卫生委员会的成立

在内战爆发与 19 世纪 20 世纪之交美国迎来大规模移民潮之间，一个重要的公共卫生改革失败了。海军医院服务部首任医监约翰·梅纳德·伍德沃斯（John Maynard Woodworth）发起了一场卫生服务改革，改革涉及多个方面，包括通过国会修订了 1878 年版的《国家检疫法案》（Quarantine Act）。此前的联邦检疫法案不够全面，联邦机构在各个方面受制于地方法规。随着黄热病在新奥尔良肆虐并迅速通过密西西比河流域传遍了整个北部地区，联邦层面上的对检疫政策的需求引起了国家重视。新法案赋予了海军医院服务部全国检疫权，这是首次将其使命扩大到为商务船员进行卫生服务之外。

通过创建国家卫生部重组国家卫生机构的努力由于倡导者之间的内讧而失败了，取而代之的是国家卫生委员会（National Board of Health）的成立。经过痛苦漫长的等待，国会通过了后者的经费预算，但国家卫生委员会真正履行其职能已是四年之后。国家卫生委员会并未扩展职能，只是承担了海军医院服务部在全国范围内进行检疫的工作。国家卫生委员会的行动包括建立全国性的公共卫生监测和干预项目，对各州的卫生工作和卫生公告发布予以经费支持，卫生公告后来发展成为公共卫生报告，并一直持续到今天。"因为黄热病没有再暴发，国会对公共卫生的关注也随之消失了。国家卫生委员会于1883年被撤销，国家检疫和公共卫生职能又归并到海军医院服务部。"[1]国家公共卫生行动就这样夭折了。

移民潮和进步时代的降临

19世纪末，"伴随着迅猛的移民潮，特别是由于来自欧洲东部和南部的移民携带着各种遗传疾病和传染性疾病"[1]，新的公共卫生威胁出现了。1880～1920年，应蓬勃发展的工业对劳动力的需求，近2400万移民来到美国。[9]

非常清楚的是，公共卫生改革正在不断增长的移民数量和19世纪末巨大的生物学成就（如发现了大量传染病病原体）中酝酿。[8]移民涌入时间正好与东欧和俄国霍乱暴发时间一致。1893年修订了新的《国家检疫法案》，该法案加强了海军医院服务部的检疫职能，特别是它规定带有危险传染性疾病的人不能入境美国。海军医院服务部因此开始负责调查和检查所有地区和各个州的检疫状况，其中包括埃利斯岛和纽约港这两个大量移民主要入境点。海军医院服务部的新任务同时包括创建卫生实验室等，这些都使得其职能范围得以扩充。1902 年海军医院服务部更名为公共卫生与海军医院服务部（Public Health and Marine Hospital Service），1912 年又更名为美国公共卫生署。

19 世纪末 20 世纪初，公共卫生改革在各方面大力推进。19 世纪美国的工业社会转型改变了国家重心。尽管已经发现了传染病的病理，但"工业城市迅速增长的健康问题不容忽视，几乎每个家庭都因白喉、天花或者其他传染性疾病而失去了孩子"[5]。全国范围内的城市化、人口流动和工业化使贫困和疾病密切交织。迫于对引起公共卫生问题的各方面社会根源予以回应的压力，全国性的社会改革运动得以发展。社会改革派从当时的社会问题着手，努力促进社会各方面的发展。"各个专业的从业者和卫生改革者一起促进了城市卫生环境的改善。公共卫生从业人员与医生、工程师和具有公共意识的市民通力合作，在卫生科学的旗帜下形成了一个完美的行为互补模型。"[10]因此，伴随着更新的目标和帮助弱势群体的热情，一个进步时代降临了。

在 20 世纪最初的几年，美国民众广泛而积极地参与到改善居住条件、环境卫生、职业安全、妇幼卫生、学校卫生，以及各种对城市贫民有重大意义的卫生问题中。"公共卫生运动中的渐进改革派主张在科学知识和人道主义关怀下实施温和改革，关注穷人的困境和体系中的不平等现象，采取非激进的改革方案。他们呼吁应在政治、经济、人文和科学基础上进行公共卫生改革。政治上，在企业家资本主义残酷的原则、社会主义的革命主张、无政府主义与乌托邦空想主义之间，公共卫生选择了一条中间道路。"[5]在此期间，公共卫生领袖对需要解决的问题进行了成本效益分析，从中选取最恰当的项目予以解决。[11]然而，改革派和1906年创建的旨在建立国家卫生部的一百年国家健康委员会（Committee of One Hundred for National Health）展开了论战。从某种意义上来讲，新一轮论战重复了1879年关于创建国家卫生委员会的争论，一百年国家健康委员会的目的是将所有的联邦卫生机构，包括当时的公共卫生与海军医院服务部整合为一个部门。

1915年之前，美国公共卫生署、美国陆军总部（the United States Army）和洛克菲勒基金会（Rockefeller Foundation）是公共卫生行动的主要机构。在地方层面，市和州的公共卫生部门工作网络是公共卫生行动的补充机构。[5]截至1920年，13个议案被提交到国会，要求改革公共卫生与海军医院服务部或者创建国家卫生部。然而创建国家卫生部的提议失败了，其结果只是扩大了1912年确定的美国公共卫生署的职能。公共卫生署被授予控制疾病传播的职权，包括调查可航行湖泊河流流域人口数据及其卫生状况。[12]

1910年的"弗莱克斯纳报告"（the Flexner report）开启了美国和加拿大医学教育的新时代，这是对卫生保健进步时代有重要意义的响应。[13]尽管报告没有特别解决公共卫生教育需求，但它促进了1915年洛克菲勒基金会主持下"韦尔奇报告"（the Welch – Rose report）的形成。"韦尔奇报告"提出将公共卫生从业人员培养从医学中独立出来，为公共卫生从业者提供学术培训项目，并详细论述了建立一个公共卫生培训机构的必要，该机构即指一年后建成的约翰霍普金斯大学公共卫生学院。该学院有非常清晰的目标——"发展调查研究精神和增长知识"，并且培养"优秀的工作者和调查者，使他们成为教师、领导和专家，为公共卫生各个领域服务"[14]。洛克菲勒基金会兑现了在"韦尔奇报告"中支持建立公共卫生学院的承诺——美国历史上第一所由捐赠建立的公共卫生学院正式落成，并成为现代公共卫生教育的开端。由此，进步时代进入尾声，公共卫生实践开始进入专业化时代。

对进步时代的回应

进步时代后是政治保守时期。与此同时，第一次世界大战在欧洲爆发，1917 年美国宣战。战争期间颁布了许多联邦法案，其中包括 1917 年的《反间谍法案》（Espionage Act）和 1918 年的《惩治叛乱法案》（Sedition Act）。这些法案授予了总统广泛的权力，使其可以处置对美国政府造成威胁的个人或组织。截至 1920 年，大约有 6000 名外国人被美国司法部门驱逐出境。[15] 1921 年和 1924 年的配额法律和条例对移民进行了限制，规定各地区的移民人数不能超过该地区截至 1890 年移民人数的 2%，这样的规定故意倾向于来自欧洲北部和西部的移民，而对来自欧洲东部和南部的移民加以限制。[1] 最终结果是外来移民潮得到了有效控制。

进步时代结束后，美国的公共卫生事业开始走下坡路，直到大萧条和第二次世界大战引发卫生问题时方才得以复兴。"1920～1930 年，美国共和党控制了白宫、参议院和众议院。在这个自由贸易复苏的保守时期，改革进一步停滞了，公共卫生也受到了质疑。"[5] 主要的保守阻力来自医学界，围绕 1921 年《母婴保护法案》（Infancy Protection Act）的斗争使得医学和公共卫生领域产生罅隙。"该法案授权联邦为州拨款以促进母婴健康。美国医学会（American Medical Association，AMA）和它所属的各州相关机构强烈反对该法案，声称该法案威胁到了美国家庭、侵犯了各州权利且完全没有必要。尽管其反对没能成功阻止《母婴保护法案》的实施，但医学组织一直反对该法案，并于1929年再次提出反对该法案。"[16]1926年美国公共卫生协会主席对公共卫生的批评者进行了回击，称他们对公共卫生的进攻具有政治上的破坏性，肤浅且轻率。[17]针对母婴保健服务是由临床医学还是公共卫生提供的斗争所导致的矛盾直到现在还未解决。

与19世纪改革者对人群社会福利方面广泛的兴趣相比较，20世纪的公共卫生改革者在看待其工作时选取了更加狭窄的视角和更具技术性的考量，大大地局限了公共卫生的影响力。狭隘的观念使公共卫生远离了必要的改革。正如罗森克兰茨（Rosenkrantz）所指出的，被医生控制管理的马萨诸塞州卫生委员会1936年甚至提议放弃预防医学，并建议"公共卫生的领域仅限于管理环境卫生和为医生提供技术性服务"[18]。斯塔尔（Starr）对当时的情景做出了中肯的总结。他指出，回顾过去，20世纪之初似乎是公共卫生的黄金时期，一个个的成就接踵而来，公共卫生的未来无可限量。但到了30年代，这种发展停滞了，公共卫生的功能变得更加固定和教条。细菌学的革命将其自身从公共卫生领域脱离出来，很快，抗生素和其他药物的使用让医生在解决性病和结核等疾病时不再依赖公共卫生。"越来越清楚的是，公共卫生在美国退居二线了：它的威望不如临床；缺少经费支持；通过直接或者合作实现更高层次功能的可能性被阻止了"[1]，公共卫生正在被驱逐出卫生服务领域。[19]

因此，公共卫生领域陷入了另一个低谷——此前的盟友医生不再是它的支持者了。

大萧条、罗斯福新政和第二次世界大战

1929年大萧条的爆发成为发展公共卫生实践的主要推动力。医疗成本委员会（Committee on the Costs of Medical Care）认识到公共卫生已经陷入绝境：用于卫生服务的1美元中，仅有3.3美分用于公共卫生（这种情形其实和现在没有什么不同）。"极低的财政拨款不仅严重地限制了当前的公共卫生工作，而且打击了医学院校学生选择公共卫生职业的积极性。"[20]大萧条使医疗成本委员会本身的努力也停止了，"银行倒闭、工业生产下降、工资降低、失业率飙升、州和地方卫生部门发现其服务需求陡增，然而预算却大幅削减"[1]。随着1932年大选的举行和罗斯福新政的推行，公共卫生署在复苏国家经济中扮演了重要角色。"公共卫生和其他新的管理部门合作，在南部开展控制疟疾行动、在港口消灭鼠患、封闭废弃矿山预防河流的污染、投入总值500万美元为农村居民修建乡村厕所，等等。"[8]1935年颁布的《社会保障法》（Social Security Act）为老人提供了社会养老金、公共卫生服务和失业保险，这是第二次世界大战前公共卫生复兴最重要的标志。《社会保障法》显著地增强、增加了公共卫生署的能力、责任和使命。该法案第五章和第六章"提供了数百万美元用于妇幼卫生服务和基本公共卫生服务。社会保障基金根据人口数量和特殊需要等公共卫生需求进行分配。社会保障基金和其他机构经费用于建立卫生机构和公共工程，极大地提高了整个国家公共卫生服务的水平"[1]。公共卫生署在美国大萧条时期过后的重建中扮演了重要角色。

推行新政后，公共卫生署在政府机构中有了更明确的定位。在此期间，公共卫生署管理的事务包括为各州、市和县拨款，推进全国健康保险工作，评估各社区健康状况。[8]联邦经费第一次用于培养公共卫生人才。各州要求颁布公共卫生从业人员资格的最低标准，这些人员培训的经费均由联邦政府拨款支付。自此，公共卫生服务不再根据医生的意愿展开，而是系统地由经过基本的公共卫生培训的专业人员承担。许多大学因此新成立了公共卫生学院或开设了公共卫生专业，而原有的公共卫生学院则显著扩大了规模。1936年，美国公共卫生协会专业教育委员会（Committee on Professional Education）决定，美国和加拿大的十所大学或医学院要为346名获得公共卫生学位或培训证书的人提供至少为期一年的培训。[21]在推行新政期间，公共卫生实践呈现出专业化的特点。

第二次世界大战前若干年，有一部分联邦经费直接用于特殊疾病、项目或人群，这极大地促进了公共卫生的发展。"重视公共卫生成为政治潮流，国会的成员都乐意将经费分配给特殊疾病、卫生组织和儿童社会福利，但是，他们对基本的公共卫生或者管理开支缺乏兴趣。尽管州卫生官员们想开展一些有更迫切需求的项目，但他们难以左右联邦拨款，因此只能采取迎合联邦经费支持领域的做法。"[5]在后来的数十年间，项目经费变得更加行政化，这对地方公共卫生部门产生了巨大的影响。接着，美国国家卫生研究院（National Institutes of Health，NIH）诞生了，项目经费也影响了它的研究方向。

第二次世界大战使全国公共卫生行动被迫中断，卫生部门的许多人员投入了战争，尽管他们中很多人的健康状态并不符合服役的标准。有军营特色的疾病，包括大量的传染性疾病的广泛传播给公共卫生带来了很大挑战。公共卫生署投入了军营及其附近区域的性病预防和南部预防疟疾的战役，当时疟疾已经影响到了军队的训练和运行。战地疟疾控制中心［Center for Controlling Malaria in the War Areas，疾病控制与预防中心（Centers for Disease Control and Prevention，CDC）的前身］有效地控制了疟疾在南部的流行。特别是疫苗的研发和青霉素在伤员治疗中的应用为传染病在战争期间的控制做出了巨大贡献。战争结束时，公共卫生似乎有可能得到较大发展，但不幸的是，这个希望很快被冷战打破，冷战急剧地改变了美国人对公共卫生的态度。

反贫困战争和社会行动主义

　　尽管第二次世界大战期间和战后公共卫生取得了大量成就，公共卫生还是在 20 世纪 50 年代再度陷入低谷。地方卫生部门得到的拨款难以满足不断增长的人口的需求。[22]十年间联邦对州的卫生拨款减少了近 1/4，从 4500 万美元降低到 3300 万美元。地方和州的卫生部门被各种新的卫生问题困扰，但是由于资金和人力的限制，它们的工作范围不得不限于日常事务而不涉及当时重要的卫生问题。伍德考克（Woodcock）指出："卫生部门根本没开展什么工作。州的卫生部门和实验室无一例外，都没有足够人员去实施和监督法定的职业健康和安全标准。"[23]1959 年，美国公共卫生协会关于政策和公共卫生的会议报告指出，"全职的卫生官员因为经费和人员的不足等问题，工作仅限于处理日常事务……在大部分地区，卫生官员的岗位长年空缺，且没有真正被填补的可能。在这种情况下，公共卫生无法履行其职能，而被地方执业医师提供的按时计费的临床服务替代"[24]。圣路易斯市市长主持了在该市召开的美国公共卫生协会会议，指出政治上对公共卫生的反对通常来自代表人数虽少但声势浩大的政治集团，尽管负责任的公共政策制定者必须考虑公众舆论，但公众必须明白，那些有特殊利益的集团总是比公益事业支持者的声音更大。[25]20世纪60年代初美国公共卫生处于艰难的十字路口：过去的传染性疾病通过公共卫生和临床治疗已得到控制，大量非传染性疾病成为死亡主因，而公共卫生应对非传染性疾病的准备尚不充足。同时，许多公共卫生官员未能理解政治对于公共卫生的重要性。[26]故步自封的20世纪50年代就这样被向贫困宣战、倡导民权运动的行动主义引领的60年代取代了。同时，美国公共卫生协会的性质发生了改变，其角色从培养专业人才的专业组织扩大为从事社会运动的倡导性组织。

"向贫困宣战计划"（War on Poverty）建立在美国第36任总统林登·约翰逊的"伟大社会计划"（Great Society）之上，其结果是联邦政府颁布了1965年《医疗保险和医疗救助法案》（Medicare and Medicaid Acts）等重大卫生项目法案。这些新的举措旨在为享受社会保障福利的个人和家庭（包括贫困的个人和家庭）提供卫生服务。值得注意的是，这些项目直接针对的是扩大个人医疗服务，公共卫生和相关项目则被抛到一边。"20世纪60年代绝大多数新的卫生和社会项目都是通过建立新机构来协调联邦政府和地方社区工作的，却将公共卫生机构排斥在外。联邦《医疗保险和医疗救助法案》折射出了医疗保健体制惯有的优先顺序，即倾向于高科技的技术干预和医院服务，而对预防服务缺乏应有的重视。"[5]无论是医疗保险还是医疗救助项目都绕过了公共卫生署。

关于医疗保险的争论全部集中在修改《社会保障法案》上，而没有讨论在公共卫生保障下发展新卫生保健项目的可能性。在超过十年的时间内，公共卫生署在国家卫生政策的论证中没有发言权。即便是公共卫生署的官员们自己也并不愿参与到这些项目计划中，结果，这些关键的卫生保健计划被划归到了卫生教育和福利部（Department of Health，Education，and Welfare）。[8]因此，20世纪60年代末，公共卫生的众多职能被划分到了其他政府部门。"公共卫生正在失去一个明确的制度基础，并且失去了可见的、清晰的定义。"[5]这个后果对公共卫生来说是灾难性的，其中包括公共卫生失去了公众对其使命的理解和支持。

动荡的20世纪70年代和环境保护运动

20世纪70年代的社会剧变影响了美国的公共卫生及其他各个机构。纵观这十年，公共卫生机构逐渐沦为为无医疗保险者以及应该获得而未获得官方医疗的救助者提供保底临床医疗服务的机构。在接下来的15年间，整个美国卫生系统总经费的3/4用于直接为病人提供临床医护。在这个临床医疗一手遮天的时代，公共卫生的使命特别是预防使命受到冲击。公共卫生的基础资源——人力、经费以及最重要的公众支持极度匮乏。[27]这时，环境保护组织（Environmental Protection Agency）和其他有关争取政治自由的努力出现了。美国环境保护组织成立后促成了1970

年《清洁空气法案》（Clean Air Act）的颁布。重要的公共卫生机构如职业安全和健康管理局（Occupational Safety and Health）、国家职业安全和卫生协会（National Institute of Occupational Safety and Health）也成立了，但是和过去一样，这些机构都隶属于其他联邦机构。显而易见，公共卫生机构还没有意识到与政府直接挂钩是何等重要。

公共卫生的衰落

20 世纪 80 年代的前四年，在卡特政府执政期间未能形成清晰的公共卫生政策，接着是里根政府试图重返 70 年代的自由政策。里根政府实施新联邦主义的结果是许多联邦项目在经费被削减后，退回到州和地方政府。而这种削减恰好发生在一个不恰当的时期，70 年代末 80 年代初成为美国现代公共卫生的最低谷。80 年代初，里根政府唯一值得一提的作为是提名库普（Koop）担任第 15 届美国公共卫生署署长。经过九个月的艰苦等待，该提名终于在 1981 年 11 月 16 日得到了参议院的批准。[8] 在华盛顿就任后，库普发现公共卫生署内部极度混乱，他决定重树卫生署署长权威，"重振公共卫生界的斗志"[28]。在库普被提名而尚未通过参议院批准期间，一个新的致命的公共卫生威胁——艾滋病出现了。最初，艾滋病被里根政府所忽视，是库普率先告知美国民众他们所面临的巨大威胁。当艾滋病病例持续增加时，公共卫生署决定以署长的名义给每个美国家庭写信。那时《了解艾滋病：来自卫生署署长的寄语》（Understanding AIDS：A Message from the Surgeon General）创下了"美国历史上最高印刷纪录和邮寄纪录，达到了 1.07 亿份"[28]。至 1989 年卸任之时的八年期间，库普完成了他振兴公共卫生署的使命，开启了将公共卫生带出绝境的新时代。

将公共卫生带出 20 世纪 80 年代低谷的动力来自 1988 年美国医学研究所（Institute of Medicine，IOM）题为《公共卫生的未来》（*The Future of Public Health*）的著名报告。这份开创性的报告奠定了 90 年代及之后公共卫生复兴的基础。它反映出了对于公共卫生事业的担心：公共卫生的衰落使民族健康陷于危险之中。报告指出"本研究试图解决医学研究所成员和其他关心公众健康的有识之士的焦虑：这个国家已经失去公共卫生的目标，公共卫生系统已经陷入混乱"[27]。该报告明确了公众在维护有效的公共卫生系统中所能扮演的重要角色。"在一个自由社会，公众活动最终依赖的是公众的理解和支持，而不是专家们的技术判断。专业知识只有在和充分的公众支持结合后才能起到效果，公共卫生领导应尽早发挥有效连接专业知识和公众的作用。"[27] 由于公共卫生已经衰落多年，来自医学研究所的报告总结了当时的问题：

1. 缺乏一个清晰的、被普遍接受的公共卫生使命；

2. 专家意见和政策之间的紧张关系贯穿全国公共卫生系统；

3. 公共卫生专业人员未能迅速向立法者和公众提供有效的公共卫生策略并证明其工作的价值；

4. 医学和公共卫生关系尴尬；

5. 用于发现公共卫生问题和解决问题的研究资源不足；

6. 公共卫生的实践严重脱离了其学术基础。[29]

另外，医学研究所委员会通过研究公共卫生的未来揭示了公共卫生此前从未被明确的使命，即"满足社会需求，确保公共健康环境"[27]。委员会定义了政府的公共卫生职责，明确了公共卫生机构的核心功能——评估、政策制定和保障。[27]该报告开启了美国公共卫生的复兴之路。

公共卫生复兴时期

1988年医学研究所的报告发表之后，20世纪90年代成为公共卫生蓬勃发展的时期。"80年代后期，许多人认识到公共卫生在有效应对新兴的艾滋病和耐多药结核病的问题上显得能力不足。这些认识促使人们更好地界定公共卫生的概念并致力于发展公共卫生部门的能力。"[29]1993年克林顿就职总统后承诺要进行全面的医疗卫生改革。尽管克林顿总统发起的卫生改革失败了，但他结合医学研究所报告，"通过公共卫生专业实践促使公共卫生的职能被更好地定义，促进了公众关于公共卫生对健康的贡献的理解"[28]。这些努力使公共卫生的目标更明确，形成了许多与公共卫生相关的联盟，包括与联邦、州和地方政府机构组成的联盟，各种与从业者相关的专业组织、研究机构和团体。尽管公共卫生学院早在20世纪40年代中期就被认可，但直到这个时期，美国公共卫生在发展史上才第一次显示出其应有的学术性和专业性。在这之前，公共卫生的核心领域是被分作若干个独立的学科专业发展，而不是作为一个和谐的学术整体开展研究工作。

这十年的重要成就是发展了公共卫生的十个基本领域。1993年疾病控制与预防中心将医学研究所报告提出的公共卫生三项核心职能：评估、政策制定和保障拓展为十项基本公共卫生服务。这十项公共卫生基本服务后来被华盛顿州政府精炼为该州卫生局的十项核心职能。同时全国县卫生官员协会（National

Association of County Health Officials，NACHO）、州和地区卫生官员协会（Association of State and Territorial Health Officials，ASTHO）、美国联邦政府卫生秘书长助理办公室（U. S. Office of the Assistant Secretary for Health）也在此基础上列出了类似的公共卫生核心职能清单。1994 年各相关机构成立了工作小组，希望就基本公共卫生服务职能达成共识。[29]首先，工作小组完成了对为公众提供的六项基本公共卫生服务的描述：

1. 预防传染病及其传播；

2. 防止环境危害；

3. 预防伤害；

4. 促进和鼓励健康行为和心理健康；

5. 应对灾难和帮助社区卫生重建工作；

6. 确保卫生服务的质量和可及性。[29]

其次，工作小组做了关于十项基本公共卫生服务的关键性描述，该描述成为发展公共卫生实践、公共卫生服务、公共卫生系统，以及公共卫生学术框架的指导原则。这十项基本公共卫生服务描述如下：

1. 监测健康状况，确定社区健康问题；

2. 调查、诊断社区健康问题和健康危害；

3. 通过信息传播和教育使人们具有应对健康问题的能力；

4. 动员社区伙伴关系，让大家一起认清和解决健康问题；

5. 制定支持个体和社区卫生行动的政策和计划；

6. 执行保障健康和安全的法律法规；

7. 连接人们的个人卫生服务需求，当其他卫生服务难以获得时，确保卫生服务的提供；

8. 确保公共卫生和个人卫生服务专业人员的胜任力；

9. 评价个体和人群为基础的卫生服务的有效性、可及性和质量；

10. 研究如何深入和创造性地解决卫生问题。[29]

医学研究所报告还促成了专业人员/机构论坛的成立，该论坛由众多重要组织组成，包括美国公共卫生协会、公共卫生学院协会（Association of Schools of Public Health）、州和地方卫生官员协会、全国县卫生官员协会、美国地方卫生官员会议（U. S. Conference of Local Health Officers）。该论坛集中研究了美国医学研究所报告中关于学术性和教育性的部分，1993 年论坛将公共卫生实践领域和学术界的人士召集在一起，讨论并形成了关于公共卫生实践能力要求的纲要。"论坛旨在促进教育质量，建立学校和地方、区域和州公共卫生机构间密切、永久、广泛的合作协议。最后，论坛还提出了公共机构和院校共同培养公共卫生研究生的途径。当结束了这些工作并出版了论坛报告后，论坛就被关闭了。"[29]接下来的努力是 1991 年委员联席会（Council on Linkages）的建立，全国公共卫生组织和相关联邦机构共同将此前的相关概念精选并完善。此项工作的结果是将公共卫生实践作为一个学科进行研究并发展形成了新的关于公共卫生实践核心能力要求的纲要。[30~32]该举措极大地促进了公共卫生学术教育和在职培训。

20 世纪 90 年代，美国地方卫生官员协会和全国县卫生官员协会合并成为全国县市卫生官员协会（National Association of County and City Health Officials，NACCHO），作为一个专业组织，它聚集了所有地方卫生部门的领导。这个新组织更加关注全美的地方卫生部门以及这些部门在发展公共卫生政策中的重要性。"在这个新组织中，员工和领导都积极参与到公共政策制定、明确和拓展公共卫生研究主题、开发工具帮助地方卫生部门开展社区评估、为公共卫生从业人员提供技术支持的工作中。"[29]

本阶段的另一项重要成果是 1992 年创建了全国地方卫生局协会（National Association of Local Boards of Health，NALBOH），起初，全国地方卫生局协会在一些辖区通过联盟训练委员会新成员，帮助他们解决当地的社区公共卫生问题。全国地方卫生局协会的发展非常迅速，给当地提供了恰当的机遇和支持，并且在关键领域开展训练，如"立法倡导、应急准备/反恐、环境卫生、口腔卫生、制定评估的绩效标准、烟草控制"[29]等方面。

另一个美国公共卫生基本组织是疾病控制与预防中心公共卫生实践项目办公室（Public Health Practice Program），该组织成立于 1988 年，其所有重要工作在公共卫生复兴期间就已完成了。它最初专注四个公共卫生关键领域：专业能力、信息系统、地方卫生部门组织能力以及发展公共卫生基本学科的科学基础。后来又增加了第五个领域——科学的公共卫生组织的绩效标准。不幸的是，20 世纪 90 年代后期疾病控制与预防中心进行改组时，该办公室被解散了。

20 世纪 90 年代公共卫生与医学的合作重新密切起来。公共卫生和医学之间的冲突可以追溯到 1921 年《母婴保护法案》。1996 年美国公共卫生协会和美国医学会合作召开的若干主题为"弥合裂痕、发展两学科间强有力的工作关系"的会议直接促进了两个领域的合作。然而，90 年代后期大量的公共卫生和医学优先顺序之争使两个学科的合作难以为继。

20 世纪 90 年代接近尾声时，罗伯特·伍德·约翰逊基金会

（Robert Wood Johnson Foundation） 和 凯 洛 格 基 金 会
（W. K. Kellogg Foundation） 发起了一个"转折点计划"（Turning
Point），旨在"改造美国公共卫生系统以使之更高效，加强社区
基础，促进合作"。尽管 2006 年"转折点计划"的资助停止了，
它的宝贵经验却以各种形式流传下来。在州层面，"转折点计划"
中的伙伴合作观念对公共卫生政策产生了积极影响，发展信息技
术使地方社区能够有据可依地解决健康问题，促进了相关部门和
组织发展综合性州卫生计划。"转折点计划"的全国优化协作行动
使公共卫生法规现代化。此外，它创建了问责制度来评价绩效、
强调利用信息技术、投资社会营销，同时注重培养领导能力。[33]

一个觉醒的美国

2001 年的"9·11"事件严重影响了公共卫生和美国人生活的
方方面面。此后的十年被毁的纽约世贸中心和被攻击的五角大楼永
久地改变了公共卫生，虽然后者的某些形式得以保留下来。21 世纪
的"流行病"是恐怖主义和生物恐怖主义，而"应对"是公共卫生
的应急准备。"9·11"事件后，2002 年 11 月 25 日成立了国土安全
部（Department of Homeland Security），其主要职能是保卫美国领土
和应对恐怖袭击、人为事故及自然灾害。"9·11"事件后，"2001
年 10 月上旬在某些媒体、政府部门和全美都出现了炭疽病菌污染邮
件的炭疽事件，应对恐怖主义的需求十分紧迫"[29]。州和地方卫生
部门坚持不懈地发展应对生物恐怖主义的能力，同时也促进了应对
人为和自然灾害的能力。前美国参议员山姆·纳恩（Sam Nunn）指
出，生物恐怖问题直到"9·11"事件后才受到重视并获得需要的资

金。"在生物袭击事件中，数以百万计的生命取决于我们是否能够明确袭击事件的影响，报告发现物，将信息传播到社区、州和地方政府，并在地方、州和联邦层面开展快速有效的应对措施。公共卫生一定要成为国家安全框架中的绝对必要部分。"[34]

在接下来的五年，美国政府拨出了约 500 亿美元，"开始使用监测系统、购买设备、发展计划、在某种程度上测量"公共卫生的应急能力。[35]2005 年卡特琳娜飓风的影响引起了国家对公共卫生应对灾难能力的重视。[36]然而，有一个很大的问题是应该如何去评价应急准备。2007 年尼尔逊（Nelson）和他的同事发现公共卫生应急准备难以被清晰定义，也很难对它开展绩效评估，难以确定被花掉的联邦资金的有效性。结论是"评价过去的投资效率，对当前的工作开展持续的质量改进，或者设计面向未来的工作"很难做到。[37]公共卫生在应急准备中的一个核心环节是公共卫生在应急事件中的风险沟通。尽管在"9·11"事件中，公共卫生专业人员已经获得了通过合作开展风险沟通的经验和技能，然而公共卫生沟通仍然是一项较新的和紧急的研究课题，要求发展技术来评估风险沟通的效果。[38]

"9·11"事件使得共享地方公共卫生系统的做法被培养起来。例如，在公共卫生应急准备方面，按区域分配当地公共卫生资源越来越成为一项普遍方式。大部分州为了应对紧急事件的挑战和公共卫生应急准备的资金问题，已经在州内采取了按区域筹集资金的方式。这种管理方式的原理、实施的方法和可能的影响在各个州都不一样。[39]不幸的是，几乎还没有跨州的安排或者更大跨度的公共卫生应急准备计划。按区域和机构共享警察和火警的案例值得公共卫生合作学习。[39]州和地方公共卫生机构已经开始发展工作伙伴关系来促进州和地方对突发事件的监控和应对能力。然而，当自然灾害暴发如卡特琳娜飓风降临的时候，则需要更广泛的地区和国家应急计划。

在 2007 年的沙特克演讲中，施罗德（Schroeder）提出了当代公共卫生所面临的问题，称卫生不平等中包括不健康的个人行为不均衡地分布在美国人群中的状况。他中肯地指出："人群健康的促进不仅仅体现在某一个数字的改善上。政府应当增强人力资源的生产力，促进国家经济发展，减少卫生服务的花费，最重要的是提高人民的生活质量。"[40]2000 年 1 月卫生与人类服务部（Department of Health and Human Services，DHHS）发布了《健康人群 2010》（*Healthy People 2010*）行动倡议［《健康人群 2000》（*Healthy People 2000*）的后继行动］，称美国的主要目标是消除健康不平等。[41,42]"数十年来，美国人整体健康状况明显好转，但是，少数族群的人因疾病而出现生活质量下降的状况，他们因慢性可预防疾病而出现过早死亡、减寿和健康状况恶化的情况仍远远多于白人。"[43]社会经济差异和危害健康的行为之间存在着联系。烟草使用、缺乏运动、营养不良导致的健康差距与使用个人收入购买的卫生服务没有直接联系。[44]同时，在 21 世纪的第一个十年，人们愈加重视理解健康的社会决定因素。[45]健康不平等所有的体现，包括整体人群健康的社会决定因素，描绘出了一个清晰的未来公共卫生工作重点。

为了促进公众健康，公共卫生经费几乎完全来自政府。何门威（Hemenway）援引了四条公共卫生资金不足的理由："第一，公共卫生项目收益体现在未来而不是当前；第二，公共卫生措施的受益人在通常情况下是不确定的；第三，在公众健康中，捐助人往往是不为人知的；第四，一些公共卫生的努力不是遭到了忽视，就是完全彻底的反对。"[46]根据全国县市卫生官员协会1997～2005年的数据，公共卫生支出急剧下降。"地方卫生部门2005年用于公共卫生的人均支出比1997年的支出减少了15.8%。"[47]因此，在21世纪第一个十年结束时，公共卫生的经费仍然不足。尽管在"9·11"事件后出现了一些新的经费支持，但"联邦经费在很多领域的公共卫生项目中都减少了。税收不足在全国的许多州导致了基于人群的公共卫生服务的减少。总的来说，由于经费减少，公共卫生机构不仅未能提高总体的能力，反而只限于维持它们基本的服务和公共卫生应急准备能力"[29]。因此，以期待公共卫生成为美国人生活重要部分为开始的这十年在褒贬不一中结束了。

美国公共卫生的未来关键在于促进预防，正如由国会颁布的2010年《平价医疗法案》（Affordable Care Act，ACA）中所倡导的那样。"《平价医疗法案》增设了一项新的预防和公共卫生资金，帮助州和地区努力预防疾病、促进健康，使美国人能更长寿、更有创造力地生活。该经费标志着一个前所未有的150亿美元的投入，超过了前十年的总和。这笔资金将帮助预防疾病，早发现、早治疗。"[48]克欧（Koh）和西贝柳斯（Sebelius）相信，该法案将使预防在社会各个层面得以复兴。该法案提供了四个方面的支持：（1）为个体提供更好的临床预防服务；（2）促进工作场所人群的健康，为雇员和雇主提供新的健康促进因素；（3）加强社区在促进预防中的关键性作用；（4）强调"将预防作为国家优先发展领域，并为其提供前所未有的机会，通过各种政策促进健康产出"[49]。因此，在21世纪的第二个十年，公共卫生将继续完成它数十年来的使命，新的使命将出现并继续演变，一切正如既往的美国公共卫生历史那样。

注释：

1. Fee E, Brown TM. The unfilled promise of public health: Déjà vu all over again. *Health Aff.* 2002;21:31–43.

2. United States Congress. *An Act for the Relief of Sick and Disabled Seamen.* July 16, 1798 (I Stat. L., 605–606).

3. Powell JH. *Bring out Your Dead: The Great Plague of Yellow Fever in Philadelphia in 1793.* Philadelphia: University of Philadelphia Press; 1949.

4. Rosenberg CE. *The Cholera Years: The United States in 1832, 1849, and 1866.* Chicago: University of Chicago Press; 1962.

5. Fee E. History and development of public health. In: Scutchfield FD, Keck CW, eds. *Principles of Public Health Practice.* 3rd ed. Clifton Park, NY: Delmar; 2009.

6. Rosen G: *A History of Public Health.* Expanded edition. Baltimore: Johns Hopkins University Press; 1993.

7. Duffy J. *The Sanitarians: A History of American Public Health.* Urbana: University of Illinois Press; 1990.

8. Mullan F. *Plagues and Politics.* New York: Basic Books; 1989.

9. Markel H. *Quarantine! East European Jewish Immigrants and the New York City Epidemics of 1892.* Baltimore: Johns Hopkins University Press; 1997.

10. Rosenkrantz B. Cart before horse: Theory, practice, and professional image in American public health. *J Hist Med Allied Sci.* 1974;29:55–73.

11. Chapin C. How shall we spend the health appropriation? In: Chapin CV, Gorham FP, eds. *Papers of Charles V. Chapin, M.D.: A Review of Public Health Realities.* New York: Commonwealth Fund; 1934.

12. Williams RC. *The United States Public Health Service, 1798–1950.* Washington, DC: U.S. Government Printing Office; 1951.

13. Flexner A. *A Medical Education in the United States and Canada: A Report to the Carnegie Foundation for the Advancement of Teaching.* New York: Carnegie Foundation; 1910.

14. Welch WH, Rose W. Institute of Hygiene: Being a report by Dr. William H. Welch and Wickliffe Rose to the General Education Board, Rockefeller Foundation; 1915. http://www.deltaomega.org/WelchRose.pdf. Accessed December 7, 2011.

15. Johnson P. *Modern Times: From the Twenties to the Nineties.* New York: HarperCollins; 1991.

16. Duffy J. The American medical profession and public health: From support to ambivalence. *Bull Hist Med.* 1979;53:1–22.

17. Winslow C-EA. Public health at the crossroads. *Am J Public Health.* 1999;89:1647.

18. Rosenkrantz B. *Public Health and the State: Changing Views in Massachusetts, 1842–1936.* Cambridge, MA: Harvard University Press; 1972.

19. Starr P. *The Social Transformation of American Medicine.* New York: Basic Books; 1982.

20. Committee on the Costs of Medical Care. *Medical Care for the American People: The Final Report of the Committee on the Costs of Medical Care.* Chicago: University of Chicago Press; 1932.

21. Leathers WS, et al. Public health degrees and certificates granted in 1936. *Am J Public Health*. 1937;27:1267–1272.

22. Sanders BS. Local health departments: Growth or illusion. *Public Health Rep*. 1959;74:13–20.

23. Woodcock L. Where are we going in public health? *Am J Public Health*. 1956;46:278–282.

24. Aronson JB. Reactions and summary: 1959 APHA symposium on politics and public health. *Am J Public Health*. 1959;49:311–313.

25. Tucker RR. The politics of public health. *Am J Public Health*. 1959;49:301–305.

26. Terris M. The changing face of public health. *Am J Public Health*. 1959;49:1113–1119.

27. Institute of Medicine, Committee for the Study of the Future of Public Health. *The Future of Public Health*. Washington, DC: National Academies Press; 1988.

28. Koop CE. *Koop: The Memoirs of America's Family Doctor*. Grand Rapids, MI: Zondervan; 1992.

29. Keck CW, Scutchfield FD. Emergence of a new public health. In: Scutchfield FD, Keck CW, eds. *Principles of Public Health Practice*. 3rd ed. Clifton Park, NY: Delmar; 2009.

30. Council on Linkages Public Health Research Project. http://www.phf.org/news/Pages/Core_Public_Health_Competencies_Use_Supported_by_Council_on_Linkages.aspx. Accessed July 21, 2011.

31. Association of Schools of Public Health. MPH Core Competency Model. Updated September 10, 2010. http://www.asph.org/document.cfm?page=851. Accessed July 21, 2011.

32. Association of Schools of Public Health. DrPH Core Competency Model. Released November 2009. http://www.asph.org/document.cfm?page=1004. Accessed July 21, 2011.

33. Turning Point. Collaborating for a New Century in Public Health. http://www.turningpointpartners.org. Accessed July 21, 2011.

34. Nunn S. The future of public health preparedness. *J Law Med Ethics*. 2002;30(3):202–209.

35. Seid M, Lotstein D, Williams VL, Nelson C, Leuschner KJ, Diamant A, Stern S, Wasserman J, Lurie N. Quality improvement in public health emergency preparedness. *Annu Rev Public Health*. 2002;28:19–31.

36. Lister SA. *Hurricane Katrina: The Public Health and Medical Response*. CRS Report for Congress. Washington, DC: Library of Congress, 2005.

37. Nelson C, Lurie N, Wasserman J. Assessing public health emergency preparedness: Concepts, tools, and challenges. *Annu Rev Public Health*. 2007;28:1–18.

38. Glik DC. Risk communication for public health emergencies. *Annu Rev Public Health*. 2007;28:33–54.

39. Koh HK, Elqura LJ, Judge CM, Stoto MA. Regionalization of local public health systems in the era of preparedness. *Annu Rev Public Health*. 2008;29:205–218.

40. Schroeder SA. We can do better—improving the health of the American people. *N Engl J Med*. 2007;357:1221–1228.

41. U.S. Department of Health and Human Services. *Healthy People 2010: Understanding and Improving Health*. 2nd ed. Washington, DC: DHHS; 2000.

42. Carter-Pokras O, Baquet C. What is a "health disparity"? *Public Health Rep.* 2001;117:426–434.

43. Thomas SB, Quinn SC, Butler J, Fryer CS, Garza A. Toward a fourth generation of disparities research to achieve health equity. *Annu Rev Public Health*. 2011;32:399–416.

44. Pampel FC, Krueger PM, Denney JT. Socioeconomic disparities in health behaviors. *Annu Rev Public Health*. 2010;36:349–370.

45. Braveman P, Egerter S, Williams DR. The social determinants of health: Coming of age. *Annu Rev Public Health*. 2011;32:381–398.

46. Hemenway D. Why we don't spend enough on public health. *N Engl J Med.* 2010;362:1657–1658.

47. Arnett PK. *Local Health Department Changes over the Past Twenty Years*. Unpublished dissertation; 2011.

48. Healthcare.gov. The Affordable Care Act's Prevention and Public Health Fund in Your State. Posted February 9, 2011. http://www.healthcare.gov/news/factsheets/prevention020920111a.html. Accessed August 11, 2011.

49. Koh HK, Sebelius KG. Promoting prevention through the affordable care act. *N Engl J Med*. 2011;363:1296–1299.

第一章
健康的社会和生态决定因素

史蒂文·伍尔夫（Steven H. Woolf）*

保拉·布雷弗曼（Paula Braveman）**

2003 年具有里程碑意义的报告《不平等待遇》（*Unequal Treatment*）引发了全国对少数种族或族裔群体卫生保健不平等问题的关注。[1]研究已经证明，临床症状类似但种族或族裔不同的患者收到的医生建议和临床护理水平是有差异的。报告还指出了不同种族或族裔群体在获得保健和健康保险覆盖范围方面的不平等。作为回应，卫生保健系统采用了多种方案以解决这一问题，如规范保健服务、提高卫生服务提供者的文化素养、增加少数民族群体在卫生保健专业人员中的比例等。提高卫生保健可及性、扩大医疗保险覆盖面已经成为医疗改革的一个核心主题。

尽管这些努力在缩小医疗保健差距方面已经取得了一些进展，[2]但实际的健康状况差距仍然存在。40 余年来，不满周岁美国黑人婴儿的死亡率一直为白人婴儿的 2 倍左右。[3,4] 从 1960 年到

---

* 史蒂文·伍尔夫（Steven H. Woolf），医学博士、公共卫生硕士，现任弗吉尼亚联邦大学人类需求研究中心主任、家庭医学系教授。

** 保拉·布雷弗曼（Paula Braveman），医学博士、公共卫生硕士，健康社会差异研究中心主任，加州大学旧金山分校医学院家庭与社区医学教授。

2000 年黑人相对于白人的标准化死亡率一直居高不下，1960 年黑人和白人的死亡率之比为 1.472，2000 年为 1.412。截至 2002 年，美国黑人比白人的死亡人数多出 83750 人。[4]一些少数种族或族裔的孕产妇死亡率也相对较高。[5]例如，2006 年黑人妇女的孕产妇死亡率约为白人妇女的 3.4 倍，每 10 万活产儿对应的黑人孕产妇死亡数为 32.7 人，而白人仅为 9.5 人。[6]

在"八类美国人"研究中，默里（Murray）和他的同事将美国人口分为八类：1. 亚裔；2. 北部的中低收入白人；3. 白人中产阶级；4. 居住在阿巴拉契亚和密西西比河谷贫困的白人；5. 西部保留地的原住民；6. 黑人中产阶级；7. 居住在南部农村贫困的黑人；8. 居住在高风险城市环境中的黑人[7]。第 1 类美国人中的男性比第 8 类美国人中的男性的期望寿命长 16.1 年（见表 1 - 1），这个数字相当于冰岛男性（全球排名中期望寿命最长）与孟加拉国男性的期望寿命之差。[7]

表 1 - 1　八类美国人期望寿命

美国	分类	出生时男性期望寿命（岁）	出生时女性期望寿命（岁）	男女期望寿命差值（年）
1	亚裔	82.8	87.7	4.9
2	北部的中低收入白人	76.2	81.8	5.6
3	白人中产阶级	75.2	80.2	5.0
4	居住在阿巴拉契亚和密西西比河谷贫困的白人	71.8	77.8	6.0
5	西部保留地的原住民	69.4	75.9	6.5
6	黑人中产阶级	69.6	75.9	6.3
7	居住在南部农村贫困的黑人	67.7	74.6	6.9
8	居住在高风险城市环境中的黑人	66.7	74.9	8.2

资料来源：Murray CJ, Kulkarni S, Ezzati M. Eight Americas: New perspectives on U. S. health disparities. *Am J Prev Med*. 2005；29（5 Suppl 1）：4 - 10。

健康差距同样存在于美国的不同城市之间。例如，在奥尔良教区（新奥尔良）不同邮编地区的居民可能存在25.5年的期望寿命差距。在邮政编码为70112，邻近杜兰、格拉维尔、伊贝维尔、陲木和新奥尔良商业中心的地区，居民的期望寿命仅为54.5岁，[8]堪比2009年刚果（55岁）、尼日利亚（54岁）和乌干达（52岁）的居民人均期望寿命。[9]

健康差距不仅长期存在于不同的种族和族裔之间，还存在于医疗服务可及性和覆盖范围相似的不同医疗保健系统内部的患者之间，如处于退伍军人健康管理系统和恺撒综合医疗保健系统管理之下的患者之间就有很大的健康差距。[10,11]这一证据表明，健康不平等的产生原因和解决办法都不限于卫生保健本身。

健康的决定因素和健康差距

理解健康差距的原因需要了解健康本身的决定因素。发病率和死亡率受个体自身年龄、性别、遗传特征等生物因素影响。一些影响健康的危险因素被称为"下游"决定因素，因为它们往往受处在"上游"的社会条件的影响而形成。例如，医疗保健很重要，尤其是在人们生病的时候，但其他因素会影响人们是否生病或对治疗的反应和康复能力。个体的行为，如吸食烟草、胸痛时就诊或寻求其他卫生服务、遵医嘱等也会影响健康结果。美国人口死亡率中有38%归咎于四个与健康相关的行为：烟草使用、饮食、体力活动和酗酒问题。[12]一些健康问题直接由暴露在环境中的物理危害因素造成，如空气和水污染造成的呼吸系统疾病、食源性感染、车祸伤害、犯罪造成的身心创伤等。[13,14]

人们的生活环境或条件往往决定了其是否直接或间接暴露于健康危害因素中。[15~22]生活条件影响人们暴露于环境危害因素的程度、追求健康行为及获得高质量医疗保健的能力。[23~26]个人资源作为健康的社会决定因素，包括教育、收入、社会环境等，这些因素关乎人们是否生病和疾病的严重程度。[27]这些因素同时影响着人们获得医疗保健的能力、对疾病的易感性，以及改善家庭条件的能力。社会决定因素提供了理解美国健康差距的关键，本章也会谈到社会决定因素本身也是更"上游"条件影响的产物。

教育和收入的相互影响

财富和健康之间的关系贯穿整个历史。到了近代，怀特霍尔（Whitehall）自 20 世纪 70 年代在英国开展的研究和随后几十年在世界各地的研究已经证明，健康差距与民众从属的社会阶层和其职业相关。[28]在美国最为人所熟悉的社会决定因素是收入和教育。贫困成人健康状况不良的人数是收入在贫困线水平 4 倍以上的成人的 5 倍以上。[29]贫困人群中承受严重心理压力的人所占比例是整体人群平均数的 5 倍以上。[3]最高收入组的男性和女性的平均期望寿命比处于贫困状态的男性和女性高至少6.5 岁。[20]

收入和健康之间的关系不仅仅体现在极贫困人群身上。对不同收入水平的美国人的研究表明，亚健康状态在较低收入和较高收入阶层之间也存在差异（表 1 - 2）。[20]例如，一个 25 岁、家庭收入是贫困线水平 4 倍或以上（2009 年，四口之家的年收入贫困线水平为 87000 美元）的人预期寿命有 80.7 岁，随着家庭收入的下降预期寿命逐渐缩短：家庭收入是贫困线水平 3 ~ 3.99

倍的人的预期寿命为 78.8 岁，家庭收入是贫困线水平 1～1.99 倍的人的预期寿命是 76.4 岁，家庭收入低于贫困线水平的人的预期寿命是 74.2 岁。因收入不同形成的健康梯度也同样明显地反映在冠心病患病率，糖尿病患病率，以及因慢性疾病导致的活动受限上。即使收入为贫困线水平 3～3.99 倍的人，也比收入为贫困线水平 4 倍或以上的人的健康结果差很多。[20]

表 1-2　美国不同收入、种族、民族人群的健康自我报告

单位：%

种族/民族	<100% FPL*	100～199% FPL	200～299% FPL	300～399% FPL	≥400% FPL
非西班牙裔黑人	36.1	26.3	18.0	14.4	9.8
西班牙裔	29.6	22.5	16.7	13.2	9.7
非西班牙裔白人	30.8	20.7	13.5	9.5	6.2

注：表中数值代表年龄在 25 岁及以上形容自己健康状况的"一般"或"差"的成年人比例。

*FPL 是指州贫困线收入水平。

资料来源：Braveman P, Egerter S. *Overcoming Obstacles to Health*. Princeton, NJ: Robert Wood Johnson Foundation; 2008。

这种样本比照对美国庞大且不断增长的中产阶级非常重要。公众和政策制定者的一个常见误解是，只有少数生活在极端不利社会条件下如极端贫困或受压迫的城市社区、农村和原住民保留地的人群的健康结果才会被损害。然而，科学研究已经证明了收入梯度与健康之间的剂量—反应关系，包括中产阶级在内的所有人群的健康状况都比富裕人群差。目前的经济趋势是中产阶级在美国的规模正在扩大，而他们正经历的健康风险将增加对公众健康的影响。

虽然一些人已经意识到收入会对健康产生影响，但其影响之大尚未被充分认识。例如，克里格（Krieger）及其同事在一份报告中称，1960~2002年，如果全部人群的收入达到最高白人收入的1/5，则白人中14%、黑人中30%的过早死亡案例可以被避免。[30]伍尔夫（Woolf）及其合作者在报告中称，1996~2002年，如果弗吉尼亚州总死亡率为最富裕的5个县的平均死亡率，则全州25%的死亡可以避免。[31]姆尼格（Muennig）和他的同事估计，1997~2002年，生活在收入不足2倍联邦贫困线收入水平人群的质量调整生命年为4亿，远高于烟草使用和肥胖带来的影响。[32]这些估计虽然都基于没有剔除混杂变量影响的因果关系假设，但研究者认为，收入对健康的实际影响可能远远超过我们所估计的。

收入的一个重要影响因素是教育，文献显示成人健康差距受教育程度影响。没有受过高中或同等程度教育的成年人65岁前死亡的案例是受过大学教育的人的3倍及以上。平均年龄为25岁、受教育不到12年的成年男性的期望寿命比至少受过16年教育的成年男性的期望寿命少近7年。[20]受教育程度更高的母亲所生婴儿不满周岁的死亡率也更低。

1988~2007年，具有本科及以上学历的母亲的活产新生儿死亡率为4.2‰，具有高中以下学历母亲的活产新生儿死亡率为7.8‰。[33]受过高中以下程度教育的父母描述自己孩子健康状况为不好的比例约为受过大学教育父母的4倍。[20,33]

据埃洛（Elo）和普雷斯顿（Preston）对国家死亡调查纵向数据的多元分析，教育程度每增加1年，35~54岁的人口的死亡率就降低1%~3%。[34]贾迈勒（Jemal）和他的同事计算，2001年如果所有人都具有大学教育经历，则发生在25~64岁的

48%的男性死亡案例和38%的女性死亡案例可以避免。[35]伍尔夫及其合作者估计，如果所有美国成年人都具有大学教育经历，则其对降低死亡率的贡献将是1996～2002年所取得的生物医学成就的7倍。[36]

由于历史遗留的歧视问题，种族或族裔不同的人群在教育和收入上的差异导致了健康差距，这也是导致黑人和其他少数族裔亚健康状态的原因。2008年，16～24岁西班牙裔高中生的辍学率为18.3%，几乎是非西班牙裔白人（4.8%）的4倍和黑人（9.9%）的2倍。2009年，西班牙裔成年人（25岁及以上）中接受少于7年小学教育者的比例为16.5%，是非西班牙裔白人（0.8%）的20倍。截至2010年，25岁及以上成年人获得学士学位及以上学位的白人比例为33.2%，黑人为20.0%，而西班牙裔只有13.9%。[33]

美国人在收入和财富上也存在显著的种族和民族差异。2009年，黑人和西班牙裔家庭收入的中位数分别为32584美元和38039美元，仅约为非西班牙裔白人（54461美元）的2/3。[37]在净值资产（总资产减去债务）方面也存在着明显的种族和民族差异。皮尤慈善信托基金会（Pew Charitable Trusts）的报告称，根据美国人口普查局2009年的数据分析显示，白人家庭拥有的净资产是黑人家庭的20倍、西班牙裔家庭的18倍。[38] 2009年黑人和西班牙裔的贫困率分别为25.8%和25.3%，是非西班牙裔白人贫困率的近3倍（9.4%）。[37]

教育和收入以复杂的方式影响着健康，部分原因是它们的相互关联（如教育程度高的人一般拥有较高的收入）。[39]社会和经济条件包括职业、财富、邻里特征、社会政策、文化、健康信念和国别等，在这些因素中，教育和收入这两个要素会对人的健康产生终身影响。[40]学者们提出了各种模型以解释这些因素和健康产出的关系，[41]如社会生态学模型就是罗伯特·伍德·约翰逊基金会建设更健康美国委员会（Commission to Build a Healthier America）发展起来的一种简洁式模型。[42]而图 1-1 是世界卫生组织（World Health Organization，WHO）健康社会决定因素委员会（Commission on Social Determinants of Health）采纳的健康的社会决定因素概念框架。[18]

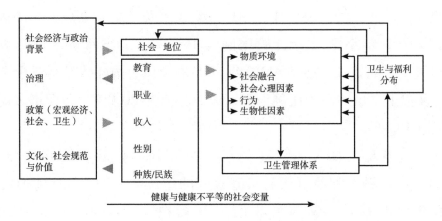

图 1-1 世界卫生组织健康社会决定因素委员会采纳的
健康的社会决定因素概念框架

资料来源：Commission on Social Determinants of Health. *Closing the Gap in a Generation：Health Equity through Action on the Social Determinants of Health*. Final Report of the Commission on Social Determinants of Health. Geneva：World Health Organization；2008。

各个健康的社会决定因素之间的关系十分复杂。推断特定变量（如教育和收入）对健康产出的影响时需要谨慎，因为这些变量之间存在混杂效应，需要恰当的模型来克服多变量间的相互和交互影响。研究人员正在利用纵向研究和更先进的如多层次结构方程模型等来量化不同因素对健康产出的单独贡献，从而解决混杂变量的问题。但即使调整混杂因素后，证据也仍然显示教育和收入是影响健康的首要指标。

存在这种关联的原因是教育缺失增加了失业或低收入的可能性，而两者都与缺乏健康保险和无力支付医疗费用相关。教育程度和收入有限的人沉溺于不健康行为的可能性更高。截至2009年，低于高中教育程度成年男性的吸烟率为28.9%，是本科毕业生（9.0%）的3倍以上。[3]对于这种关联有多种解释：良好的教育可以让学生具备克服烟草诱惑的技能和知识，而文化水平低的人可能无法充分理解吸烟的危害，或者可能无法负担或没有保险来负担戒烟服务或药物辅助。从某种程度上说，教育和收入还通过更复杂的因果途径与不健康行为发生关联。研究表明，健康相关行为不能完全代表社会经济的不平等。[43~45]而诸如压力这种因素也会在某种程度上促进社会经济地位较低的人采取不健康的行为。[46~48]

社区环境的影响

虽然存在个人因素，但大量研究证据显示不健康行为在很大程度度上受环境影响，[20,22,23,27,49]例如有健康饮食的意愿，但负担不起营养食品或者距离出售新鲜蔬菜水果的超市太远；[22,50~54]父母希望限制孩子们面对屏幕的时间、鼓励户外活动，但他们所居住的社区或缺乏绿地及人行道，或存在安全隐患；如果环境中道路设计存在问题，如高架桥、步行路线等设置得不方便，则步行去商店或骑自行车上班都是不现实的；贫困的或少数族裔社区往往是"食品沙漠"，健康的食物难以获得，取而代之的是密集的快餐店、街头小店、酒庄等销售的廉价高热量食品；[55,56]酒类专卖店和显眼的烟酒广告在贫困社区比富裕社区更为常见；[57]低物业税社区的学校[58]往往提供较便宜的高热量食物或通过自动售货机提供软饮料和糖果。[59]在这些情况下，社会规范可能强化不健康的行为。总之，健康行为部分地反映了个人选择，但同时也是资源和环境支持的体现。[60]

然而这些行为还不是影响健康的全部因素。[61~63]居住在贫困街区本身也可能诱发疾病，并通过与个人健康行为无关的方式扩大健康差距。[64~66]例如，不健康的社区住房可能存在使居住者暴露于铅、石棉、引起或加重哮喘和其他呼吸系统疾病的过敏源之下。公共汽车停车场、工厂、高速公路、有害的垃圾场也往往靠近低收入街区或有色人种社区。[67,68]

社会环境也很重要。生活中存在大量有害因素如贫困、失业、城市衰败、犯罪等，它们造成的慢性压力可能会危害健康。[21]生活在这种条件下的居民可能失去邻里间相互支持的能力，社会凝聚力不足被认为是危害健康的另一个因素。[69,70]

被高度隔离的少数族群的生活经常面临多重健康障碍。例如，有色人种社区诱人的酒精、烟草、高热量食品和饮料的广告常以少数族群的青年作为目标人群。[41,71~74]在这些被高度隔离的居民区，种族主义和社会排斥的大背景也可能影响健康。[75~79]过去是、现在也仍然是歧视的受害者往往要面对复杂的一幕，包括对卫生服务提供者缺乏信任、长期受到因偏见带来的心灵伤害——而这些都可能影响健康。[80]

低收入和少数族裔社区长期处于难以转变的失败的社会经济循环中。[81~83]萧条的社区往往存在就业机会不足，医疗服务提供者短缺，居民初级卫生保健、专科治疗和辅助治疗受限等状况，而低收入居民往往难以转移到更好社区。如果公共交通不便或者成本太高的话，低收入居民甚至连跨城区找个更好的工作、超市或医生都很困难。

生物学因素对健康差距的影响

加利亚（Galea）和同事估计，在 2000 年的所有死亡案例中，有 24.5 万人可归因于文化程度低；17.6 万人可归因于种族隔离；16.2 万人归因于社会支持低；13.3 万人归因于个体层面的贫困；11.9 万人归因于收入不平等。[84]这些条件是如何影响健康的？有研究给出了几个可能的生物学原因。例如压力尤其是来自日常生活资源不足的慢性压力可能会影响神经激素分泌，产生较高水平的皮质醇和肾上腺素，造成机体免疫功能改变和其他影响。尽管一时处在这种压力下可能是无害的，但不断反复或持续这一状态则可能"磨损"器官系统，并可能诱发糖尿病和心血管疾病等慢性病。[85]

社会和行为因素对健康的重大影响并不是立竿见影的。越来越多的证据表明，这种影响会体现在整个生命过程中。[86]如胎儿期和婴幼儿期的经历（其中包括压力）可能持续到成年甚至传给下一代。成年母亲的童年经历留下的生物学印迹可能影响下一代的健康、神经系统和心理发展。婴幼儿健康不再被视为单独的产前保健的结果，后者实际上与婴儿的身体状况关系不大；[87]成人健康也不能仅仅被看作成人经历的产物。[86]甚至基因也受环境影响。实验胚胎学的发现表明，社会和自然环境因素能够确定某种疾病的基因是被表达（激活）还是保持沉默。[21]个人后天获得的特征也可以遗传给后代。越来越多的生物学因素与健康的社会决定因素联系起来，对健康产出的影响越来越清晰。

收入下降和日益严重的不平等对健康的影响

收入对健康差距起着重要作用，而自 1999 年以来美国人的收入一直在下降。1999 ~ 2009 年美国家庭每年收入的中位数从 52388 美元下降到 49777 美元。经济困难的其他迹象也显而易见。贫困率从 2000 年的 11.3% 上升到 2009 年的 14.3%，达到自 1994 年以来的最高水平，并且贫困人口的绝对数量也达到了最大值。[37]2000 ~ 2009 年，忍受食品不安全的家庭从 1000 万户增加到 1700 万户。住房成本负担严重（住房支出占个人收入的 50% 以上）的比例从 2001 年的 13% 提高到了 2009 年 18% 以上。无家可归的家庭从 2007 年的 47.4 万户增加到 2009 年的 53.5 万户。[37]

一些研究表明，健康差距不仅受较低的绝对收入水平影响，也受到社会经济不平等的程度即贫富差距的影响。[21,88] 虽然这一假设尚未得到科学证明，但理查德·威尔金森（Richard Wilkinson）和其他研究者已广泛地以此为题，并以几个收入差距较大的国家内出现了更差的健康状况及其他不良结果为证撰写了文章。[89] 然而，其他科学家质疑这种关联是否充分考虑了混杂因素，如绝对收入水平和应对物质匮乏的措施等因素。收入差距是可以从与健康状况高度相关的其他变量中分离出来的影响期望寿命的独立因素，但其是否也是较差的健康状况的独立影响因素目前尚未确定。

然而，没有争议的事实是收入差距在发达国家尤其是在美国越来越大。富人与穷人之间的差距几十年来一直在扩大。测量收入不平等的常用指标基尼系数自 1968 年以来不断提高。收入最高（收入排名在前 10%）的家庭与收入最低（收入排名在后 10%）的家庭的资产之比在不断扩大。只有少部分富裕的美国人的收入随时间推移而增加，其他大部分均在下降，2007 年的经济衰退进一步加剧了该趋势。[36,37]

皮尤慈善信托基金会对美国人口普查局关于收入的调查数据进行了分析，于 2011 年提出了经济衰退对美国人净资产负面影响的报告。该研究发现，2005 ~ 2009 年，由收入排行前 10% 的人持有的财富占全国总资产的比例从 49% 提高到 56%。在同时期内，经历了通货膨胀后的再调整，所有白人家庭的平均净资产下跌了约 16%，从 134992 美元降至 113149 美元。少数族群家庭经通货膨胀率调整后计算的平均净资产减少程度更高，西班牙裔家庭降低了约 66%（从 18359 美元降至 6325 美元），黑人家庭降低了约 53%（从 12124 美元降至 5677 美元）。[38]

普通美国人的收入和财富正在减少并给健康带来重要影响。1980 年美国在发达国家期望寿命中排名第 14 位，此后的排名逐年下降。到 2008 年，美国排名第 25 位，落后于葡萄牙和斯洛文尼亚。[90]同样，新生儿死亡率和其他健康指标也没有跟上其他发达国家进步的步伐。美国新生儿死亡率不仅高于大部分富裕国家，甚至高于人均经济水平远远落后于美国的古巴。[91]

美国的健康状况与其他发达国家相比较差有若干可能的原因。例如，国家研究委员会（National Research Council）通过对国际范围内 50 岁以上成年人的数据进行比较，得出如下结论：美国预期寿命增长速度低于其他国家的一个重要原因是，在上一代人中美国人的吸烟率高于其他任何一个国家的人。[92]其他的解释还包括美国的肥胖率较高、卫生保健系统的质量不高、公平性和患者满意度方面有所欠缺等。在对卫生服务的研究中特别令人担忧的是，美国人往往比其他发达国家的公民更少利用初级卫生保健，而初级卫生保健被认为是健康的重要影响因素。[93]

需要追问的是在不利的社会和经济条件下美国的健康状况是否在下滑。其他发达国家在教育和降低儿童贫困率方面值得美国学习。例如，联合国儿童基金会（the United Nations Children's Fund，UNICEF）报告指出，在美国，所在家庭收入不足全国平均收入水平50%的儿童（0~17岁）的比例比经济合作与发展组织（Organization for Economic Cooperation and Development，OECD）的其他任何23个发达国家都高（图1-2）。[94]其他国家似乎有更强的社会保障体系，为穷人和弱势家庭提供资源以帮助其保持健康和应对逆境。同时其他国家在就业援助、妇幼卫生服务、福利救助、教育和职业培训等项目上提供了更大的税收支持，且在雇员福利方面似乎也更优厚。[95,96]

政策、宏观经济和社会结构的"上游"作用

社会保障体系、社区条件、教育和收入这些因素是由社会而不是由医生、医院、卫生计划甚或公共卫生系统所决定的。能够让公共卫生得到最大改善的决策者来自卫生系统以外，同时他们还掌管着加强学校建设、儿童保健、高校教育，减少失业、扩大就业，进行工人技能培训，稳定经济，改善社区基础设施等责任。健康差距虽与收入和财富密切相关，也可通过卫生保健领导者协调促

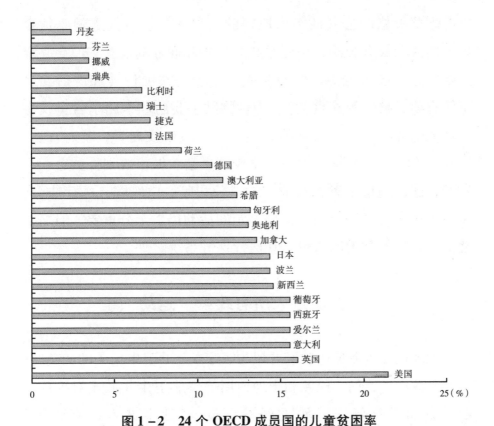

图1-2 24个OECD成员国的儿童贫困率

资料来源：UNICEF（United Nations Children's Fund）. *Child Poverty in Perspective*: *An Overview of Child Well-Being in Rich Countries*. Innocenti Research Centre Report Card 7. Florence：United Nations Children's Fund；2007。

进，如扩大医疗保险覆盖面、降低共同付费比例，但更根本的解决办法还是让人们获得更好的就业机会和更高的收入、投资和储蓄。努力减少食品不安全和不安全的住房，确保从幼儿园到大学的教育机会均等，支持有小孩的家庭，投资保障性住房和交通等。

尽管公共卫生努力促进公众戒烟和减少肥胖，但相关政策支持往往超过干预效果。在过去的20年中，通过劝告吸烟者戒烟的方式来减少烟草使用所取得的成就远不及通过实施室内禁烟和提高烟草价格的公共政策所取得的效果。[97~101]对促进健康饮食和身体活动最有影响的可能是相关机构和商业利益，它们会决定广告信息、超市地点、学校午餐菜单、公共项目（如课后和夏季体育项目提供补充食物）、为食物贴上脂肪和卡路里含量及生产环境的标签等。[102]关键的参与者包括城市规划者、政府官员、联邦机构、立法机构、雇主、学校董事会、城市规划委员会、开发商、连锁超市、餐饮行业、饮料公司等。由医院、医疗协会、保险公司发起的缩小医疗保健差距的活动仍然十分重要，但缩小健康差距的最关键因素也许在医疗保健系统之外。

“健康进入所有政策”运动

社区正在吸取那些曾经看似与医疗或公共卫生无关的如交通、住房、教育、劳动、税务和土地使用等“非卫生”政策对维持人群健康和缩小健康差距的经验证据。“健康进入所有政策”（health-in-all-policies）运动鼓励决策者在制定政策、法律法规时充分考虑其对大众和弱势群体健康的影响，这种方法有助于缩小健康差距。例如当城市规划者在拆除废弃仓库、将土地用作公园或市议会规划区域，或通过税收优惠鼓励超市落户“食品沙漠”社区时都应当将促进居民健康纳入考虑范围。健康影响评估已经用于政策评估，分析估计所制定政策的潜在健康效益和危害，其评估对象包括最低工资法规、高速公路扩建，以及公共设施建设等。[103~105]

“健康进入所有政策”的做法已被美国大大小小的社区所采用。加州州长成立了2010年“健康进入所有政策工作组”（Health in All Policies Task Force）。[106]在联邦层面，“健康进入所有政策"的做法在奥巴马政府的政策措施和《平价医疗法案》条款中也非常明确，它促进了机构间的合作以及与健康住宅、肥胖和其他公共卫生重点领域相关的跨部门政策的协调。[107]

这一新的政策导向出自世界卫生组织赞助的蓝丝带委员会（blue-ribbon commissions）、[18]麦克阿瑟基金会（Mac Arthur Foundation）、[19]罗伯特·伍德·约翰逊基金会（Robert Wood Johnson Foundation）[108]和医学研究所（Institute of Medicine, IOM）[109]——这些机构均强调健康的社会决定因素的重要性。采用空间地理技术在加州湾地区、纽约市和其他地区开展的研究指出：社会和环境条件无处不在地影响着健康，并导致了惊人的健康差距。2008年纪录片《我要活下去》（*Unnatural Causes*）以雄辩的口吻阐释了一个事实，即对于健康，"环境很重要"。[110]这一理念已经被凯洛格基金会（W. K. Kellogg Foundation）、加州捐赠基金会（California Endowment）、罗伯特·伍德·约翰逊基金会吸纳并应用于通过改造地方环境来改善健康相关生活条件的重点项目中。

指出这些条件是造成健康差距的根源，其最基本的作用是指出并强调将健康差距作为弱势人群的个人选择或卫生服务系统不公平的产物是一个谬误。由医院、医疗协会和保险公司发起的活动虽然至关重要，但医学和公共卫生新兴的重点必须是将良好的教育、充满活力的社区和其他社会条件作为实现健康公平战略的关键因素。开展卫生服务提供方面的改革时，必须明确健康差距的根本原因不在医院、家庭护理和养老院之内，而在之外的现实因素中。

应该调整资源差距，通过政策和卫生服务计划或科学研究充分理解和改进引起差距的"上游"条件。鉴于社会决定因素对健康的重要性，国家卫生研究院（National Institutes of Health，NIH）和其他出资者已经投入了大量经费研究该问题，但大量对种族和民族差异的研究仍集中在卫生服务提供、健康保险覆盖面、临床工作人员中少数族裔的比例、卫生服务可及性等问题上，而不是在引起差距的"上游"条件上。

对医学和公共卫生传统研究领域感兴趣的资助机构所面临的一个挑战是对社会决定因素的研究并不在传统的卫生范围内，更不在器官系统或疾病分类这类研究经费重点投入的领域。资助大部分公共卫生或卫生服务研究的联邦卫生机构和非营利性基金会对通过学校教育、商业、城市规划、社会工作以及干预措施来改善就业、工资待遇、住房或土地使用的问题不感兴趣。此外，资助社会科学、经济学和商业研究的机构可能还不熟悉生物医学研究者所使用的分析方法或术语，因此不习惯受理来自医学或公共卫生领域研究人员的申请。

在健康的社会决定因素缺少先天性地位的政策领域也存在同样的挑战。例如，联邦和各州政府的立法机构和行政机构均习惯于把卫生问题委托给医学、公共卫生、国家老年人医疗保险制度、医疗救助计划的委员会进行处理。将非卫生问题，如大学的奖学金、失业率和城市发展等问题交由劳动、税务、工商、农业、交通等方面的委员会和机构处理。通常情况下，卫生委员会或其他相关机构的委员和工作人员都未将教育改革、调整运输政策、增加就业机会，以及其他非卫生政策作为改善健康和减少健康差距的策略。更为常见的是关于健康的公共话语常常屈服于医疗保健强大的向心力作用——公众、政策制定者和许多医疗卫生机构都期望通过医疗保健解决所有健康问题。

公共卫生界面临的一项持续的挑战是决定健康的因素过于烦琐，而医疗保健仅仅是其中一项，与健康产出和医疗花费密切相关的社会和经济政策对健康产出有重要影响。孤立的卫生措施难以成功克服巨大的政治障碍，经济的发展和社会的公平正义将为健康做出重要贡献。

注释:

1. Smedley BD, Stith AY, Nelson AR, eds. *Unequal Treatment: Confronting Racial and Ethnic Disparities in Health Care.* Committee on Understanding and Eliminating Racial and Ethnic Disparities in Health Care, Board on Health Sciences Policy, Institute of Medicine. Washington, DC: National Academies Press; 2003.

2. Agency for Healthcare Research and Quality. *2010 National Healthcare Disparities Report.* AHRQ Publication No. 11-0005. Rockville, MD: U.S. Department of Health and Human Services; 2011.

3. National Center for Health Statistics. *Health, United States, 2010: With Special Feature on Death and Dying.* Hyattsville, MD; 2011.

4. Satcher D, Fryer GE Jr, McCann J, Troutman A, Woolf SH, Rust G. What if we were equal? A comparison of the black-white mortality gap in 1960 and 2000. *Health Aff.* 2005;24(2):459–464.

5. Chang J, Elam-Evans LD, Berg CJ, Herndon J, Flowers L, Seed KA, Syverson CJ. Pregnancy-related mortality surveillance—United States, 1991–1999. *MMWR Surveill Summ.* 2003;52(2):1–8.

6. Heron M, Hoyert DL, Murphy SL et al. Deaths: Final data for 2006. *National Vital Statistics Reports.* April 17, 2009;57 (14): 2, 13. www.cdc.gov/nchs/data/nvsr57/nvsr57_14.pdf.

7. Murray CJ, Kulkarni S, Ezzati M. Eight Americas: New perspectives on U.S. health disparities. *Am J Prev Med.* 2005;29(5 Suppl 1):4–10.

8. *Social Determinants of Health and Crime in Post-Katrina Orleans Parish.* Richmond: Virginia Commonwealth University Center on Human Needs; 2011.

9. World Health Organization. World health statistics. http://www.who.int/whosis/whostat/EN_WHS2011_Part2.xls. Accessed September 6, 2011.

10. Saha S, Freeman M, Toure J, Tippens KM, Weeks C, Ibrahim S. Racial and ethnic disparities in the VA health care system: A systematic review. *J Gen Intern Med.* 2008;23:654–671.

11. Sandel ME, Wang H, Terdiman J, Hoffman JM, Ciol MA, Sidney S, Quesenberry C, Lu Q, Chan L. Disparities in stroke rehabilitation: Results of a study in an integrated health system in northern California. *PMR.* 2009;1:29–40.

12. Mokdad AH, Marks JS, Stroup DF, Gerberding JL. Actual causes of death in the United States, 2000. *JAMA.* 2004;291:1238–1245.

13. Morello-Frosch R, Zuk M, Jerrett M, Shamasunder B, Kyle AD. Understanding the cumulative impacts of inequalities in environmental health: Implications for policy. *Health Aff.* 2011;30:879–887.

14. Jakubowski B, Frumkin H. Environmental metrics for community health improvement. *Prev Chronic Dis.* 2010;7(4):A76.

15. Marmot M, Wilkinson RG, eds. *Social Determinants of Health.* Oxford: Oxford University Press; 1999.

16. Wilkinson R, Marmot M, eds. *Social Determinants of Health: The Solid Facts.* 2nd ed. Geneva: World Health Organization; 2003.

17. Marmot M. Social determinants of health inequalities. *Lancet.* 2005; 365:1099–1104.

18. Commission on Social Determinants of Health. *Closing the Gap in a Generation: Health Equity through Action on the Social Determinants of Health. Final Report of the Commission on Social Determinants of Health.* Geneva: World Health Organization; 2008.

19. The John D. and Catherine T. MacArthur Foundation Research Network on Socioeconomic Status and Health. *Reaching for a Healthier Life: Facts on Socioeconomic Status and Health in the United States.* Chicago: John D. and Catherine T. MacArthur Foundation Research Network on Socioeconomic Status and Health; 2008. http://www.macses.ucsf.edu/downloads/Reaching_for_a_Healthier_Life.pdf. Accessed March 28, 2010.

20. Braveman PA, Cubbin C, Egerter S, Williams DR, Pamuk E. Socioeconomic disparities in health in the United States: What the patterns tell us. *Am J Public Health.* 2010;100(Suppl 1):S186–S196.

21. Braveman P, Egerter S, Williams D. Social determinants of health: Coming of age. *Annu Rev Public Health.* 2011;32:381–398.

22. Woolf SH, Dekker MM, Byrne FR, Miller WD. Citizen-centered health promotion: Building collaborations to facilitate healthy living. *Am J Prev Med.* 2011;40(1 Suppl 1):S38–S47.

23. Frieden TR. A framework for public health action: The health impact pyramid. *Am J Public Health.* 2010;100:590–595.

24. Link BG, Phelan J. Social conditions as fundamental causes of disease. *J Health Soc Behav.* 1995;35(extra issue):80–94.

25. Adler NE, Stewart J. Health disparities across the lifespan: Meaning, methods and mechanisms. *Ann N Y Acad Sci.* 2010;1186:5–23.

26. Institute of Medicine. *The Future of the Public's Health in the 21st Century.* Washington, DC: National Academies Press; 2002.

27. Braveman P, Egerter S. *Overcoming Obstacles to Health.* Princeton, NJ: Robert Wood Johnson Foundation Commission to Build a Healthier America; 2008.

28. Marmot MG, Smith GD, Stansfeld S, et al. Health inequalities among British civil servants: The Whitehall II study. *Lancet.* 1991;337(8754):1387–1393.

29. Adams PF, Barnes PM, Vickerie JL. Summary health statistics for the U.S. population: National Health Interview Survey, 2007. National Center for Health Statistics. *Vital Health Stat.* 2008;10(238).

30. Krieger N, Rehkopf DH, Chen JT, Waterman PD, Marcelli E, Kennedy M.

The fall and rise of U.S. inequities in premature mortality: 1960–2002. *PLoS Med.* 2008;5:e46.

31. Woolf SH, Jones RM, Johnson RE, Phillips RL Jr, Oliver MN, Vichare A. Avertable deaths associated with household income in Virginia. *Am J Public Health.* 2010;100:750–755.

32. Muennig P, Fiscella K, Tancredi D, Franks P. The relative health burden of selected social and behavioral risk factors in the United States: Implications for policy. *Am J Public Health.* 2010;100:1758–1764.

33. Project on Societal Distress. Virginia Commonwealth University Center on Human Needs. http://www.societaldistress.org/.

34. Elo IT, Preston SH. Educational differentials in mortality: United States, 1979–85. *Soc Sci Med.* 1996;42:47–57.

35. Jemal A, Thun MJ, Ward EE, Henley SJ, Cokkinides VE, Murray TE. Mortality from leading causes by education and race in the United States, 2001. *Am J Prev Med.* 2008;34:1–8.

36. Woolf SH, Johnson RE, Phillips RL Jr, Philipsen M. Giving everyone the health of the educated: An examination of whether social change would save more lives than medical advances. *Am J Public Health.* 2007;97:679–683.

37. DeNavas-Walt C, Proctor BD, Smith JC. *Income, Poverty, and Health Insurance Coverage in the United States: 2009.* U.S. Census Bureau, Current Population Reports. Washington, DC: U.S. Government Printing Office; 2010.

38. Taylor P, Kochhar R, Fry R, Velasco G, Motel S. *Wealth Gaps Rise to Record Highs between Whites, Blacks and Hispanics.* Washington, DC: Pew Research Center; 2011.

39. Adler NE, Rehkopf DH. U.S. disparities in health: Descriptions, causes, and mechanisms. *Annu Rev Public Health.* 2008;29:235–252.

40. Kawachi I, Adler NE, Dow WH. Money, schooling, and health: Mechanisms and causal evidence. *Ann N Y Acad Sci.* 2010;1186:56–68.

41. Appendix A. Models of health determinants. In: *The Future of the Public's Health in the 21st Century.* Committee on Assuring the Health of the Public in the 21st Century, Board on Health Promotion and Disease Prevention. Washington, DC: National Academies Press; 2002: 401–405.

42. Braveman PA, Egerter SA, Mockenhaupt RE. Broadening the focus: The need to address the social determinants of health. *Am J Prev Med.* 2011;40(1 Suppl 1):S4–S18.

43. Lynch JW, Kaplan GA, Salonen JT. Why do poor people behave poorly? Variation in adult health behaviours and psychosocial characteristics by stages of the socioeconomic lifecourse. *Soc Sci Med.* 1997;44:809–819.

44. Droomers M, Schrijvers CT, Mackenbach JP. Educational level and decreases in leisure time physical activity: Predictors from the longitudinal GLOBE study. *J Epidemiol Community Health.* 2001;55:562–568.

45. Stringhini S, Sabia S, Shipley M, Brunner E, Nabi H, Kivimaki, Singh-Manoux A. Association of socioeconomic position with health behaviors and mortality. *JAMA.* 2010;303(12):1159–1166.

46. Dunn JR. Health behavior vs the stress of low socioeconomic status and health outcomes. *JAMA.* 2010;303(12):1159–1200.

47. Rod NH, Grønbaek M, Schnohr P, Prescott E, Kristensen TS. Perceived stress as a risk factor for changes in health behaviour and cardiac risk profile: A longitudinal study. *J Intern Med.* 2009;266:467–475.

48. Umberson D, Liu H, Reczek C. Stress and health behaviour over the life course. *Adv Life Course Res.* 2008;13:19–44.

49. Brownell KD, Kersh R, Ludwig DS, Post RC, Puhl RM, Schwartz MB, Willett WC. Personal responsibility and obesity: A constructive approach to a controversial issue. *Health Aff.* 2010;29(3):379–387.

50. Larson NI, Story MT, Nelson MC. Neighborhood environments: Disparities in access to healthy foods in the U.S. *Am J Prev Med.* 2009;36:74–81.

51. Moore LV, Diez Roux AV, Nettleton JA, Jacobs DR. Associations of the local food environment with diet quality—a comparison of assessments based on surveys and geographic information systems: The multi-ethnic study of atherosclerosis. *Am J Epidemiol.* 2008;167(8):917–924.

52. Morland K, Wing S, Roux AD. The contextual effect of the local food environment on residents' diets: The Atherosclerosis Risk in Communities Study. *Am J Public Health.* 2002;92(11):1761–1768.

53. Morland K, Diez Roux AV, Wing S. Supermarkets, other food stores, and obesity: The Atherosclerosis Risk in Communities Study. *Am J Prev Med.* 2006;30(4):333–339.

54. Powell LM, Slater S, Mirtcheva D, Bao Y, Chaloupka FJ. Food store availability and neighborhood characteristics in the United States. *Prev Med.* 2007;44:189–195.

55. Treuhaft S, Karpyn A. *The Grocery Gap: Who Has Access to Healthy Food and Why It Matters.* Oakland, CA: PolicyLink; 2010.

56. Kwate NO, Yau CY, Loh JM, Williams D. Inequality in obesigenic environments: Fast food density in New York City. *Health Place.* 2009;15:364–373.

57. National Cancer Institute. *The Role of the Media in Promoting and Reducing Tobacco Use.* Tobacco Control Monograph No. 19. NIH Pub. No. 07-6242. Bethesda, MD: U.S. Department of Health and Human Services, National Institutes of Health, National Cancer Institute; June 2008.

58. Small ML, McDermott M. The presence of organizational resources in poor urban neighborhoods: An analysis of average and contextual effects. *Social Forces.* 2006;84:1697–1724.

59. Wechsler H, Brener N, Kuester S, Miller C. Food service and foods and beverages available at school: Results from the School Health Policies and Programs Study 2000. *J Sch Health.* 2001;71:313–324.

60. Boone-Heinonen J, Diez Roux AV, Kiefe CI, Lewis CE, Guilkey DK, Gordon-Larsen P. Neighborhood socioeconomic status predictors of physical activity through young to middle adulthood: The CARDIA study. *Soc Sci Med.* 2011;72:641–649.

61. Lynch JW, Kaplan GA, Salonen JT. Why do poor people behave poorly? Variation in adult health behaviours and psychosocial characteristics by stages of the socioeconomic lifecourse. *Soc Sci Med.* 1997;44:809–819.

62. Stringhini S, Dugravot A, Shipley M, Goldberg M, Zins M, Kivimäki M, Marmot M, Sabia S, Singh-Manoux A. Health behaviours, socioeconomic status, and mortality: Further analyses of the British Whitehall II and the French GAZEL prospective cohorts. *PLoS Med.* 2011;8(2):e1000419.

63. Lantz PM, House JS, Lepkowski JM, Williams DR, Mero RP, Chen J. Socioeconomic factors, health behaviors, and mortality: Results from a nationally representative prospective study of U.S. adults. *JAMA*. 1998;279:1703–1708.

64. Diez-Roux AV, Nieto FJ, Muntaner C, Tyroler HA, Comstock GW, Shahar E, Cooper LS, Watson RL, Szklo M. Neighborhood environments and coronary heart disease: A multilevel analysis. *Am J Epidemiol*. 1997;146:48–63.

65. Robert SA. Socioeconomic position and health: The independent contribution of community socioeconomic context. *Annu Rev Sociol*. 1999;25:489–516.

66. Sampson RJ, Morenoff JD, Gannon RT. Assessing "neighborhood effects": Social processes and new directions in research. *Annu Rev Sociol*. 2002;28:443–478.

67. Brulle RJ, Pellow DN. Environmental justice: Human health and environmental inequalities. *Annu Rev Public Health*. 2006;27:103–124.

68. Mohai P, Lantz PM, Morenoff J, House JS, Mero RP. Racial and socioeconomic disparities in residential proximity to polluting industrial facilities: Evidence from the Americans' Changing Lives Study. *Am J Public Health*. 2009;99(Suppl 3):S649–S656.

69. Fujiwara T, Kawachi I. A study of adult twins in the U.S. *Ann N Y Acad Sci*. 2010;1186:139–144.

70. Berkman L, Kawachi I. *Social Epidemiology*. Oxford: Oxford University Press; 2000.

71. Primack BA, Bost JE, Land SR, Fine MJ. Volume of tobacco advertising in African American markets: Systematic review and meta-analysis. *Public Health Rep*. 2007;122(5):607–615.

72. Kwate NO, Meyer IH. Association between residential exposure to outdoor alcohol advertising and problem drinking among African American women in New York City. *Am J Public Health*. 2009;99:228–230.

73. John R, Cheney MK, Azad MR. Point-of-sale marketing of tobacco products: Taking advantage of the socially disadvantaged? *J Health Care Poor Underserved*. 2009;20(2):489–506.

74. Grier SA, Kumanyika SK. The context for choice: Health implications of targeted food and beverage marketing to African Americans. *Am J Public Health*. 2008;98(9):1616–1629.

75. Williams DR, Collins C. Racial residential segregation: A fundamental cause of racial disparities in health. *Public Health Rep*. 2001;116(5):404–416.

76. Schulz AJ, Williams DR, Israel BA, Lempert LB. Racial and spatial relations as fundamental determinants of health in Detroit. *Milbank Q*. 2002;80(4):677–707.

77. Subramanian SV, Acevedo-Garcia D, Osypuk TL. Racial residential segregation and geographic heterogeneity in black/white disparity in poor self-rated health in the U.S.: A multilevel statistical analysis. *Soc Sci Med*. 2005;60:1667–1679.

78. Richardson LD, Norris M. Access to health and health care: How race and ethnicity matter. *Mt Sinai J Med*. 2010;77:166–177.

79. Do DP, Finch BK, Basurto-Davila R, Bird C, Escarce J, Lurie N. Does place explain racial health disparities? Quantifying the contribution of residential context to the black/white health gap in the United States. *Soc Sci Med*. 2008;67(8):1258–1268.

80. Williams DR, Mohammed SA. Discrimination and racial disparities in health: Evidence and needed research. *J Behav Med*. 2009;32:20–47.

81. Jargowsky PA. *Poverty and Place: Ghettos, Barrios and the American City.* New York: Russell Sage Foundation; 1997.

82. Harrington M. *The Other America: Poverty in the United States.* New York: Touchstone; 1997.

83. Charles CA. The dynamics of racial residential segregation. *Annu Rev Sociol.* 2003;29:167–207.

84. Galea S, Tracy M, Hoggatt KJ, Dimaggio C, Karpati A. Estimated deaths attributable to social factors in the United States. *Am J Public Health.* 2011;101:1456–1465.

85. McKewen B, Gianaros PJ. Central role of the brain in stress and adaptation: Links to socioeconomic status, health, and disease. *Ann N Y Acad Sci.* 2010;1186:190–222.

86. Cohen S, Janicki-Deverts D, Chen E, Matthews KA. Childhood socioeconomic status and adult health. *Ann N Y Acad Sci.* 2010;1186:37–55.

87. Fiscella K. Does prenatal care improve birth outcomes? A critical review. *Obstet Gynecol.* 1995;85:468–79.

88. Daniels N, Kennedy B, Kawachi I. *Is Inequality Bad for Our Health?* Boston: Beacon Press; 2000.

89. Wilkinson R, Pickett K. *The Spirit Level: Why Greater Equality Makes Societies Stronger.* New York: Bloomsbury Press; 2009.

90. Organization for Economic Cooperation and Development. OECD Health Data 2011. Health status (mortality) table. http://www.oecd.org/dataoecd/52/42/48304068.xls#'LE Total population at birth'!A1. Accessed August 16, 2011.

91. National Center for Health Statistics. *Health, United States, 2007 with Chartbook on Trends in the Health of Americans.* Hyattsville, MD: 2007. Table 25: Infant mortality rates and international rankings: Selected countries and territories selected years 1960–2004. http://www.cdc.gov/nchs/data/hus/hus07.pdf#025. Accessed September 6, 2011.

92. Crimmins E, Preston SH, Cohen B, eds. *Explaining Divergent Levels of Longevity in High-Income Countries.* Washington, DC: National Academies Press; 2011.

93. Starfield B, Shi L. Policy relevant determinants of health: An international perspective. *Health Policy.* 2002;60:201–218.

94. UNICEF. *Child Poverty in Perspective: An Overview of Child Well-Being in Rich Countries.* Innocenti Report Card 7, 2007 UNICEF Innocenti Research Centre. Florence: United Nations Children's Fund; 2007.

95. Avendano M, Kawachi I. Invited commentary: The search for explanations of the American health disadvantage relative to the English. *Am J Epidemiol.* 2011;173:866–869.

96. Dow WH, Rehkopf DH. Socioeconomic gradients in health in international and historical context. *Ann N Y Acad Sci.* 2010;1186:24–36.

97. Zaza S, Briss PA, Harris KW, eds. *The Guide to Community Preventive Services: What Works to Promote Health?* New York: Oxford University Press; 2005.

98. Wasserman J, Manning WG, Newhouse JP, Winkler JD. The effects of excise taxes and regulations on cigarette smoking. *J Health Econ.* 1991;10:43–64.

99. Levy DT, Chaloupka F, Gitchell J. The effects of tobacco control policies on smoking rates: A tobacco control scorecard. *J Public Health Manag Pract.* 2004;10:338–353.

100. Frieden TR, Bassett MT, Thorpe LE, Farley TA. Public health in New

York City, 2002–2007: Confronting epidemics of the modern era. *Int J Epidemiol.* 2008;37:966–977.

101. Frieden TR, Bloomberg MR. How to prevent 100 million deaths from tobacco. *Lancet.* 2007;369(9574):1758–1761.

102. Brownson RC, Haire-Joshu D, Luke DA. Shaping the context of health: A review of environmental and policy approaches in the prevention of chronic diseases. *Annu Rev Public Health.* 2006;27:341–370.

103. Collins J, Koplan JP. Health impact assessment: A step toward health in all policies. *JAMA.* 2009;302(3):315–317.

104. Cole BL, Fielding JE. Health impact assessment: A tool to help policy makers understand health beyond health care. *Annu Rev Public Health.* 2007;28:393–412.

105. Dannenberg AL, Bhatia R, Cole BL, Heaton SK, Feldman JD, Rutt CD. Use of health impact assessment in the U.S.: 27 case studies, 1999–2007. *Am J Prev Med.* 2008;34(3):241–256.

106. Strategic Growth Council. Health in All Policies Task Force. Sacramento, CA: Strategic Growth Council. http://www.sgc.ca.gov/hiap/. Accessed April 1, 2011.

107. National Prevention, Health Promotion, and Public Health Council. 2010 Annual Status Report. Washington, DC: Department of Health and Human Services; July 1, 2010. http://www.hhs.gov/news/reports/nationalprevention2010report.pdf. Accessed April 1, 2011.

108. Miller W, Simon P, Maleque S. *Beyond Health Care: New Directions to a Healthier America.* Washington, DC: Robert Wood Johnson Foundation Commission to Build a Healthier America; 2009.

109. Institute of Medicine. *For the Public's Health: The Role of Measurement in Action and Accountability.* Washington, DC: National Academies Press; 2011.

110. *Unnatural Causes* (documentary film). http://www.unnaturalcauses.org/.

第二章
边缘化人群的健康问题

理查德·英格拉姆（Richard Ingram）*

茱莉亚·科斯蒂奇（Julia F. Costich）**

黛布拉·乔伊·佩雷斯（Debra Joy Pérez）***

美国：区域性健康不平等

　　总体来说，相比于其他工业化国家，美国的健康状况并不好。统计表明，美国的医疗卫生支出在所有国家中排名第一，但是它的民众期望寿命却只排在第 36 位、婴儿死亡率排第 39 位、成年男性死亡率排第 42 位、成年女性死亡率排第 43 位（排名越靠后情况越糟糕）。[1]这至少在某种程度上表明了其医疗保障制度中存在的问题：在医疗卫生方面美国支出最多[2]，但与其他国家相比，美国医疗服务的质量、可及性、效率、公平性和健康生活等衡量指标却排在靠后的位置，医疗制度总体来讲乏善可陈。

---

　* 理查德·英格拉姆（Richard Ingram），公共卫生博士、基础教学法硕士，肯塔基大学公共卫生学院助理研究员。

 ** 茱莉亚·科斯蒂奇（Julia F. Costich），法学博士、哲学博士，肯塔基大学公共卫生学院卫生事业管理系副主任、教授。

*** 黛布拉·乔伊·佩雷斯（Debra Joy Pérez），文学硕士、公共管理硕士、哲学博士，罗伯特·伍德·约翰逊基金会研究与评估助理副主席。

这些吸引眼球的统计数据并不能说明全部的问题，美国居民相对不佳的健康状况只是健康不平等这个更深层次问题的表象。美国的医疗保障情况有两个极端：一部分人能享受到优质的医疗保障服务和绝大部分份额的国家财富，而那些经济和教育处于相对边缘化位置的人群，则无法平等地享有国家财富以及良好的医疗服务。

在美国，不同州的医疗健康状况有着显著的差别。通过评估各个州的健康行为、社会与自然环境、公众和健康政策、临床护理和健康效果等，联合健康基金会（United Health Foundation）发布了全美健康排名。2010 年版的排名显示，佛蒙特州居民的健康状况最佳，以平均健康得分（average health score）1.131 超越了美国的平均水平（平均水平为 0）。相比之下，密西西比州公民的健康状况最差，以 -0.786 的平均健康得分处在全国平均水平之下。[3]

无论以哪一种标准来观察，人们健康水平的差异都有地理方面的因素，但后者并不总是决定所有问题，例如密西西比州和佛蒙特州健康水平的巨大差异就可以用健康的社会生态决定因素来解释。佛蒙特州的贫困率较低：仅有 12% 的儿童生活水平处在贫困线或贫困线以下；而密西西比州的这一比例为 31.9%。[3]这主要归因于佛蒙特州在儿童教育方面做得更好，入学的九年级学生中有 88.6% 的人可以在四年后顺利毕业；而在密西西比州，这个比例仅为 63.6%。因此导致两地的人均收入存在较大差距：佛蒙特州人均年收入为 38503 美元；而密西西比州仅为 30103 美元。[3]与此同时，佛蒙特州内部的收入差距也较小，佛蒙特州的基尼系数（一种衡量收入是否平等的方法，值为 0 表示完全平等，值为 1 表示完全不平等。——译者注）为 0.434；而在密西西比州这个数字则是 0.478。[3]

医疗服务的不平等不仅存在于各州之间，同时存在于每个州的内部。每年，罗伯特·伍德·约翰逊基金会（Robert Wood Johnson Foundation）都会资助威斯康星大学人口健康协会进行一项关于每个州中各县健康状况的排名，他们以死亡率、发病率、健康行为、临床护理、社会和经济因素、自然环境为指标，对年龄相仿的人进行比较，以此来衡量美国每个州中各个县的健康状况。最后得出的排名结果显示在州的列表中，[4] 相比于一些县，部分县的居民更容易享受到优越的社会生态环境，并拥有更好的健康状况。例如，从 2011 年的排名结果中可以发现，即使同在佛蒙特州（美国健康排名中健康状况最好的州），埃塞克斯县（Essex）的吸烟率（30%）是齐藤登县（Chittenden）吸烟率（14%）[4] 的2 倍还多。两县的医疗卫生保健状况同样存在显著区别：埃塞克斯县的人口医生比为 1291∶1；齐藤登县的比例则为 306∶1。[4] 埃塞克斯县和齐藤登县健康的社会决定因素差距更为明显。齐藤登县只有9%的儿童生活在贫困线或贫困线以下；而埃塞克斯县的这一比例则高达 24%。齐藤登县的失业率为 5.9%；埃塞克斯县的比例则为更高的 9.2%。[4] 这些显而易见的差别在学校中体现得更为明显，埃塞克斯县的学生中接受补助的占到 55.1%，而齐藤登县只有 26.5% 的学生需要接受补助。[5]

边缘化人群：共同的文化，不同的健康水平

类似的区域性健康不平等情况在美国随处可见，尽管它们经常按地理位置排布，但其特性已超越了地理的限制。这些区域通常有

其独特的文化背景和特征。然而，它们有一个共性，即在这些区域内居住的人群在自己国家境内已经被所在的社会边缘化。这些边缘化人群有不同的特征，但共同的特点是他们都没有办法像其他人一样享受到高质量教育，也无法拥有像其他人那样的收入，因此只会越来越贫困。这样的状况通常会使这些边缘化人群更少享受到医疗卫生资源，因而导致他们更差的健康状态。他们既没有健康的身体也没有足够的财富来充分利用国家的资源。

通常情况下，边缘化人群并不会生活在整齐划一的行政区域内，他们可能会占据一个多州边界交接的区域、一个完整的州、一个州中的多个县，或者有时仅仅是一个特别的小区域。以经济、教育和健康不平等为特征的边缘化人群的具体例子包括美国多州混合的阿巴拉契亚地区、整个肯塔基州、亚拉巴马州的"黑色地带"（Black Belt）和圣地亚哥城的巴瑞欧·罗甘（Barrio Logan）社区。实际上，有许多地区的不平等待遇和社会生态因素的影响都导致了健康水平和健康服务方面的巨大差异，而上文提到的仅仅是众多地区中的四个典型代表。

阿巴拉契亚地区

阿巴拉契亚地区的经济、贫穷状况和教育水平

只有先理解对边缘人口健康产生影响的潜在因素，特别是收入、贫困和教育这些因素的差异，才能理解阿巴拉契亚地区或者其他边缘化人群聚集地的健康状况。阿巴拉契亚地区基本上沿着阿巴拉契亚山脉的走向发展，从纽约州南部到密西西比州北部，它所囊

括地区的面积超过205000平方英里，这片区域由13个州的420个县组成，[6] 地区人口2480万人，[6,7] 绝大部分为白人，[8] 该地区多山、崎岖。因为这些原因，该地区农村人口的比例是美国其他地区的2倍还多，比例为42%，而美国全国的比例只有20%。[6] 与美国平均水平相比，阿巴拉契亚地区的居民平均年龄更高、更加贫困、教育水平更低、健康状况更差。[6,7,9]

财富是决定一个地区健康水平的关键性因素，阿巴拉契亚地区的居民并没有办法像美国其他地区一样享受到同样的财政资源。现阶段该地区的经济发展已经呈现出多样化的趋势，减少了对原材料开采、化学制造和重工业领域的依赖。[6,7] 尽管经济发展使该地区获得了更多的经济收益，但该地区的个人收入依然落后于其他地区。2008年，阿巴拉契亚地区的人均收入仅为32411美元，这比美国该年的平均收入40166美元少了约1/5。而在市场收入（一种没有考虑转移支付收入的衡量指标）方面，差距更加明显，2008年阿巴拉契亚地区的人均收入比美国该年人均收入少了近1/4。[7]

阿巴拉契亚地区与美国其他地区之间经济不平等的一个表象便是该地区的贫困率更高，这也是一个决定健康水平的关键性因素。阿巴拉契亚地区的贫困率相比从前低了一些，但该地区在2005～2009年的贫困率仍达15.4%，而美国的平均水平为13.5%。[10] 虽然这看起来似乎不是一个显著的差异，但这是因为有相当数量的轻微贫困地区使得地区整体的贫困率向平均数值靠近，以致掩盖了大量的县级地区处于贫困状况的事实，而这些地区主要集中在肯塔基州，该州的贫困率超过了25%。[7,10] 教育可以帮助我们拥有更好的生活、更高的收入和更佳的健康水平，而缺乏良好的教育则是导致较差健康状态的主要原因。2000年，阿巴拉契亚地区的中学毕业率为76.8%，低于美国平均80.4%的比例。[7]这种差距也许并不大，但就像贫困率一样，是因为有大量县毕业率接近国家平均水平（61%~76%）的现状掩盖了许多县的实际情况。又以肯塔基州为例，该州的毕业率就低于61%。[7]2000年本科毕业率的差距则更为明显，仅有17.6%的阿巴拉契亚地区居民完成了本科学业，而国家平均水平为24.4%。[7]

阿巴拉契亚地区的健康状况

给出这些残酷的数据后再来说阿巴拉契亚地区和美国其他地区存在严重的健康不平等现象就一点也不显得突兀了。资料显示，阿巴拉契亚地区的居民中有吸烟、肥胖、高血压这些健康风险行为或因素的人的比例更高，[11]而社会经济层面的不平等在这些地区同样较为严重。[12~14]不良的日常行为和较差的社会经济条件相结合会引发一系列健康挑战，阿巴拉契亚地区的早产儿死亡率比其他地区更高。相比美国其他地区，那些生活在阿巴拉契亚地区的居民也更容易患上各种各样的癌症，糖尿病发生的概率也更高，[13,15~17]加之像心脏病和中风等疾病和糖尿病有密切联系，故上述疾病发病率也较高。[11,13,18,20,21]

肯塔基州

肯塔基州的经济、贫困状况和教育水平

肯塔基州是阿巴拉契亚地区13个州中的一个。它的地形多种多样，从东部陡峭的山脉（阿巴拉契亚山脉）到中部蓝草县

（Bluegrass）连绵的丘陵地带，它的辖区面积为 40407.80 平方英里，是美国辖区面积排名第 37 位的州。[22]它的人口在 2009 年达到了 4314113 人，在美国排第 26 位。[23]肯塔基州的居民主要为白人。[24] 2000 年的人口普查显示略超一半的肯塔基州居民生活在城市当中，但 2010 年的普查出现了一个戏剧性的结果，大量农村人口向城市迁移，导致农村人口的显著下降。[25]肯塔基州经济水平较低，2011 年的人均收入约为 32376 美元（在全美 50 个州中排名第 47 位）。当分析收入分配的公平性时，肯塔基州的情况略好，在全美排名第 37 位，该州的基尼系数为 0.466。[3]肯塔基州的贫困程度比大多数州更高，它的儿童贫困比例（26%）排名第 42 位（与另外三个州并列），而生活在贫困线以下人口的比例（19%）排名第 45 位（和另外四个州并列）。[5]该州的中学毕业率同样较低，仅为 74.4%，在美国 50 个州中排名第 32 位，这使得肯塔基州的经济发展前景更加黯淡。[3]

肯塔基州的健康水平

考虑到肯塔基州与其他州在经济现状、贫困程度和健康水平上尚有差距，该州的诸多健康标准检测结果排名相对落后也是必然。该州的过早死亡情况在美国排名第 42 位（排名越靠后情况越糟糕）。[3]总的来说，心脏病和癌症是肯塔基州居民死亡的主要原因，他们似乎也承受了这些疾病过度的负担。[26]肯塔基州在成年人患心脏病的比例上排名第 47 位，癌症死亡率排名第 50 位，成年人残疾率排名第 38 位。根据年龄分布标准化后的数据显示，癌症最近超越心脏病成为肯塔基州妇女死亡的最主要原因。在标准化后的数据里，心脏病依然是最常见的死亡病因。[27]肯塔基州不同种族之间的不平等待遇十分明显：肯塔基州的非洲裔美国人死亡更早，并且因患心脏病和癌症而死亡的状况比例更高，脑血管疾病和糖尿病同样如此，但是自杀、肺炎和肾衰竭致死的状况比例较低。

如同佛蒙特州和密西西比州一样，肯塔基州全州不同地区之间健康状况的差异巨大，这其中有部分原因是某些地区的年轻健康居民迁移到了当地。关于年龄分布标准化后的死亡率，最高的县［奥斯利县（Owsley），每10万人死亡1293.9人］比死亡率最低的县［卡洛威县（Calloway），每10万人死亡817人］高出约58%。更引人注目的是，肯塔基州佩里县（Perry）因肺癌致死的死亡率是华盛顿县（Washington）的2.82倍。

肯塔基州不佳的健康状况导致了惊人并难以估量的疾病负担。例如，2005年肯塔基州患心血管疾病病人的住院治疗费用估计为22亿美元，2002年糖尿病病人的花费为290万美元。[28,29]可以通过观察肯塔基州65岁以下人口的国家老年医疗保险制度覆盖率来间接衡量该州的疾病负担。65岁以下的个人加入国家医疗保险计划的资格比较苛刻，必须是严重的工伤残疾人群，而仅有4.7%的居民符合这一情况。但是各个县的比例差距巨大，像派克（Pike）、哈兰（Harlan）、莱斯利（Leslie）、佛罗德（Flord）、佩里（Perry）和韦伯斯特（Webster）等县符合这一情况的人的比例均超过10%，而怀特利（Whitley）和奥得罕姆（Oldham）县居民的这一比例则低于2%。这些医疗保险的数据表明疾病负担主要集中在那些已经失去大量健全劳动能力的人的县，这些县的人口老龄化会加剧且失去劳动能力的人的比例会逐渐增大。

在肯塔基州，拥有医疗保险的人比其他人更有可能接受住院治疗，但即便如此，该州的医疗保险受保人使用住院治疗服务的频率与国家标准相比仍然是相当引人注目的：该州住院病人的统计数字（每1000个受保人中有406.3个住院）[30]和每位受保人住院天数的统计数字都比国家标准高约90%。显然，如果在门诊病人基数上进行规范管理，约有1/4（以上406.3人中的103.5人）的住院病人可以接受非住院服务，这种情况（住院率过高）至少是可以商榷的。不论这些数字意味着医疗资源过度使用还是疾病负担过重（这会一直被争论下去），有一点毫无疑问，医疗服务的开支增加了，最近几年公开的数据显示，在开支最高的2007年，每位医疗保险受保人的平均花费为8518美元。

健康水平相对较差和经济领域相对较弱的现象相结合，出现了一个不断自我恶化的循环，想使肯塔基州在任何一个领域有所改善都会变得更加困难。越来越多的证据表明，社会因素是决定健康状况的主要因素。林德思特罗姆（Lindstrom）对这一领域的流行观点进行了总结：现在被广泛接受的观念是健康水平是社会环境和与健康相关行为方式这两方面相互影响作用的结果。社会环境通过一系列的因果机制创建了一套规范体系来影响个人与健康有关的行为方式，比如进行社会控制、允许或者不允许人们实施某种特殊的行为、减轻或增加压力，以及约束个人选择等。[31]肯塔基州儿童的超重率和肥胖率（34.4%）[6]就是一个健康与经济之间相互作用的最佳例子。超重显然会诱发儿童成年后不健康的生活方式，而与此同时，较高的超重率和肥胖率也被认为是一个商业选址决策的影响因素。因此，较高的儿童超重率和肥胖率不仅使该州面临医疗服务开支不断增长的风险，而且还难以通过利用必要的资源加快经济的发展来抵消这种状况的不良影响。

有两种常见的衡量社会决定因素作用的方法，分别为衡量健康状况与贫困率（生活在贫困状态中人口的比例）的关系和衡量健康状况与教育水平（中学毕业率）的关系。如表 2 - 1 所示，根据 2011 年各县的健康排名顺序将肯塔基州分为四个地区，以此进行对比，结果显示高贫困率和低受教育程度与较差的健康状况直接相关。健康状况最好的地区 25 岁以上成年人的中学毕业率要比健康状况最差地区的人高出约 1/3，排名最靠后地区的平均贫困率是排名最靠前地区的 2 倍还多。

表 2 - 1　按肯塔基州各县健康状况排名划分的地区的
教育水平、贫困率和健康状况

单位：%

健康状况排名	中学毕业率	贫困率
第一	76.7	15.1
第二	69.7	19.3
第三	66.9	20.2
第四	57.3	30.9

数据来源：County Health Rankings；Mobilizing Action toward Community Health. 2011. http//www. countyhealthrankings. org。

亚拉巴马州的"黑色地带"

黑人聚居区的经济、贫困状况和教育水平

历史上亚拉巴马州的"黑色地带"横跨该州的 17 个县，从西部边界的萨姆特县（Sumter）和查克托县（Choctaw）到东部边界的拉塞尔县（Russell）和巴伯县（Barbour）。现在它仅包括 12 个县，西部边界依然从上述两个县开始，但另一边只到接近南部边界的布勒克县（Bullock）和梅肯县（Macon）。该地区植被覆盖率

高，以肥沃的黑土著称。像阿巴拉契亚地区一样，它的大部分地区是农村，并且人烟稀少。2006年黑人聚居区的人口约为212148人，只是亚拉巴马州总人口4599030人中很小的一部分。[33]2006年该地区人口中黑人占到64%，而该州其他地区的比例为24%。[34]该地区平均每平方英里居住着23个人。然而，这个数字是有欺骗性的，除了少数几个城市之外，其他地区每平方英里的人数已急剧下降到了3人。[35]相比亚拉巴马州的全体居民，黑人聚居区的居民更加年迈、更加贫困、受教育程度更低并且健康状况更差。

"黑色地带"的居民像阿巴拉契亚地区的居民一样，没有办法获得像亚拉巴马州其他地区一样的财政资源。地区经济曾一度严重依赖于棉花种植，当前则依赖于木材生产。"黑色地带"中每个县最大的地主都是木材生产者，并且该地区大部分的土地被本县之外的实业公司所占有。木材公司享受着远比其他行业低得多的税率，因此，"黑色地带"的税基比亚拉巴马州大部分地区的税基要低，这使它很难投资像教育那样的基础服务。"黑色地带"居民的薪酬待遇并不好，2005年该地区的个人平均收入为22406美元，比亚拉巴马州29623美元的平均水平低了25%还多。[33]

该地区的经济不平等表明这里的贫困率较高。在2004年，亚拉巴马州生活在贫困状态中的人口占到16.2%，而"黑色地带"的贫困率是该州的1.5倍还多，为25.7%。该地区年收入低于15000美元的家庭占到37%，这个比例是美国平均比例的2倍还多。[35]

"黑色地带"的居民同样要面对教育不平等的问题。整个亚拉巴马州的中学毕业率为61.7%，而"黑色地带"各县的平均水平仅为59.3%。同样，这个平均水平看起来差距也不是很大，它掩盖了该地区四个县的水平低于或等于55%的事实。[5]1996~2001年这六年的区间内,"黑色地带"包揽了斯坦福成就测验得分最低的10所学校中的8所,该地区的平均得分仅为41.5,而整个州的平均得分为55.7。[36]该地区严峻的贫困状况在学校同样显露无遗,1999~2000年,该地区有超过80%的学生在吃免费或压缩了成本的午餐,而在该州的其他地区这个比例仅为44%。[36]

"黑色地带"的健康状况

考虑到"黑色地带"与亚拉巴马州的其他地区相比在收入、贫困和教育等方面严重不平等的现状,我们毫不惊讶这种情况也会在健康领域存在。这种不平等从人们一出生便已产生。2003~2005年,在"黑色地带"有33.5%的新生婴儿的母亲没有享受到充足的产前护理,而全州的平均比例仅为23.1%。[33]1997年,"黑色地带"一些县的居民预期寿命甚至要低于斯里兰卡、厄瓜多尔和萨尔瓦多这样的发展中国家。[33]与全州整体相比,该地区的居民患癌症的比例更高,如消化系统癌症和前列腺癌。2003~2005年,相较于"黑色地带",亚拉巴马州全州居民患糖尿病的比例要低25%,患心脏病的比例更是低了33%,中风的比例同样也较低。"黑色地带"的居民直到死亡都经历着不平等,2005年"黑色地带"各县的居民预期寿命是72.9岁,比全州居民平均预期寿命的74.8岁要低。[33]

巴瑞欧·罗甘社区

巴瑞欧·罗甘社区的经济现状、贫困状况和教育水平

巴瑞欧·罗甘社区位于加利福尼亚州圣地亚哥城的东南部。

2000 年该地拥有人口 3636 人，其中有 86% 的拉丁裔美国人。[37]大部分居民生活在太平洋沿岸和奇卡诺公园附近，那里充满艺术气息，拥有田园般的环境，并经常举办欢庆奇卡诺文化的活动。

巴瑞欧·罗甘位于都市地带，是一片拥有繁重港口交通压力的工业区。[38,39]根据每年公布的数据，该社区暴露在大约 300 万磅的有毒空气污染物之下。[38,40]因为这是一片主要的货物集散地，居民不得不面对大量的柴油机废气和悬浮颗粒的困扰。在巴瑞欧·罗甘有超过 384 个污染、生成危险废物或处理化学制品的地点，同时，该区域与另外 275 个潜在性有毒的地点离得很近。该地区的居民极易受到像烃类、六价铬和铅这样的有毒化学物质的侵害。[41]

巴瑞欧·罗甘的工业发展使该地区污染严重，但工业其实也并没有给该地区带来财富和工作机会。据报道，1999 年该地有 49% 的家庭收入低于 20000 美元。[37]根据 2000 年的人口普查，生活在该地的 16 岁或超过 16 岁的 2376 个人中，只有 1207 人有工作。[37]这样的情况导致巴瑞欧·罗甘社区居民的健康状况不但要受到污染还要受到贫困的威胁。2000 年的人口普查结果显示，巴瑞欧·罗甘社区有大约 40% 的居民生活在贫困状态中，远远高于整个地区 12.6% 的平均比例。[37]我们还应特别关注一下贫困对孩子的影响。在 2000 年，巴瑞欧·罗甘社区的 734 户有子女的家庭生活在贫困状态中；这些家庭中的 240 户生活标准低于贫困线。许多家庭依然生活在不合标准的房屋中。[39,40]

巴瑞欧·罗甘社区的居民受教育程度也较低。根据 2000 年的统计，在年龄为 25 岁或大于 25 岁的人中，只有 22% 的人拿到了高中文凭或者同等级的文凭。5% 的人获得了副学士学位，只有 2% 的人获得了学士学位。[37]

巴瑞欧·罗甘的健康状况

还有一些证据表明，经济、教育和环境的条件对巴瑞欧·罗甘地区的居民，特别是对儿童的健康状况有着重大影响。例如与其他的同龄人相比，这些儿童的铅中毒概率异常高。[40,42]该地区的儿童患哮喘病的比例也较高，这也许和本地极其严重的空气污染和不合标准的居住条件有关。此外，低体重新生儿和早产儿在该地区也更加常见。[40]

为什么边缘化人群健康状况不良

临床医生的观点

上述四个地区的居民相比于他们的同胞们健康状况更差，这个原因可以从两个方面来思考。从完全临床的角度来看，对于像阿巴拉契亚地区、肯塔基州、"黑色地带"、巴瑞欧·罗甘社区居民以及其他边缘化人群的健康不平等问题，仅仅是个体在风险因素下和风险行为上表现出来的差异造成的。[43]阿巴拉契亚地区和"黑色地带"的居民心脏病高发是因为他们吸烟更频繁并且饮食习惯较差，而巴瑞欧·罗甘社区的主要问题是居住条件差。有诸多理由可以用来解释个人较差的健康状况，像遗传学、个人行为、教育和可及权等，我们应把重心放在增加个人服务的提供上。[43,44]

用临床的方法消除不平等看起来也许很有前景，它能改善边缘化人群的健康状况。如果不平等仅仅是太多疾病的结果，那么消除差异最简单、最直接的方法就是解决个人疾病决定因素所造成的问题。"黑色地带"和阿巴拉契亚地区的居民应该食用更健康的食物并且减少吸烟，而巴瑞欧·罗甘社区的居民则应该迁移到居住条件更好的地区。然而，这只是表面的措施，它忽视了造成疾病的社会生态因素的影响，而社会生态因素才是造成上述人口遭受不平等待遇的决定性因素。[43~50]

社会生态学角度的观点

从社会生态学的角度来看，边缘化人群健康水平的差异并不仅仅是临床治疗的差异导致的，[43] 还包括社会生态因素的差异。[43~45,47~49] 从权利、财富和边缘化人群所购买的服务类商品的不平等能看出它们才是造成健康水平差异的原因。通常来讲，阿巴拉契亚地区和"黑色地带"的居民是因为买不起而很难享受到健康的食物，同时也很难戒烟，而巴瑞欧·罗甘社区的居民则是因为难以承受搬家的成本而无力搬家。从社会生态学的角度来看，改善边缘化人群的健康状况并不仅仅在于增加服务提供和改善他们自身的行为方式，真正解决的途径远比这复杂，政府及公共卫生工作人员应关注基于社会生态因素的更具公平性的路径。[43,44,47,49,50]或许，改善健康状况的关键因素应该是权利和财富资源，而非服务本身。

关于影响健康的社会生态因素存在这样一种现象：边缘化人群经常感觉到他们拥有的权利比其应该得到的要少得多，这使得不平等的分布更加严重。这样的结果是他们会相信自身缺乏改变这种现状的能力。美国社会的一个特殊的现象是：那些拥有权利的人与他们所需求的权利相比往往获得了更多的利益，而那些缺少权利的人往往受益较少。也许这看起来与直觉相悖，但这就是美国民主化进程的结果：决策者会迎合那些给其投赞成票的人的利益，而边缘化人群经常被视为"弱势的"和"不配拥有权利的"群体。[51]像居住隔离这样的有关种族主义的问题，经常会在区分市民是否"配拥有"福利等方面发挥作用。[49,50]因此，选民会从消极的角度来审视使一些特定人口受益的措施。除此之外，边缘化人群会把这些消极的特性内在化，这会导致他们感到无能为力。因此，他们未能运用他们本应有的权利。[51]

解决方案

导致边缘化人口健康状况较差的原因是复杂和多元的，要想解决这些问题并不容易。虽然试图消除这些人群健康状况的差异必须通过改善服务来实现，但这些努力必须以系统性变革为目标，改善影响健康的社会生态因素的分配格局。[43,44,49]这是因为边缘化人群在特殊的文化环境中成长，而不平等问题会受到地区局部性因素的影响，因此有效缩小差距的策略应该植根于对社会的深刻理解。

以社区为基础的参与式研究是一种吸引边缘化人群接受调查的方法，它能确保调查具有文化敏感性和综合性特征。[38,39,52~54]但这种研究伴随着潜在的风险：社区成员自身能认识到这种分层次的格局，但普通调查者们也许并不能理解边缘化人群学习成长的那种特殊的文化。[53]一个可行的解决途径就是培养、利用那些边缘化人群中的研究人员，现在一些学术机构也在采用这种方法。[52,55,56]

罗伯特·伍德·约翰逊基金会已经做出承诺，要积极地促进来自边缘化地区研究人员的成长。已经在实施的行动就是"新连接"（New Connections）项目，它重视那些来自历史上被忽视地区的事业刚起步的学者，借此来增加美国教授阶层的多样性。这个项目自 2006 年开始已经资助了 100 多人，以辅导培训和调研支持等方式来增加研究人员的多样性并扩大调研的范围。[57]另一个受到罗伯特·伍德·约翰逊基金会资助的项目是"夏季医疗与牙科渠道"（Summer Medical and Dental Pipeline）计划，它帮助来自被忽视地区的数百名高中生接受系统的训练，鼓励他们今后从事科学和医药相关的职业，[58]借此来提高卫生服务者和卫生政策调研者的多样性。罗伯特·伍德·约翰逊基金会同样资助了"哈罗德·艾默斯医务人员开发"（Harold Amos Medical Faculty Development）项目，这个项目旨在增加来自贫困地区医学界成员的数量。[59]

边缘化人群存在于就像阿巴拉契亚地区、肯塔基州、"黑色地带"和巴瑞欧·罗甘社区那样的一些地区。这些地区与别的地区相比健康状况更差，但这仅仅是更深层次系统性问题的一个外在表现，根源还在于在美国影响健康的社会生态因素的不平等分布状况。要想有效地解决这些问题，必须从体制上消除不平等。同时，还必须考虑到社区环境因素的影响，这些社区往往是独特而复杂的，针对它们的调查和改善项目必须经过赋权并让本社区的人群参与进来。

注释：

1. Murray CJ, Frenk J. Ranking 37th—measuring the performance of the U.S. health care system. *N Engl J Med.* 2010;362(2):98–99.

2. Davis K, Schoen C, Schoenbaum SC, Doty MM, Holmgren AL, Kriss JL, et al. *Mirror, Mirror on the Wall: An International Update on the Comparative Performancxe of American Health Care.* Report No. 1027. The Commonwealth Fund; 2007.

3. United Health Foundation, Arundel Street Consulting. *America's Health Rankings: A Call to Action for Individuals and Their Communities.* Minnetonka, MN: United Health Foundation; 2010.

4. County Health Rankings: Mobilizing Action toward Community Health. 2011. http//www.countyhealthrankings.org. Accessed October 10, 2011.

5. The Annie E. Casey Foundation Kids Count Data Center. 2011. http://datacenter.kidscount.org. Accessed October 10, 2011.

6. The Appalachian Region. http//www.arc.gov/appalachian_region/TheAppalachianRegion.asp. Accessed October 10, 2011.

7. Socioeconomic Overview of Appalachia. 2010. http//www.arc.gov/images/appregion/SocioeconomicOverviewofAppalachiaMarch2010.pdf. AccessedOctober10, 2011.

8. Pollard KM. A "New Diversity": Race and Ethnicity in the Appalachian Region. Washington, DC: Appalachian Regional Commission; 2004.

9. Appalachian Regional Commission. Annual Report. Washington, DC: Appalachian Regional Commission; 1965.

10. Relative Poverty Rates in Appalachia, 2005–2009. 2011. http://www.arc.gov/research/MapsofAppalachia.asp?MAP_ID=61. Accessed October 10, 2011.

11. Danaei G, Rimm EB, Oza S, Kulkarni SC, Murray CJL, Ezzati M. The promise of prevention: The effects of four preventable risk factors on national life expectancy and life expectancy disparities by race and county in the United States. PLoS Med. 2010;7(3). http://www.plosmedicine.org/article/info%3Adoi%2F10.1371%2Fjournal.pmed.100024.

12. Behringer B, Friedell GH. Appalachia: Where place matters in health. Prev Chronic Dis. 2006;3(4):A113.

13. Halverson JA. An Analysis of Disparities in Health Status and Access to Care in the Appalachian Region. Washington, DC: Appalachian Regional Commission; 2004.

14. Halverson JA, Bischak G. Underlying Socioeconomic Factors Influencing Health Disparities in the Appalachian Region: Final Report. Washington, DC: Appalachian Regional Commission; 2008.

15. Friedell GH, Tucker TC, McManmon E, Moser M, Hernandez C, Nadel M. Incidence of dysplasia and carcinoma of the uterine cervix in an Applalachian population. J Natl Cancer Inst. 1992;84(13):1030–1032.

16. Hall HI, Rogers JD, Weir HK, Miller DS, Uhler RJ. Breast and cervical carcinoma mortality among women in the Appalachian region of the US, 1976–1996. Cancer. 2000;89(7):1593–1602.

17. Horner MJ, Altekruse SF, Zou ZH, Wideroff L, Katki HA, Stinchcomb DG. U.S. geographic distribution of prevaccine era cervical cancer screening, incidence, stage, and mortality. Cancer Epidemiol Biomarkers Prev. 2011;20(4):591–599.

18. Hendryx M, Zullig KJ. Higher coronary heart disease and heart attack morbidity in Appalachian coal mining regions. Preventive Med. 2009;49(5):355–359.

19. Pancoska P, Buch S, Cecchetti A, Parmanto B, Vecchio M, Groark S, et al. Family networks of obesity and type 2 diabetes in rural Appalachia. Clin Translational Sci. 2009;2(6):413–421.

20. Hendryx M. Mortality from heart, respiratory, and kidney disease in coal mining areas of Appalachia. Int Arch Occup Environ Health. 2009;82(2):243–249.

21. Schwartz F, Ruhil A, Denham S, Shubrook J, Simpson C, Boyd SL. High self-reported prevalence of diabetes mellitus, heart disease, and stroke in 11 counties of rural Appalachian Ohio. J Rural Health. 2009;25(2):226–230.

22. U.S. Census Bureau. 2010 Census State Area Measurements and Internal Point Coordinates. http://www.census.gov/geo/www/2010census/statearea_intpt.html. Accessed January 4, 2012.

23. U.S. census Bureau. State Rankings—Statistical Abstract of the United States, Resident Population—July 2009. http://www.census.gov/compendia/statab/2012/

ranks/rank01.html. Accessed January 4, 2012.

24. U.S. Census Bureau. 2010 Population Finder: Kentucky. http://www.census .gov/popfinder/. Accessed January 4, 2012.

25. U.S. Census Bureau. Urban and Rural (6) Universe: Housing Units Census 2000 State Legislative District Summary File (100-Percent). http://factfinder2 .census.gov/faces/tableservices/jsf/pages/productview.xhtml?pid=DEC_00_SLDH_ H002&prodType=table. Accessed January 4, 2012.

26. Centers for Disease Control and Prevention. CDC Wonder. http://wonder.cdc .gov. Accessed January 4, 2012.

27. Sands H. Preliminary data. Division of Epidemiology, Kentucky Department of Public Health; 2010.

28. Kentucky: Cabinet for Health and Family Services. Kentucky Cardiovascular Disease Fact Sheet. http://chfs.ky.gov/NR/rdonlyres/738A1FCB-4F89–4C25-A6E1– 548D3E36BE29/0/KyCVDFactSheet_Aug081.pdf. Accessed January 4, 2012.

29. Kentucky: Cabinet for Health and Family Services. Kentucky Diabetes Fact Sheet 2007. http://chfs.ky.gov/NR/rdonlyres/25F4BA14-D7EF-4DAF-9C50-C2E8E- 7AEA0AC/0/DiabetesinKentucky07FS.pdf. Accessed January 4, 2012.

30. Dartmouth Atlas of Health Care. Understanding of the Efficiency and Effectiveness of the Health Care System. http://www.dartmouthatlas.org. Accessed January 4, 2012.

31. Lindstrom M. Social capital and health-related behaviors. In: Kawachi I, Subramanian SV, Kim D. *Social Capital and Health,* citing Institute of Medicine. *The Future of the Public's Health in the 21st Century.* Washington, DC: National Academies Press; 2003.

32. *Traditional Counties of the Alabama Black Belt.* Tuscaloosa: Center for Economic and Business Research at the University of Alabama; 2011.

33. Black Belt Action Commission, Alabama Department of Public Health. Selected Health Status Indicators; 2007.

34. Archibald J, Hansen J. Life is short, prosperity is long gone. *Birmingham News.* May 12, 2002.

35. Archibald J, Hansen J. Land is power, and most who wield it are outsiders. *Birmingham News.* October 13, 2002.

36. Dean CJ, Crowder C, Archibald J. Held back: Poverty hobbling students. *Birmingham News.* October 27, 2002.

37. Census 2000 Profile: Barrio Logan Community Planning Area, City of San Diego. San Diego, CA; June 12, 2003.

38. Hood E. Dwelling disparities: How poor housing leads to poor health. *Environ Health Perspect.* 2005;113(5):A310–A317.

39. Lee C. Environmental justice: Building a unified vision of health and the environment. *Environ Health Perspect.* 2002;110:141–144.

40. English PB, Kharrazi M, Davies S, Scalf R, Waller L, Neutra R. Changes in the spatial pattern of low birth weight in a southern California county: The role of individual and neighborhood level factors. *Soc Sci Med.* 2003;56(10):2073–2088.

41. Ganiere R, Peacock PE. Environmental Data Resources (EDR) Area Study: Barrio Logan. San Diego, CA; 2008.

42. Williams J, Takvorian D, Holmquist S. Children at risk? A community based health survey of residents in San Diego's most polluted neighborhoods; 1997.

43. Iton AB. The ethics of the medical model in addressing the root causes of health disparities in local public health practice. *J Public Health Manage Pract.* 2008;14(4):335–339.

44. Green BL, Lewis RK, Bediako SM. Reducing and eliminating health disparities: A targeted approach. *J Natl Med Assoc.* 2005;97(1):25–30.

45. Braveman P. Health disparities and health equity: Concepts and measurement. *Annu Rev Public Health.* 2006;27:167–194.

46. Frist WH. Overcoming disparities in US health care—a broad view of the causes of health disparities can lead to better, more appropriate solutions. *Health Aff.* 2005;24(2):445–451.

47. Graham H. Social determinants and their unequal distribution: Clarifying policy understandings. *Milbank Q.* 2004;82(1):101–124.

48. Olafsdottir S. Fundamental causes of health disparities: Stratification, the welfare state, and health in the United States and Iceland. *J Health Soc Behav.* 2007;48(3):239–253.

49. Shavers VL, Shavers BS. Racism and health inequity among Americans. *J Natl Med Assoc.* 2006;98(3):386–396.

50. Williams DR, Collins C. Racial residential segregation: A fundamental cause of racial disparities in health. *Public Health Rep.* 2001;116(5):404–416.

51. Schneider A, Ingram H. Social construction of target populations: Implications for politics and policy. *Am Polit Sci Rev.* 1993;87(2):334.

52. Viets VL, Baca C, Verney SP, Venner K, Parker T, Wallerstein N. Reducing health disparities through a culturally centered mentorship program for minority faculty: The Southwest Addictions Research Group (SARG) experience. *Acad Med.* 2009;84(8):1118–1126.

53. Arcury TA, Quandt SA, Dearry A. Farmworker pesticide exposure and community-based participation research: Rationale and practical applications. *Environ Health Perspect.* 2001;109:429–434.

54. Quandt SA, Arcury TA, Pell AI. Something for everyone? A community and academic partnership to address farmworker pesticide exposure in North Carolina. *Environ Health Perspect.* 2001;109:435–441.

55. Daley S, Wingard DL, Reznik V. Improving the retention of underrepresented minority faculty in academic medicine. *J Natl Med Assoc.* 2006;98(9):1435–1440.

56. Yager J, Waitzkin H, Parker T, Duran B. Educating, training, and mentoring minority faculty and other trainees in mental health services research. *Acad Psychiatry.* 2007;31(2):146–151.

57. Robert Wood Johnson Foundation. New Connections: Increasing Diversity of RWJF Programming. 2009. http://www.rwjf-newconnections.org/. Accessed October 11, 2011.

58. Robert Wood Johnson Foundation. Summer Medical and Dental Education Program. 2012. http://www.smdep.org. Accessed June 3, 2012.

59. Harold Amos Medical Faculty Development Program. 2011. http://www.amfdp.org/. Accessed October 10, 2011.

第三章
美国公共卫生人员配置及教育

康妮·埃万斯维克 (Connie J. Evashwick) *

公共卫生从业人员是一个非常多样化的群体，这些人的职场之途不同，就业安排不同，通过了不同的、名目繁多的、正式的与非正式的培训，其岗位职责也不尽相同。在美国，可以提供正规公共卫生教育的机构与项目有：专业的公共卫生学校、硕士学位的教育项目、有公共卫生特色的临床专业人才培养项目以及一些高等院校。另外，许多来自其他行业，在公共卫生方面没有受过正规培训的人也在公共卫生部门工作。政府的公共卫生部门、非营利性组织、医学中心和卫生系统、商业教育集团以及其他的组织也提供在职培训或继续教育。本章讲述公共卫生人员配置及教育问题，强调它的异质性和相关复杂性，并介绍塑造21世纪公共卫生人才的关键性因素。然而，对于许多相关的问题，仍然缺乏精确分析所需要的数据。

背 景

美国"健康人群"倡议意识到了公共卫生人才素质对国民

---

* 康妮·埃万斯维克（Connie J. Evashwick），理学博士、公共卫生硕士，美国大学卫生保健执委会委员，任职于卫生保健营运系统和公共卫生联络部。

健康的重要性。《健康人群 2020》（*Healthy People 2020*）的目标之一是"确保联邦、州、部落和地方卫生机构有必要的基础设施，有效地提供基本公共卫生服务"。该报告进一步指出，公共卫生基础设施是各级公共卫生服务提供和执行的基础。公共卫生基础设施包括三个重要部分，它们共同发挥作用，从而使公共卫生机构有能力提供公共卫生服务。这三部分包括：优秀的工作人员、最新的数据库和信息系统、能够评估和回应公众需求的公共卫生机构。[1]

医学研究所（Institute of Medicine，IOM）2003 年的报告《谁来维护公共卫生？》（*Who Will Keep the Public Health*？）开篇如下：如果一个国家受到从艾滋病、生物恐怖主义到肥胖的健康问题的威胁，这意味着它迫切需要一个有效的公共卫生体系。而一个有效的公共卫生体系则需要受过良好教育的公共卫生专业人士来运作。[2]显然，人数充足、质量过关的公共卫生人才队伍是一个公共卫生系统运作良好的必不可少的条件。

2010 年的《平价医疗法案》（Affordable Care Act，ACA）强调了公共卫生工作人员的重要性，并列出了长长的有关公共卫生服务提供和培训公共卫生专业人员的条款。[3]其中的重点放在了直接培训、教育基础设施建设、培训要素及人力资源的分析和规划上。《平价医疗法案》的内容也反映了在未来几年中公共卫生人员配置问题已经成为国家需要优先解决的问题这样一个共识。

综上所述，公共卫生人才是健康社会的基础之一，虽然公共卫生人才很重要，但是要对其量化描述却存在一定的困难。

定义和例证

公共卫生从业人员在美国可谓集职位、职能、专业、学位、从业资格证等多种要素于一身。要描述公共卫生人才队伍将是个棘手的任务：职位的性质因工作环境而各有不同；公共卫生从业人员经受了一系列分类不同的专业和正规的教育项目；因教育背景有很大不同而获得了不一样的资格认证。医学研究所兼顾了这种多样性，将公共卫生人才定义为：接受了公共卫生及相关学科教育并专门从事提高人口健康水平相关工作的人。[2]

最新的全面而又详细的关于美国公共卫生人才的分类工作是在 2000 年完成的（见表 3 – 1）。[4]公众卫生人才的分类法是在美国劳工统计局（U. S. Bureau of Labor Statistics）的分类基础上由卫生资源和服务管理局（Health Resources and Services Administration，HRSA）卫生办公室提炼而来的，职业列表在未来可能还会有所修改，但它提供了一个参考标准。该研究得出的结论是，全国有近 45 万人从事公共卫生工作，他们主要分布在政府机构中。[4]在这些人中，有 34% 在县市一级、33% 在州一级、19% 在联邦一级的政府机构工作；而有大约 14% 的公共卫生从业人员在非政府部门工作，其中包括那些受雇于公共卫生学校的人员，如教师、研究人员、管理人员等。和每 10 万人中有 254 名医生和 778 名护士相比，每 10 万人中仅有 158 名公共卫生工作者。[5]

表 3 - 1 按职业分类的公共卫生人力资源

专业类	专业类
行政管理	公共卫生牙医
酒精和药物滥用顾问(包括成瘾顾问)	公共卫生教育家
生物统计学家	公共卫生实验室专家
临床顾问	公共卫生护士
环境工程师	公共卫生营养师
环境卫生科学家和专家	公共卫生验光师
流行病学家	公共卫生药剂师
卫生经济学家	公共卫生理疗师
健康教育学家	公共卫生医师
卫生信息系统/计算机专家	公共卫生策略分析师
健康管理者/卫生服务管理员	公共卫生方案专家
传染病控制/疾病研究者	公共卫生学生
执照/商检/监管专家	公共卫生兽医/动物控制专家
婚姻和家庭治疗师	精神科护士
医疗和公共卫生社会工作者	精神科医生
心理健康顾问	心理学家、心理健康服务提供者
心理健康/控制物质滥用社工	公共关系/公共信息/健康通信/媒体专家
职业安全和健康专家	控制物质滥用和行为障碍顾问
公共卫生代理人或听证官	其他公共卫生职业
公共卫生牙科工作者	

技术类
社区外展/野外作业者
电脑专家
环境工程技术员和技师
环境科学与保护技术人员
卫生信息系统/数据分析师
调查专家
职业安全与卫生技术人员和技师
公共卫生实验室技术员和技师

续表

技术类
其他辅助人员
其他公共卫生技师
其他保护服务工作者

文职/协助者
行政业务人员
行政支持人员
饮食服务/家政服务人员
患者服务人员
其他服务人员/维护者

志愿者
卫生行政人员志愿者
公共卫生教育工作志愿者
其他的辅助专业志愿者

资料来源：Gebbie K，Standish GE，Merrill J. *The Public Health Work Force Enumeration 2000*. U. S. DHHS, Health Resources and Services Administration. HRSA/ ATPM Cooperative Agreement No. U76 AH 00001 – 03. New York：Columbia University School of Nursing Center for Health Policy；December 2000. Based on CHP/CHPr + classification scheme, modified by the Federal Standard Occupational Classification System, 1997.

在缺乏综合的人力资源统计数据的情况下，分析公共卫生人力资源特征的方法之一就是对其细分行业进行逐个考察。代表不同门类的专业协会往往存有相关的信息和数据。例如，护士是最普遍的公共卫生职业（不算文职或行政支持人员），约占公共卫生从业人员总数的 11%。美国公共卫生协会护理分会（American Public Health Association's Section on Nursing，APHASN）、美国护士协会（American Nurses Association，ANA）和公共卫生护理组织四方委员会（Quad Council of Public Health Nursing Organizations，QCPHNO）是获取公共卫生护士信息的主要来源。流行病学家是一个定义最为清楚的公共卫生职业，州立和区域的流行病学家理事会为在公共卫生部门工作的流行病学家们搜集行业、继续教育机会及劳动力相关问题等信息。其他一些公共卫生从业人员，如公共卫生实验室专家、健康教育学家、环境卫生科学家和专家等也有专门的行业协会为其提供劳动力需求数据。本章的附录中列出了许多非常知名的与公共卫生领域相关的国家一级的行业协会，许多州也有这样的机构。

关于公共卫生人才信息的另一个资料来源是代表了各种就业安排的各种协会。州和地区卫生官员协会（Association of State and Territorial Health Officials，ASTHO）、全国县市卫生官员协会（National Association of County and City Health Officials，NACCHO）、全国地方卫生部门协会（National Association of Local Boards of Health）搜集了各自公共卫生组织中的员工信息。全国社区卫生服务中心协会（National Association of Community Health Centers，NACHC）拥有关于雇员、服务、资金、政策和一些其他公共卫生基础设施相关的信息。那些反映公共卫生工作场所布局的协会也包含在附录中。

统计和分析全球公共卫生人力资源是一个更大的挑战。世界卫生组织（World Health Organization，WHO）估算了全球从事卫生工作的专业人员和专业辅助人员的数量。在许多发展中国家，社区卫生和个人卫生界限模糊。例如，世界卫生组织采用的工作分类系统中包括医生（城市的和农村的）、护士、助产士、环境和公共卫生工作者、社区和传统工作者、保健员和卫生管理者。[6] 按职业类别和国别来统计也是可行的，但缺乏与美国研究进行比较的国际层面的统计数据。很显然，有很多在美国接受公共卫生教育或培训的专业人员出于职业需要考虑，没有选择在美国工作而受雇于别的国家，因此这些人并不包括在美国公共卫生人力资源里面。

公众卫生人才培养

不同于临床医学、护理或其他卫生行业，公共卫生并不要求其从业人员在某些特定的、与公共卫生执业许可证或从业资格证直接挂钩的学校接受教育。因此，许多从事公共卫生的专业或非专业人员并没有受到正规的培训，即使公共卫生从业人员拥有相应的知识，也只是间接地从另一个领域的课程或培养计划中学到的。正规的公共卫生学术培训是由国内的公共卫生学院、公共卫生教育项目、提供公共卫生亚专业培训的临床专业，以及越来越多的能提供公共卫生一般领域或特殊领域主修和辅修专业本科教育的大学和社区学院引导并开展的。此外，其他国家的一些大学也以各种不同方式为公共卫生提供培训。在本章中将重点介绍美国公共卫生正规培训中的主要机构和资源。

截至 2012 年，美国已有 49 所经公共卫生教育委员会（Council on Education for Public Health，CEPH）认证的公共卫生学院，每年约有 8000 名毕业生。如图 3 - 1 和图 3 - 2 所示，学校和毕业生的数量一直在稳定增长。在过去的 35 年里，硕士毕业生的数量从每年 2033 人增加到每年 7737 人，获得博士学位的人数从每年 190 人增加到每年 1220 人。在公共卫生学院注册的学生总数量在 2010 年超过了 26000 人。在 1974～1975 年度至 2010～2011 年度间，公共卫生学院共授予了 164000 人硕士学位或博士学位。[7]

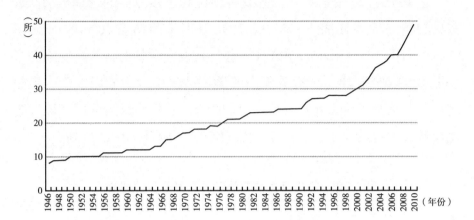

图 3 - 1 1946 ~ 2011 年公共卫生学院的数量

资料来源：Association of Schools of Public Health，2011。

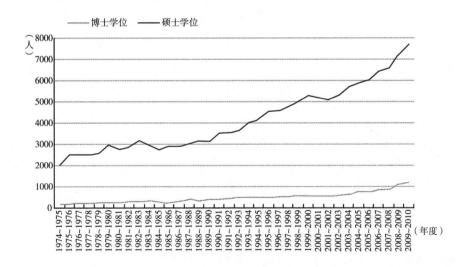

**图 3 - 2 1974 ~ 1975 年度至 2009 ~ 2010 年度间公共卫生学院
授予硕士和博士学位的学生人数**

资料来源：Association of Schools of Public Health，2011。

公共卫生学院提供了超过 16 种学位和更多专业的选择机会。最常见的学位被列在表 3 - 2 中。公共卫生学院协会（Association of Schools of Public Health，ASPH）是公共卫生学院的代表，它发布了一份年度数据报告（一份关于当前学校、学位、学校以及学生数量的列表，其网址为 http：//www. asph. org）。为了确保学位获取标准化及教育内容的质量，公共卫生教育委员会展开了认证机制。

表 3 -2　公共卫生学院认定的普通研究生学位*

缩略词	学位
硕士学位	
MPH	公共卫生硕士
MS	理学硕士
MSPH	公共卫生科学硕士
MHA	卫生(医院)管理专业硕士
MHSA	卫生服务管理硕士
博士学位	
DrPH	公共卫生博士
ScD	理学博士
PhD	哲学博士
联合学位和双学位	
MPH/MD	公共卫生硕士、医学博士
MPH/JD	公共卫生硕士、法学博士
MPH/MSW	公共卫生硕士、社会工作学硕士
MPH/MSN	公共卫生硕士、护理学硕士
MPH/MBA	公共卫生硕士、工商管理硕士

*其他硕士、博士、双学位也存在，但它们并不太常见且通常指向一个特殊的专业学科领域。

资料来源：Association of Schools of Public Health Annual Data Report，2010。

一些公共卫生项目通常会授予学生公共卫生硕士（Master of Public Health，MPH）学位。截至2011年，公共卫生教育委员会为83个项目出具了合格认证，这也反映出了学校的增长。大约每5个注册公共卫生教育项目的学生中就有1个在由公共卫生教育委员会认证合格的硕士学位项目（在2010年，有超过6000名学生）中。关于公共卫生硕士教育项目是否通过公共卫生教育委员会认证的信息可以从公共卫生教育委员会、预防教学和研究协会（Association for Prevention Teaching and Research，APTR），以及公共卫生教育项目认证协会（Association of Accredited Public Health Programs，AAPHP）处获取。也可以通过硕士教育项目获得关于流行病学、环境与职业卫生、卫生管理、健康教育和其他相关专业的特殊教育。对应这些学科有另外的专业协会和认证机制。（参见本章附录）。

许多没有获得公共卫生教育委员会或其他认证机构认证的教育项目也会提供公共卫生培训，其内容比通过认证的教育项目更为灵活。在网络学校完成公共卫生教育并获得硕士和本科学位的人数在过去20年里不断增长，这反映了网络教育的健康增长。但是如此一来，关于公共卫生专业总数量和毕业生总数的可靠数据就很难获得了。2011年一个在线信息源（http：//www. gradschools. com/）列出了836个公共卫生研究生院及教育项目，其中有170个可以提供结业证书、652个可以颁发硕士学位，233个能授予博士学位。[9]

在本科教育中，公共卫生已经成为成长最快的专业之一。本科专业的范围很广，从针对特殊职业的诸如环境卫生等专业到通过一般知识培训并授予普通学位的公共卫生专业。2011年，美国大学理事会

(College Board) 列出了 511 所主修公共卫生的学校，其中 29 个学校或专业得到了公共卫生教育委员会的认证。[10]预计在未来十年，四年制大学和社区学院这两类本科学校的公共卫生教育有望继续取得发展。

在公共卫生继续教育方面，许多公立和私立机构提供了各种不同形式的适用于非全日制学生的培训。这方面的公私合作比较普遍，例如，公共卫生的培训中心在很大程度上依赖于公共卫生学院，它们由卫生资源和服务管理局资助，为州和地方卫生部门培训人才（http：//www. phtc. org）。这一国家网络增强了国家提供满足地方社区需求相关培训的能力，也促进了全国范围内教育项目间的资源共享。大多数公共卫生学院能够提供可供选择的继续教育专业，许多网络大学也可以提供一般或特定专业的公共卫生在线教育。国家公共卫生领导发展研究所（National Public Health Leadership Development Institute）和公共卫生基金会（Public Health Foundation）是提供公共卫生教育培训的两个非营利性组织。州和地方卫生官员协会和全国县市卫生官员协会专门为在政府或与之相关的公共卫生机构工作的人员提供继续教育。美国公共卫生协会（American Public Health Association）决心组织一个有 11000～13000 名专业人士参与的年度会议，涉猎广泛的公共卫生议题。从卫生组织认证机构联合会（Joint Commission on the Accreditation of Healthcare Organizations）到公共卫生认证委员会（Public Health Accreditation Board，PHAB）等大中小认证机构，都要求获得提供直接或间接从事与公共卫生相关行业的岗位人员培训文件或从业资格证的授权。这些大量的教育培训机会反映出公共卫生培训已不再是单一的政府或个人需求。可以说，公共卫生人才队伍持续不断的教育需求是由每个雇主、学科或行业协会所决定的。

能力导向型教育

作为一个应用型的专业，公共卫生教育强调培养实际工作中所需要的能力。在公共卫生教育委员会认证的学院和教育项目中，公共卫生学院协会已经成为促使研究生教育基础能力发展的驱动力（关于公共卫生教育机构不同层次、不同方向培训资格的详细信息，请查询 http：//www. asph. org/competencies）。公共卫生硕士学位需要掌握的核心知识包含流行病学、生物统计学、社会和行为科学、环境科学、卫生管理政策信息等；横向知识包括专业技巧、领导能力、系统性思维、交流与信息学知识、多样性和文化知识、项目统筹能力和公共卫生生物学相关知识等。除了对主修公共卫生专业学生多样性的要求外，公共卫生学院协会和美国大学联合会（Association of American Colleges and Universities）还共同发布了一份关于大学生学习结果的声明（http：//www. asph. org/competencies/Learning Outcomes）。这份声明基于医学研究所倡导的"受过教育的公民"概念，旨在使每一个大学生对公共卫生原理都有基本的理解，并将这些理解融入他们之后的个人行为和社会角色中。

学术和公共卫生实践结合委员会（Council on Linkages between Academia and Public Health Practice）和其他的专业组织也对阐述公共卫生人员所需的能力做出了很大贡献。2010 年该委员会修订了能力列表，它的目标人群是那些积极参与公共卫生事业的人，并将他们细致划分为初、中、高级实践者（http：// www. phf. org）。2011年，公共卫生学院协会和 5 个临床学科（药学、护理、医学、牙科、骨科）组成的全国协会共同提出了跨专业合作实践的核心能力概念。[11]这些能力说明了一个事实，即各个学科的卫生人员为保证个人和社区的卫生服务，需要通力合作。这些专业能力可以应用到特定的公共卫生任务中，在其中承担某些待定的功能，例如在应急准备、全球卫生和公共卫生信息学的相关工作之中。

国家执照和证书

公共卫生专业人员本身没有资格认证，虽然其中的有些人通过了与公共卫生工作有相当关联的学科如护理学等的资格考试，但这类考试没有针对公共卫生相关能力的考查。例如，一个在公共卫生部门工作的护士需要参加州组织的注册护士资格证考试，但并没有针对在公共卫生诊所工作的护士的专门考试。临床公共卫生人员可能会获得一个与公共卫生专业相关的附加证书。例如，一个主修环境与职业卫生的医师首先会毕业于一家医学院，参加某个州组织的资格考试，然后选择一个职业医学方向，再由相应医学领域的国家专业委员会颁发证书。

公共卫生也许是最后一个对个人资质进行认证的卫生专业。全国公共卫生考官委员会从 2008 年开始组织了一门考试，给通过考试的人颁发公共卫生认证（Certified in Public Health，CPH）证书。一个人必须拥有从公共卫生教育委员会认证的学校或教育项目中取得的公共卫生硕士学位证书或相同等级的学位证书才具备考试资格。具有执照或临床教育经历不是获得公共卫生认证证书的先决条件，然而，要更新公共卫生认证证书则需要接受继续教育。

21 世纪的卫生人力资源问题

世界卫生组织阐释了一个强大的卫生系统所应具备的组成

元素,[12]包括拥有相应能力的数量充足的员工、功能支持系统和有利的环境。在过去的半个世纪,美国的公共卫生从业人员的素质一直受到医学研究所、联邦政府和众多的公共和私立机构的检验。过去十年一直存在的一项任务就是要建立一支受过良好训练、数量足够、专业对口、工作环境良好的公共卫生人才队伍。而近年来,由于医疗保健、公共卫生、教育、经济和社会人口的发展,这项任务变得更加迫切。

人才短缺

由于员工的退休、留任与招聘存在问题,美国的公共卫生系统面临着严重的人员短缺。当年的婴儿潮一代已到了退休年龄,与其他卫生行业一样,在 2020 年之前公共卫生行业内预计可能会有 20% 甚至更多的员工退休。2012 年有接近 10 万政府公共卫生员工符合退休条件,公共卫生学院协会在 2007～2008 年的一项分析中推测,2020 年之前会出现 25 万人之大的从业人员缺口。[13]这股退休潮不仅会减少公共卫生系统的从业人员数量,还会带来管理结构的改变。一般来说,年龄大的管理者拥有更多的工作经验,而年轻的管理者相对经验缺乏,但他们更倾向于采用科技手段。因而,这种结构变化可能会带来公共卫生系统运行和实践方面的变化。

此外,美国在 2008～2011 年的经济低迷冲击了许多州和地方的公共卫生管理部门。全国县市官员协会的报告指出,2008～2010 年,全国超过一半的地方卫生部门都存在工作岗位减少的情况,共约 29000 个工作岗位消失了。[14]无独有偶,州和地方卫生官员协会的一份报告也指出,从 2008 年到 2011

年年初这段时间内，89%的州立卫生机构都进行过裁员，造成了约14700个岗位的消失。[15]虽然遗留下来的工作在短期内可以由其他人员承担或者重新分配加以解决，但从长远来看，越来越少的从业人员难以满足公共卫生系统对人才日益增长的需求。这些增长的需求源于2010年《平价医疗法案》的颁布以及最近的环境变化趋势。

公共卫生领域的人员招募也是一项挑战，实际上公共卫生很难被当作一个领域，更别谈作为一项职业了。目前，如发起"这就是公共卫生"（This is Public Health）运动倡议及由疾病控制与预防中心设立奖学金项目这一类活动，都意在吸引更多的年轻人在他们的学习生涯中早些进入这个领域。但存在一个严峻的现实：一方面越来越多的学生为获得正规教育而欠下大笔贷款；[16]另一方面，在各方面特别是在政府和非营利性岗位的工资上，与其他领域的同等职位和医疗保健系统内的其他职位相比，公共卫生职位显得逊色不少。

需求与技能的结合

21世纪全球独立卫生专业人员教育委员会（Global Independent Commission on Education of Health Professionals for the 21 Century）倡导采用一种系统方法来培养公共卫生人才，即首先判定解决卫生服务系统问题需要哪些能力，再有针对性地调整专业教育。[17]而正如上文指出的，当前的公共卫生教育有以下三个现实：没有专门的公共卫生教育；附属于临床教育；针对最新的危机或趋势需要开展相关专题的继续教育。目前，在公共卫生系统的从业者中，只有一小部分人接受过与公共卫生直接相关的核心技能培训。

理想的目标是：所学技能能满足卫生系统的工作需要。现在，公共卫生的教育已经开始以能力为导向，但这带来了几个问题：（1）需要哪些能力？（2）适用于哪些人员？（3）出于什么具体目的而要求某些能力？（4）如果从业者表现出相应的"能力"，对公众的卫生状况或者公共卫生系统的绩效有直接影响吗？（5）如果发生了员工退休或改变工作的状况，继续教育工作应当怎样介入？（6）社区对卫生的需求与公共卫生人才培养有什么关系？

与卫生职业相关的能力非常繁杂，这使得对上述几个问题的回答更加复杂。2011年出台的一个能力分类列表所涵盖的条目不下15项，其中包括面向各学科的临床医师、医疗保健行政管理者及政策分析师、伦理学家、应急处理者、环境卫生专家与其他行业中的卫生教育者所需要的能力。[18]此外，接受过正规大学课程教育与接受过继续教育培训获得的能力还存在一定程度的差异。

终生持续教育的重要性也很明显。当老一辈员工退休时，他们的接替者，或者那些迈向新的工作岗位的劳动者，可能会需要新的不同的工作技能。由于科技、全球化、科学进步或者新型疾病的出现等因素，公共卫生的环境也会变化，相应的工作人员也就需要更新知识与技能，即使拥有扎实专业基础能力的人也不例外。

新的视角也在持续揭示关于员工知识、技能的教育工作今后可能发生的变化。系统方法的发展以及科技在大范围内的不断进步，使我们必须考虑员工教育中所培养的能力与未来的工作需要有何关系。例如，在 1990 ~ 2010 年的 20 年间，计算机科技以及信息科学完全改变了监测的运作方式。描绘与监测疾病暴发与扩散的方式已经发生了巨大的变化，以前只是由医生报告传染性疾病病人的个案，而现在，高度精细化的地理信息系统已能从多个维度追踪疾病的暴发；以前的通信方式只是一通从实验室打向公共卫生专家的电话而已，但现在，依靠社会媒体，预警能迅速到达数以百计的非专业居民那里，而在紧急时刻，这数以百计的居民也可以向国家媒体与公共卫生机构实时报告前线消息。为了适应这些巨大的变化，培养能够运用新兴科技的合格公共卫生人才，持续的教育以及人事变动管理必不可少。

跨领域专业人员的合作

很早以前，我们就开始谈论不同学科专业人员之间的合作问题，并且每隔一定时期又会重复这一话题，然后又因为实际实施上的困难而不了了之。2010 年以来，跨专业合作又一次出现在学术界视野的中心。[11]由于影响疾病预防的因素众多、慢性病管理及健康促进情况复杂等原因，医疗保健的实施系统之中出现了与《平价医疗法案》匹配的相应变化，这种变化指出，单纯依靠个体行动无法实现个体的健康，而要依靠健康社区的建立。公共卫生的专业人员已经具备了较开阔的视野，当前是进行跨专业合作以预防疾病、促进人群健康的好时机。

全球卫生

世界经济的全球化使人们认识到没有国家能够独善其身。

SARS、禽流感和正在肆虐的艾滋病等公共卫生灾难更是加强了人们的一个观念：公共卫生就是全球卫生。[19]外来移民仍在拓展着美国人口的多样性。[20]所有这些因素意味着，不管是在南达科他州的荒地还是在佛罗里达州的沙滩上，公共卫生工作者都必须意识到其日常工作对全球卫生的影响。

21 世纪全球独立卫生专业人员教育委员会强调：在涉及教育和部署公共卫生专业人员的时候，我们需要全球视角。各国的大学和公共卫生机构还没有接下这一挑战，但它们的项目很可能向这方面发展，尤其是当它们越来越清楚一个多样的环境是如何影响着所有公共卫生从业人员（从需要掌握多种语言的接待员到需要在新移民文化情景中促进疫苗接种的医生）每天的工作的时候。

若干公共卫生学院已经在开展专门的全球卫生培训项目。其他一些学院也已经采用了整体课程全球化的方式，但这些还只是少数。最近全球 380 多个卫生服务理论和实践领域的专家开发了一系列全球卫生能力，这些能力既包括公共卫生从业者在全球卫生专业能力上应该擅长的主要领域的内容，也包括专业能力构建、协调与合作的能力，以及专业实践、健康公平和社会公平意识、项目管理能力、社会文化和政治意识、策略分析能力等。

文化和健养素养

全球化最普遍的一个表现是对文化敏感性和文化素养的需求。比如说，在加利福尼亚州的一个大县，存在 109 种流通语言，文献印制使用 18 种文字。为了成功改变当地居民的行为，公共卫生人员必须了解其社会和行为基础。卫生工作者经常把文化和语言恰当性服务（culturally and linguistically appropriate services，CLAS）国家标准当作工作的参考依据。[21]文化和语言恰当性服务标准作为卫生医疗组织的目标，也可以被用于临床实践中，使它们在文化和语言上显得更可接近。文化和语言恰当性服务的这14条标准主要划分为三个主题：与文化有关的服务能力（标准1~标准3）；多语言服务（标准4~标准7）；文化能力的组织支持（标准8~标准14）。美国卫生与人类服务部（Department of Health and Human Services，DHHS）少数民族卫生办公室通过研究，得出了"文化和语言恰当性服务的活动与原则应被纳入整个组织，同时也应适用于所服务社区的合作伙伴"的结论。[21]由此推断，公共卫生专业人员应该具备足够的文化素养以实现这一要求。

当前广受关注的"健康素养"以另外一种形式体现了对创造出一种能够被个人、家庭和社区所理解遵照执行的信息的需要。所谓健康素养，其实就是指一个人获取、处理并理解基本的健康信息，从而做出恰当的健康决定并利用预防和治疗疾病的卫生服务的能力。卫生资源和服务管理局和疾病控制与预防中心都承认健康素养对于卫生保健和公共卫生专业人员的重要性，并已开发出提升健康素养的工具。[22,23]

教育技术和创新

从用马车给新生儿送乳品，到应用高科技获取信息或提供教育，科学技术、生物医药和通信技术等各方面的创新已经大大改变了公共卫生现状。公共卫生信息学已成为一个独立的、有专业组织能力并得到支持的专业领域。[24]地理信息系统已经被广泛地用来进行疾病监测，并已被纳入课堂教学内容。远程教育和在线学习的普及使得更多的学生选择随时在线学习而不是进入课堂学习。简单地说，随着各方面的技术不断促进公共卫生的发展，在公共卫生领域无论是刚毕业的学生还是选择接受继续教育的工作者都开始将技术视为每天工作中不可分割的一部分。相应的，教育机构也期望最大化地利用技术支持教学。

一个国家想要有杰出的公共卫生体系，强大且训练有素的人才队伍是至关重要的，实现这一目标需要克服很多困难。目前美国的公共卫生从业人员就像彩色魔方一样，可以因为不同的用途而从不同方面审视和组织他们。尽管人们在反复尝试定义、枚举并将这些从业人员进行分类，但这项工作仍然尚未完成。影响人力资源的因素很多，而最有效的解决之道是出台基于对数据和未来供求共识之上的政策和方案。

2010年的《平价医疗法案》中有一些关于公共卫生从业人员的条款。有些条款旨在直接解决这里所提到的问题，其他一些条款的目的则是落实该法案的规定以增加民众获得卫生保障的可能性，这些条款也在很大程度上与公共卫生人力资源密切相关。由于国家财政吃紧的原因，在2011年和2012年，《平价医疗法案》的许多基本资金并没有到位。哪些条款最终在《平价医疗法案》颁布的最初几年会得到资助并执行将会在国家层面上影响到如何解决上述问题以及在何种程度上解决。同时，地方政府、营利性和非营利性组织都必须共同努力来保证一个具备相当规模的、接受了相关培训并且具有工作积极性的公共卫生人才队伍。

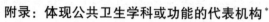
附录：体现公共卫生学科或功能的代表机构*

协会	说明	网址
美国护理学院协会（AACN）	学士学位和更高学位的护理教育项目	http://www.aacn.nche.edu/
美国预防医学学院（ACPM）	2600 名医师成员致力于疾病预防和健康促进	http://www.acpm.org/
美国医学会（AMA）	医师、住院医师、医学生	http://www.ama-assn.org/
美国护士协会（ANA）	310 万注册护士	http://nursingworld.org/
美国公共卫生协会（APHA）	超过 30000 名公共卫生从业人员和 20000 名额外的州和地方附属成员	http://www.apha.org/
预防教学与研究协会（APTR）	学术性预防机构代表	http://www.aptrweb.org/
健康研究协会（AAHC）	在全国有 100 多家健康研究中心	http://www.aahcdc.org/
公共卫生教育项目认证协会（AAPHP）	21 个公共卫生教育委员会认可的公共卫生教育项目	http://www.mphprograms.org/
美国医学院协会（AAMC）	在美国和加拿大有 134 家和 17 家被认证的医学院校，约有 400 家大型教学医院	https://www.aamc.org/
公共卫生实验室协会（APHL）	政府公共卫生实验室（州立的 53 个，地方性质的 41 个）	http://www.aphl.org/
公共卫生学院协会（ASPH）	49 家被公共卫生教育委员会认可的公共卫生研究生学院	http://www.asph.org
州和地区卫生官员协会（ASTHO）	59 名州和地区的卫生官员	http://www.astho.org

续表

协会	说明	网址
大学卫生管理教育项目协会（AUPHA）	北美（美国和加拿大）有180个研究生和本科生教育项目	http://www.aupha.org
疾病控制与预防中心（CDC）	卫生与人类服务部的主要组成部分，这是由国家领导疾病控制与预防开发和应用、环境卫生、健康促进和健康教育活动以提高美国人口健康的重要机构	http://www.cdc.gov
州和地区流行病学家理事会（CSTE）	其成员是州和地区的公共卫生流行病学家	http://cste.org
卫生资源与服务管理局（HRSA）	帮助没有保险的、孤立的或医疗脆弱的人群改善条件以获得医疗卫生服务	http://www.hrsa.gov
社区卫生服务中心全国协会（NACHC）	超过1200家卫生服务中心和8000个服务点	www.nachc.com
全国县市卫生官员协会（NACCHO）	1450地方卫生部门（包括超过13000名卫生官员和员工）	http://www.naccho.org
全国地方卫生局协会（NALBOH）	地方卫生局	http://www.nalboh.org
全国公共卫生考官委员会（NBPHE）	为卫生、公共卫生人员发放公共卫生认证证书（须有被公共卫生教育委员会认可的学校或项目中取得的公共卫生硕士学位）	http://www.nbphe.org

续表

协会	说明	网址
全国环境卫生协会（NEHA）	在公共和私营部门、学术界，和军警、消防、紧急医疗等部门有4500多环境卫生专业人员.（以州和县卫生部门为主）	http://www.neha.org
公共卫生机构的全国网络（NNPHI）	全国网络的会员致力于帮助公共卫生机构维持和促进健康	http://www.nnphi.org
国家公共卫生领导开发网络（National Public Health Leadership Development Network）	其成员来自学术机构、国内或国际组织，以及当地，州和联邦机构，致力于提高公共卫生领导力的联盟	http://www.heartlandcenters.slu.edu/nln/index.html
公共卫生护理组织四方委员会（Quad Council of Public Health Nursing Organizations）	目前的成员组织有国家和地区护理主任学会（ASTDN）、社区护理教育者协会（ACHNE）、美国公共卫生协会（APHA）、美国护士协会护理实践与经济委员会（ANA's Council on Nursing Practice and Economics）	http://www.achne.org/i4a/pages/index.cfm? pageid = 3292
公共卫生教育学会（SOPHE）	卫生教育专家和学生	http://www.sophe.org
世界卫生组织（WHO）	搜集世界各国卫生和卫生人力资源等方面的统计资料	http://www.who.org

＊2011年由公共卫生学院协会完成编辑，信息可能会产生变动。

注释：

The author would like to acknowledge the contributions of Kristin Dolinski, Elizabeth Weist, Jamie DiGiacomo, John McElligott, and Harrison Spencer, MD, MPH.

1. U.S. DHHS, Centers for Disease Control and Prevention. Healthy People 2020. http://www.cdc.gov/healthypeople2020. Accessed July 25, 2011.

2. Gebbie K, Rosenstock L, Hernandez L, eds. *Who Will Keep the Public Healthy? Educating Public Health Professionals for the 21st Century.* Washington, DC: National Academies Press; 2003.

3. American Public Health Association. *The Affordable Care Act's Public Health Workforce Provisions: Opportunities and Challenges.* Center for Public Health Policy issue brief. Washington, DC: American Public Health Association; June 2011.

4. Gebbie K, Standish GE, Merrill J. *The Public Health Work Force Enumeration 2000.* U.S. DHHS, Health Resources and Services Administration. HRSA/ATPM Cooperative Agreement No. U76 AH 00001-03. New York: Columbia University School of Nursing Center for Health Policy; December 2000.

5. U.S. DHHS. Health U.S., 2007. http://www.cdc.gov/nchs/data/hus/hus07.pdf. Accessed July 28, 2011.

6. World Health Organization. http://www.who.org. Accessed July 25, 2011.

7. Association of Schools of Public Health. Member schools: Special data analysis. http://www.ASPH.org/document.cfm?page=200. Accessed July 29, 2011.

8. Council on Education for Public Health. http://www.ceph.org. Accessed August 14, 2011.

9. Mintz J. The changing landscape of public health education. Paper presented at the Association of Schools of Public Health Deans' Retreat, July 22, 2011, Montreal Canada.

10. College Board. http://www.collegeboard.org. Accessed July 12, 2011.

11. Interprofessional Education Collaborative Expert Panel. *Core Competencies for Interprofessional Collaborative Practice: Report of an Expert Panel.* Washington, DC: Interprofessional Education Collaborative; 2011. https://www.aamc.org/download/186750/data/core_competencies.pdf. Accessed August 9, 2011.

12. World Health Organization. *Towards Better Leadership and Management in Health.* Working Paper No. 10. Geneva: WHO Press, 2007. http://www.WHO/HSS/healthsystems/2007.3. Accessed August 14, 2011.

13. Association of Schools of Public Health. *Confronting the Public Health Workforce Crisis.* ASPH policy brief. Washington, DC: ASPH; December 2008.

14. National Association of County and City Health Officials. *Local Health Department Job Losses and Program Cuts: Findings from January 2011 Survey and 2010 National Profile Study.* Washington, DC: NACCHO; 2011. http://www.NACCHO.org/jobloss. Accessed August 14, 2011.

15. Association of State and Territorial Health Officers. *Budget Cuts Continue to Affect the Health of Americans: Update.* Research brief. Arlington, VA: ASTHO; May 2011.

16. U.S. Department of Education, National Center for Education Statistics. *1995–96, 1999–2000, 2003–04, and 2007–08 National Postsecondary Student Aid Study*. Web table 3. Washington, DC: U.S. Department of Education; September 2010. http://www.nces.ed.gov/pubsearch/pubsinfo.asp?pubid=2010180. Accessed July 6, 2011.

17. Frenk J, Chen L, et al. Health professionals for a new century: Transforming education to strengthen health systems in an interdependent world. *Lancet*. 2010;376:1234–1258.

18. Association of Schools of Public Health. Internal analysis of competency sets. June 2011.

19. Friend L, Bentley M, Buekens P, Burke D, Frenk J, Klag M, Spencer H. Global health is public health. *Lancet*. 2010;375:536–537.

20. Hobb, F, Stoops N. *Demographic Trends in the 20th Century*. U.S. Bureau of the Census, CENSR-4. Washington, DC: U.S. Department of Commerce; November 2002:71–114. http://www.census.gov/publications. Accessed August 11, 2011.

21. U.S. DHHS, Office of Minority Health. National Standards on Culturally and Linguistically Appropriate Services. http://www.minorityhealth.hhs.gov/templates/browse.aspx?lvl=2&lvlid=15. Accessed August 11, 2011.

22. U.S. DHHS, Health Resources and Services Administration. About Health Literacy. http://www.hrsa.gov/publichealth/healthliteracy/healthlitabout.html. Accessed August 11, 2011.

23. U.S. DHHS, Centers for Disease Control and Prevention. CDC Health Literacy for Public Health Professionals, On-Line Training. http://www.cdc.gov/healthcommunication/.Accessed August 11, 2011.

24. U.S. DHHS, Centers for Disease Control and Prevention. Competencies for Public Health Informaticians, 2009. http://www.cdc.gov/InformaticsCompetencies/. Accessed August 14, 2011.

第四章
社区为本的初级卫生保健在
促进卫生服务中的作用

塞缪尔·马西尼（Samuel C. Matheny）*

　　过去数十年，初级卫生保健对社区健康的作用受到越来越多的重视，有几个因素对此起到了促进作用。第一，人们越来越意识到，尽管美国医疗费用预算超过任何一个其他国家，但美国人的健康状况在许多方面显著落后于其他发达国家。第二，新的令人信服的证据表明，强有力的初级卫生保健与健康成果呈正相关性。第三个因素十分复杂，即美国初级卫生保健的提供十分短缺，这可能会影响到医疗保健组织和筹资改革的成功。第四，社区应该参与到决策中来。该因素被越来越多地强调，它对医疗保健的提供也产生了影响。重要的是要更彻底地检查初级卫生保健的原则和社区医疗，了解它们是如何相互影响和相互依赖的。解决社区医疗保健和个体病人的护理是社区为本的初级卫生保健（community-oriented primary care，COPC）的基本功能。

　　威拉德（Willard）、皮萨卡诺（Pisacano）、丢什勒（Deuschle）在领导和发展初级卫生保健和社区卫生两方面起到

*　塞缪尔·马西尼（Samuel C. Matheny），医学博士、公共卫生硕士，尼古拉斯·皮萨卡农基金会主席，肯塔基大学家庭医学教授。

了关键作用。威拉德是肯塔基大学医学院的首任院长，美国医学会（American Medicine Association，AMA）题为《应对家庭医疗挑战报告》（*Meeting the Challenge of Family Practice*）[1]的第一作者，威拉德的报告和同年发表的"米利斯报告"（the Millis report）[2]是在初级卫生保健领域创建一个新的学科——家庭医疗的主要推动力。肯塔基大学医学院全科医学教授皮萨卡诺是思考这门新学科学术培训需求的第一人，他负责创建了美国家庭医学委员会，即现今的美国家庭医学会（American Board of Family Medicine）。1960 年，威拉德任命丢什勒为美国第一个社区医学系的主任，后者开始了此后长达十年的整合初级卫生保健和社区医学的行动，直到家庭医疗学科的教育原则被固化，许多社区医学的概念也得以进入了家庭医疗和其他初级卫生保健学科的培训项目中。

初级卫生保健的概念

初级卫生保健一词已经用了很多年，但其现代含义是在 20 世纪中叶形成的，最主要是在"米利斯报告"中，[2]该报告使家庭医疗学科得以创建。1996 年美国医学研究所（Institute of Medicine，IOM）报告对初级卫生保健的概念进行了重新定义，表述为："初级卫生保健是为了解决大多数个体卫生服务需求、发展与患者持续的伙伴关系，由临床医生为家庭和社区提供的全面、方便的卫生保健服务。"[3]该定义扩大了 1978 年医学研究所关于初级卫生保健的定义，增添了以下元素：（1）患者和家庭的参与；（2）社区的责任；（3）全面的卫生保健服务系统，医学研究所认为该系统应该成为未来卫生保健服务中的重要影响因素（见图 4 - 1）。

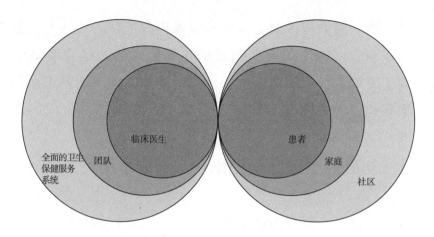

**图 4 - 1 初级卫生保健相互依存的成分，描绘了在家庭和
社区的背景下以患者和临床医生为中心的、
由团队和综合服务推动的服务系统**

资料来源：National Research Council. *Primary Care*：*America's Health in a
New Era.* Washington，DC：National Academies Press；1996。

医学研究所从五个角度描述了初级卫生保健：（1）家庭医
生、全科医生、儿科医生、内科医生助理、执业护士等提供特定
的个人保健服务人员；（2）实现初级卫生保健功能的一系列活
动；（3）初级保健系统入口，重点在于第一个保健提供者，同
时也包括作为第二或第三保健者的医院或其他场所；（4）1978
年医学研究所定义的初级卫生保健的一系列属性，包括可及性、
全面性、合作性、持续性和责任性；（5）组织卫生保健系统的
战略，包括社区为本的初级卫生保健原则（稍后讨论）。在医学
研究所发布报告之前，初级卫生保健的未来委员会（Committee
on the Future of Primary Care）主席曾发表声明建议："示范性初
级卫生保健需要了解社区、服务于社区人群，其中包括病患和健
康人群。这意味着应当了解社区现状，掌握服务对象生病和死亡

的主要原因，加强初级卫生保健和以人群为基础的公共卫生服务之间的联系。"[4]医学研究所报告的作者们认为，尽管明确定义将有利于决策者，但初级卫生保健问题的复杂性仍然要求他们用一个多元的方法来进行决策。

初级卫生保健与健康产出和成本的关系

近年来，已有强有力的证据显示，组织良好的初级卫生保健能促进健康产出、降低卫生费用，但这取决于对初级卫生保健究竟是怎样定义的。评估初级卫生保健有效性时主要围绕以下三种方式：（1）按初级卫生保健的提供者专业，如普通儿科专业、家庭护理专业；（2）按初级卫生保健的功能，作为哪种常规医疗资源，如负责初诊、后继诊疗、全面服务还是合作服务；（3）按初级卫生保健的系统定位，即初级卫生保健由谁提供，或提供者中专科医生的比例。证据似乎对第二和第三种定义方式的支持力度更强。[5]特别是在州层面的聚合研究中，当控制了收入水平和其他很多变量后，拥有初级卫生保健服务仍然直接和整体死亡率降低相关，特别是新生儿死亡率。同样的结果在美国县级层面的聚合研究中也得到了验证：当初级卫生保健医生数量较多时，全因死亡率和心脏病、癌症这两个最常见疾病导致的死亡率均较低。这些结果在美国的非城市地区尤为明显。[6]

研究还揭示了初级卫生保健医生作为常规卫生保健资源对病人的影响。已经证明，在控制了其他影响因素后，享有初级卫生保健医生的病人的五年内死亡率较低。[7]在检查由国家联邦政府资助的、由社区卫生中心提供的初级卫生保健产生影响的研究中也证实了该发现。这些病人比从其他资源获得保健的农村地区的病人更可能获得预防类服务；同时该人群所处地区发生新生儿低体重状况的概率更低。[8]

初级卫生保健在预防服务方面的影响十分显著。接受初级卫生保健的人的免疫接种率、筛查率和健康咨询率更高。其他研究已证明，对青少年进行初级卫生保健能降低急诊率。[9]其他测量显示，通常来说，初级卫生保健医生比例较高的州能进行更成功的预防活动，这些州人群的吸烟率和肥胖率也更低。[10,11]

许多研究已经揭示了医疗费用和初级卫生保健有效性之间的关系，即初级卫生保健医生占人口比例越高的地区卫生费用越低，而初级卫生保健系统薄弱的地区的卫生保健费用明显较高。这些结论已经在许多国际性的研究中得到了证实。

总之，现有证据已有力地证明了初级卫生保健对促进健康、降低卫生费用具有非常积极的影响。

社区医学和社区为本的初级卫生保健

早在 19 世纪与 20 世纪之交美国就已开展了社区医学实践，而学术上的"社区医学"一词直到 1960 年才被首创，如前文所述，丢什勒是美国第一位社区医学系的主任。20 世纪 50 年代初在康奈尔大学和美国公共卫生署（Public Health Service）的支持下，他曾在印第安纳瓦霍部落开展了医学生学习公共卫生社区卫生的示范项目。他很快意识到，相比课堂上的理论研讨，学生更喜欢发现现实环境中的社区卫生问题。

丢什勒首先提出需要确定肯塔基大学这个应对群体健康的新系的名称。[12]其目标是围绕研究特定人群和卫生服务的提供发展一个学术学科，他提出了如社会医学，群体医学等经过深思熟虑的想法，但最终决定采用社区医学这个名称，并将该学科定义如下：社区医学是明确和解决社区或人群健康问题的学科。像内科学或儿科学一样，本学科的目标是通过对病理学、微生物学、行为科学和生物统计等基础学科知识的临床应用解决人们的健康问题。社区医学的对象是群体、社区和个体。在医疗服务的提供中，传统公共卫生和预防医学的相关知识和技能也越来越多地被采用，流行病学的方法和知识在本学科中处于联结学科基础与社区应用的特殊地位。[13]

医学院第四年开展的见习（必修）后来作为几个重要概念的原型被其他系和临床学科特别是家庭医学所采用。学生的见习场所是指定的社区并且常常需要进行多学科轮转；见习期间，学生需要通过常规的社区诊断程序评估社区健康问题并执行原有的流行病学项目。以社区为基础的临床见习轮转现在已经普遍开展。

在过去的50年，许多医学院创设了社区医学系，最常见的情况是与其他学科合用名称。社区医学的术语和内容涉及科学研究，这与临床学科有很大的不同。社区医学方法的类型按参与的层次分类如下（见表4-1）。[14]在不同的模型中社区参与程度不同，扩大的初级卫生保健模型对社区参与度要求最低，而传统的基于社区的初级保健和公共卫生策略则要求最广泛的社区的参与。

表 4-1 社区医学方法类型：判断标准

方法	研究总体	健康评估	健康产出	社区参与
扩大的初级保健/质量改善项目	临床患者	个体患者	提高筛查和改善疗法	无
社区为本初级卫生保健	诊所覆盖人口	临床人群	项目成果	作为变量
社区为基础的卫生和参与性研究	特定人群	社区/人群	社区参与和改善	是的，极大参与
公共卫生	城市、州、国家	州、国家等	减少危险因素	仅政府参与

资料来源：Gavagan T. A systematic review of COPC: Evidence for effectiveness. *J Health Care Poor Underserved.* 2008；19（3）：965。

1940 年青年医生西德尼（Sidney）和卡克（Kark）建立了斐里拉健康中心（Pholela Health Centre），社区医学的方法开始应用于南非。该中心是全国性网点之一，其功能独立于现有政府医疗服务功能之外，通过"合并治疗和预防服务，提供全面的医疗服务，包括疾病的预防和治疗，健康教育……在当地开展合作，承担社区责任。"[15]当地社区卫生工作者加入中心，开展了两项新的医疗保健措施：一是设定一个深入研究和服务的新区域（initial defined area，IDA）；二是开展家庭健康普查。经过短暂的时间，该实验地区患者的健康状况显著改善。后来的活动演化为改变个人和家庭的健康相关行为的干预行动，设计评估方法量化干预结果，确定哪些干预措施应被优先考虑。这些活动需要改进当地的数据收集系统，收集诸如人口统计信息、健康决定因素的特殊信息以及卫生和发病率数据等。最初的临床教学概念被扩大了，社区成为开展医学生教育的重要场所。后来卡克到以色列继续推广此项工作，并培训了许多来自全球包括美国的临床医生。

卡克的模式被称为社区为本的初级卫生保健（community-oriented primary care，以下简称COPC），这一概念被定义为"将公共卫生方法和基层医疗实践相结合以满足特定人群健康需求的持续过程"[16]。COPC五个基础性的问题是：

1. 社区健康状况是什么？

2. 导致这种健康状况产生的原因是什么？

3. 针对这种状况已经开展了哪些工作？

4. 还能做什么，期望结果是什么？

5. 用什么方法开展持续的社区健康监督并评价当前项目的影响？

这些问题形成了COPC概念环（见图4-2）[17]，乔治·华盛顿大学的研究丰富了社区定义的因素。

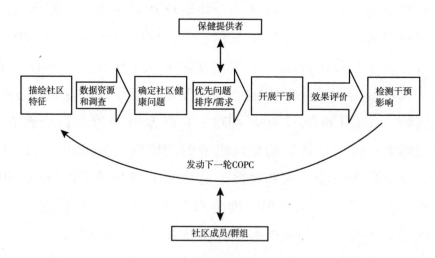

图4-2 社区为本的初级卫生保健环（COPC概念环）

资料来源：Emmanuel D. Jadhav. Used by permission。

社区为本的初级卫生保健环

界定社区

界定社区这个准备步骤决定了研究的地理范围。[18] 界定社区需要根据不同的社区地理、社会和经济情况，甚至临床工作人员来定义，因此丢什勒曾考虑应该称其为"选区"而不是"社区"。[19] 界定社区时，存在目标人群现有数据信息不足或缺失的困难。这些数据通常可以通过实践或从已有数据系统中关于年龄、性别、电子健康档案（electronic health record，EHR）的信息，以及人口普查或入学记录等大数据进行系统推断。通过数据收集可以评估目标人群的各种发病率和患病率。在一些案例中还可以通过社区调查进行社区界定。另外，社区资源的定性信息可以通过小组或知情人员会谈取得。

社区特征（社区诊断）

社区诊断中的定性和定量数据决定了在下一步中应优先考虑的要素。在这个过程中，定性数据和定量数据同等重要。社区诊断的范围较宽，正如艾布拉姆森（Abramson）所指出的，这可能会让诊断的任务更艰巨，因此绝大多数案例都将诊断限定在促进未来干预行为的范围。[20] 例如，若定性、定量信息都显示某社区吸烟率偏高，则应该关注下列问题：青少年、孕妇等特定人群的吸烟率是多少？该社区吸烟与心血管疾病和肺癌等其他疾病的相关性记录文件是什么？社区是否理解吸烟对健康的危害，对其态度如何？社区诊断还应该包括对社区卫生资源状况的调查，如检查是否有足够的维护心理健康的措施或对老年人长期护理的条件。

优选目标

COPC 的过程通常一次确定一个优先干预目标，尽管实施中常常不是如此。社区参与在这个步骤中非常重要。如前文所述，绝大部分医生需要决定哪些社区问题需要优先解决从而避免开展超负荷的行动或降低成功的概率。

评估干预方案

在确定社区干预目标上可能存在多种选择。在确定之前需要全面考虑各方面的信息，包括社会的关注、可能引起的效果改变、干预需要的资源，以及改善健康的可能性。

干预和实施

干预的效果由干预活动的水平和可利用资源决定。医学研究所提出了干预活动的四个水平。最低是响应国家号召实施干预措施，而最高是解决社区特定的卫生服务需求。[21]

评估

对所实施的干预开展评估对于衡量干预效果和计划将来的活动最为重要。恰当的评价对医务人员和社区是正强化，可以激励活动的继续开展。评估可以集中在某一个方面或整体情况，如检查患者状况或社区满意度。评价健康产出、临床表现、成本效益或服务利用率。

总之，COPC 是由若干决定性因素精心组织而成的连续的过程。社区参与在绝大部分的步骤（尤其是优选目标、评估干预方案、干预和实施、评估）中是必不可少的。关于过程有几个推测，其中包括组建领导团队。在这个过程中也存在很多问题，一致的看法是这些问题可以依次而不是同时解决。在提供 COPC 服务的过程中，系统研究法已用于优选目标和满足特定人群的需求之中。[22]

社区为本的初级卫生保健在全球的实施

COPC 的概念已经形成 70 余年了，在许多国家它已经成为初级卫生保健系统的主要理念。以色列的耶路撒冷希伯来大学哈达萨公共卫生与社区医学院牵头，尝试将 COPC 介绍到更多国家。在过去的 20 年中，COPC 的概念通过诸如国王基金会（King's Fund）资助的试点项目等实践已经被英国接受，并在一定程度上取得了成功。新重点放在重视预防医学和解决健康问题的社会决定因素上，促进健康和预防。[17]

在古巴，COPC 是家庭医生培训的一部分，这些家庭医生一般在 600 ~ 800 人的卫生服务团队工作。COPC 的原则密切了家庭医生和公共卫生官员的关系。[23] 在西班牙，家庭医疗项目十分重视 COPC，COPC 模式覆盖了西班牙整个加泰罗尼亚地区，加泰罗尼亚地区的保健中心是西班牙 30 家初级卫生保健中心之一，医生超过 2000 人。[24]

在美国，COPC 概念得到了印第安人卫生服务署（Indian

Health Service）和美国公共卫生署的社区卫生服务中心项目的大力支持。第一个社区卫生服务中心在密西西比的丘河口得以建立，其目的是促使社区组织与卫生服务中心共同工作，通过流行病学、健康教育和环境项目增强社区的问题意识，并将这些举措与初级卫生保健体系联结在一起。[25]医院在社区外展项目中也一定程度地利用了 COPC 原则。尽管遭遇了金融危机以及预算削减，得克萨斯州达拉斯市的帕克兰医院系统还是采用了 COPC 提供综合形式的预防和初级卫生保健，并且促进了这种模式的发展。[26]

医学教育和社区为本的初级卫生保健

在美国，COPC 的原则已经程度不等地被各类医学院接受。家庭住院医师审核要求被审核者正式学习社区医学课程，该课程由理论、实验和临床实践三部分构成。临床实践包括参与社区资源调查、公共卫生部门活动、职业医学诊断、社区健康评估、社区健康问题排序、健康教育项目等。家庭住院医师培养方案为家庭医学的发展制定了追求卓越的纲要，包括更精确的以解决特定人群健康问题为目的的课程方案。此外，全国家庭医学的领导小组们已提出将 COPC 培训作为家庭住院医师培训的正式课程。[27,28]家庭住院医师审核委员会要求儿科医生也接受社区为本的保健培训，培训中尤其要关注服务水平低下的社区，并注意培训医师的健康倡导能力。[29]

同样，医学教育联络委员会（Liaison Committee on Medical Education）已经认可了美国和加拿大的医学院课程设置，其中包括对预防疾病、倡导健康、提升文化胜任力和了解健康的社会决定因素的教学要求。这些要求尽管没有被明确称为社区医学或 COPC，但实质上是包含在 COPC 概念中的。[30] 许多家庭医学教学计划已将 COPC 课程的实践部分作为必修课，如梅西大学就在使用 COPC 模式培养学生利用社区资源开展慢性病管理的能力。[31]

总之，初级卫生保健研究生教育的两个主要学科以及对抗疗法医学的鉴定机构都离不开社会医学和 COPC 教学。

社区为本的初级卫生保健面临的挑战

COPC 模型产生的效益及其在改善特定社区健康方面的成果有效地回应了对其的挑战。

经费

美国引进 COPC 概念以来最严重的问题是一直没有持续的经费支持系统。而事实上，COPC 最重大的成就都是在公立或患者群体相对稳定的、不依赖有偿服务报销制度的、有外部资金和部分政府资助的医疗保健系统中取得的。其他国家已经出现了一些持续性支持系统，而这主要是由于这些国家有其他的筹资方案来支持 COPC 在时间、资源和精力上的额外支出。

明确问题

穆兰（Mullan）和艾普斯丹（Epstein）所讨论的"明确问题"是指阐明需要特别注意的问题的过程。[22] 从这个意义上来说，COPC 增加了医疗实践的负担，要求医护人员全力以赴，执行比过去更多的工作并开展更多的活动。

明确术语和方法

多年以来，关于 COPC 方法学的争论不断。有的人主张严格遵守程序以确保得到广泛适用的方法和更可预测的结果；另外的人则主张要用更灵活的方法，认为临床医生仅仅在一定程度上参与社区决策即可。一些对家庭医学住院医师的调查已经显示了这种清晰度的缺失，这表示 COPC 的某些核心要素尚不确定。[32]

COPC 项目的有效性也一直颇受争议。但是在市卫生系统中（如达拉斯市的帕克兰医院等的实践中）已经体现了 COPC 的成功。[26] 评估结果显示，COPC 项目缩短了住院时间、降低了婴儿死亡率、与其他地区相比 COPC 服务区域的患者医疗费用更低。[27]

总的来说，社区卫生干预取得了不同程度的成功。而是否成功在一定程度上取决于如何评价，在大多数情况中是评估个人而不是社区。最近的系统回顾发现没有任何证据表明 COPC 比其他的促进社区卫生方法更有效，而且似乎也没有证据表明严格遵守 COPC 模式是取得积极效果的保证。但是，这也可能是没有使用正确的方式来评价什么是积极效果而造成的。一名参观者在 COPC 项目撤销多年后返回卡克的斐里拉健康中心，指出 COPC 社区强烈的自豪感和责任感是没有应用 COPC 的社区所缺乏的，而这些微妙的成功难以被记录和量化。正如加瓦干（Gavagan）所指出的，标准的研究方法可能没有认识到服务对象满意度的实质性变化。评估 COPC 的价值需要引进社会发展分析、卫生中心和社区的沟通，或其他关注长期健康结果的定性研究方法。[14]

社区为本的初级卫生保健的未来

COPC 模式的未来如何？它和 21 世纪的临床实践相关吗？它会与初级卫生保健和公共卫生建立更密切的工作关系吗？美国的卫生保健亟待改革，在卫生保健方面存在严重的经费问题、大量的未保险及不公平现象。整体而言，和其他经费投入少但有另外渠道进行补偿的国家相比较，美国在健康产出上投入多却效果差。美国在 20 世纪后期开始尝试解决这些问题，建立了健康维护组织（health maintenance organizations，HMOs），在某种程度上控制了公立和私营部门的经费。总体来说，管理医疗组织的兴趣因为经费出现困难而减弱了，即使这些组织对于国家的某些领域来说仍然十分重要。从理论上讲，按人头付费（physician payment）的方式能为医疗机构提供一些激励，以维持或提高特定人群的健康状况，然而这在实践中却难以实现。社区为本的疾病预防和健康促进项目在健康维护组织的时间限定框架中难以表现出明显优势。此外，在特定实践中很难超越真实患者来定义健康维护组织的目标人群，正如丢什勒（Deuschle）指出应该用"选区"替代"社区"。资金也是一个障碍，社区为本的项目从来没有获得过健康维护组织的资助。最后，尽管许多公共项目已将 COPC 的基本成分纳入其保健模型，但由于缺乏有效性证明，它们对 COPC 的投资热情受到了限制。[33]

2004 年，主要的家庭医学组织发起了"未来家庭医学计划"（the Future of Family Medicine Project），它的一个核心概念是"在一个不断变化的医疗保健环境中，改变和更新家庭医学学科的内容以满足病人需要"。初级卫生保健的核心价值被再次确认，包括持续的、仁爱的、全面的个人的照料。这种后来被称为患者为中心的家庭医疗（patient-centered medical home，以下简称 PCMH）的保健模式最早于 1967 年由美国儿科学会（American Academy of Pediatrics）提出，其振兴初级卫生保健的基本原则在 2007 年得到了大部分初级保健代表机构的肯定。斯坦格（Stange）和同事从四个方面定义了 PCMH 所具备的特征：（1）四种基本的初级保健价值观（持续的、仁爱的、全面的以及个人的照料）；（2）新的组织实践方法；（3）内部实践能力的发展；（4）卫生保健系统和支付制度的变化。招聘数量充足的卫生保健专业人员提供所需服务的关键是改变初级卫生保健机构的支付方式。支付方式需要改变为充分奖励努力工作的医务人员而不是按时计酬。同时，在进行决策时必须有患者参与，达到患者和医生共同努力的目的。[34]

第一个 PCMH 示范项目开始于 2006 年，评估结果认为，制度改变难以实现，且两年的评估期限太短，无法准确评估效果。此外，评估指出，"为满足病人多样全面的需求，家庭医疗需要与医院、养老院、专科医生，以及其他卫生保健专业人员和社区机构建立稳健的合作关系，实现对病人的全面保健"[35]。最新发展起来的可信赖医疗组织（accountable care organizations，ACOs）可能有助于这个问题的解决。

PCMH 概念对 2010 年《平价医疗法案》（Affordable Care

Act）极为重要。数以百万计的新增健康保险人口将给初级卫生保健体系带来新挑战。一个重大的变动是将改进过去几十年的信息系统。截止到 2016 年，将有 290 亿美元用于医疗信息技术发展，其中一部分用于发展初级卫生保健的电子健康档案。此外，先进的地理信息系统正应用于初级保健设施和COPC 活动上，而这些技术在不久的将来将会更加廉价和普遍。[36]定性信息在 COPC 决策中的价值得到了认可，例如对重点人群和关键知情人的访谈可能更有助于社区意见的收集。这些进步将有助于规范 COPC 过程，使活动更贴近社区人群且费用更易接受。

在过去的几十年里，已有强有力的证据表明，初级保健对于一个公平、平价、可依赖的保健系统至关重要，这个系统将有效控制成本并且改善健康状况。一个充满活力的初级卫生保健系统提高了预防保健服务的利用率，减少了不必要的住院治疗，并通过降低死亡率、致残率和提高患者满意度促进了健康产出。正如菲利普斯（Phillips）和巴兹库尔（Bazemore）所指出的，初级保健"不能解决一切医疗保健问题，但任何健康相关问题的解决都离不开初级卫生保健系统"[37]。

自 COPC 首次实施已超过 70 年，尽管多年来它没有被整个美国卫生保健系统采纳，但一直被许多卫生服务组织热烈拥护。应用这种模式的卫生保健项目已取得了巨大成果，尤其是对弱势人群的保健情况大大改善。它还向学生介绍了有关社区、健康的社会和文化的概念以及医疗团队的重要性。最重要的是，它已经参与到社区决策中，充分体现了由下而上、由细节到总体的设计。最新的保健模型 PCMH 纳入了一些 COPC 的要素，虽然更换了名字，但是它同样为重新关注病人、家庭和社区带来了希望，而这将改变整个美国的卫生保健事业。

注释:

1. Willard W, chairman. *Meeting the Challenge of Family Practice.* Ad Hoc Committee on Education for Family Practice of the Council on Medical Education, American Medical Association. Chicago: American Medical Association; 1966.

2. Millis JS, chairman. *The Graduate Education of Physicians.* Citizens Commission on Graduate Medical Education. Chicago: American Medical Association; 1966.

3. Donaldson M, Yordy K, Vanselow N. *Primary Care: America's Health in a New Era.* Institute of Medicine. Washington, DC: National Academy Press; 1996:2.

4. Vanselow NA, Donaldson MS. From the Institute of Medicine: A new definition of primary care. *JAMA.* 1995;273(3):192.

5. Friedberg MW, Schneider EC. Primary care: A critical review of the evidence on quality and costs of health care. *Health Aff.* 2010;29(5):766–772.

6. Shi L, Starfield B. Primary care, income inequality, and self-rated health in the United States: A mixed-level analysis. *Int J Health Sci.* 2000;30:541–555.

7. Franks P, Fiscella K. Primary care physicians and specialists as personal physicians: Health care expenditures and mortality experience. *J Fam Pract.* 1998;327:424–429.

8. Regan J, Schempf AH, Yoon J, Politzer RM. The role of federally funded health centers in serving the rural population. *J Rural Health.* 2003;19:117–124.

9. Ryan S, Riley A, Kang M, Starfield B. The effects of regular source of care and health need on medical care use among rural adolescents. *Arch Pediatr Adoesc Med.* 2001;155:184–190.

10. Shi L. Primary care, specialty care, and life chances. *Int J Health Serv.* 1994;24:431–458.

11. Starfield B, Shi L, Macinko J. Contribution of primary care to health systems and health. *Milbank Q.* 2005;83(3):457–502.

12. Deuschle K. Interview by Richard Smoot. University of Kentucky Medical Center Oral History Project. August 20, 1987.

13. Tapp JW, Deuschle KW. The community medicine clerkship: A guide for teachers and students of community medicine. *Milbank Q.* 1969;48(4):411–447.

14. Gavagan T. A systematic review of COPC: Evidence for effectiveness. *J Health Care Poor Underserved*. 2008;19(3):963–980.

15. Tollman SM. The Pholela Health Centre—the origins of community-oriented primary care (COPC). *South African Med J.* 1994;10:653–658.

16. King's Fund. *Community-Oriented Primary Care: A Resource for Developers.* London: King Edward's Hospital Fund for London; 1994.

17. Epstein L, Gofin J, Gofin R, Neumark Y. The Jerusalem experience: Three decades of service, research, and training in community-oriented primary care. *Am J Public Health*. 2002;11:1717–1721.

18. Madison DL, Shenkin BN. *Leadership for Community-Responsive Practice: Report to the Bureau of Health Manpower by the Rural Practice Project Team.* Chapel Hill, NC: Bureau of Health Manpower; 1978.

19. Deuschle K. Community-oriented primary care: Lessons learned in three decades. *J Community Health*. 1982;8(1):13–22.

20. Abramson JH. Community-oriented primary care—strategy, approaches, and practice: A review. *Public Health Rev.* 1988;16:35–98.

21. Nutting PA, Connor EM. *Community Oriented Primary Care: A Practical Assessment.* Vol. 1. Institute of Medicine. Washington, DC: National Academy Press; 1984.

22. Mullan F, Epstein L. Community-oriented primary care: New relevance in a changing world. *Am J Public Health*. 2002;92(11):1748–1755.

23. Dresang LT, Brebrick L, Murray D, Shallue A, Sullivan-Vedder L. Family medicine in Cuba: Community-oriented primary care and complementary and alternative medicine. *J Am Board Fam Pract.* 2005;18:297–303.

24. Gofin J, Foz G. Training and application of community-oriented primary care (COPC) through family medicine in Catalonia, Spain. *Fam Med.* 2008;40(3):196–202.

25. Geiger H. The meaning of community oriented primary care in the American context. In: *Community Oriented Primary Care: New Directions for Health Service Delivery.* Division of Health Care Services, Institute of Medicine. Washington, DC: National Academy Press; 1983:60–90.

26. Pickens S, Boumbulian P, Anderson R, Ross S, Phillips S. Community-oriented primary care in action: A Dallas story. *Am J Public Health.* 2002;92(11):1728–1732.

27. Plescia M, Konen JC, Lincourt A. The state of community medicine training in family practice residency programs. *Fam Med.* 2002;34(3):177–182.

28. Accreditation Council for Graduate Medical Education. Family Medicine Program Requirements. July 2007. http://www.acgme.org/acWebsite/RRC_120/120_prIndex.asp. Accessed August 9, 2011.

29. Pediatrics Program Requirements. July 2007. http://www.acgme.org/acWebsite/RRC_320/320_prIndex.asp. Accessed August 9, 2011.

30. Liaison Committee on Medical Education. Functions and Structure of a Medical School: Standards for Accreditation of Medical Education Programs Leading to the M.D. Degree. 2011. http://www.lcme.org/functions2011may.pdf. Accessed August 9, 2011.

31. Dent MM, Mathis MW, Outland M, McKinley T, Industrious D. Chronic

disease management: Teaching medical students to incorporate community. *Fam Med.* 2010;42(10):736–740.

32. Williams R, Foldy S. The state of community-oriented primary care: Physician and residency program surveys. *Fam Med.* 1994;26(4):232–237.

33. Lairson DR, Schulmeier G, Begley CE, Aday LA, Slater CH. Managed care and community-oriented care: Conflict or complement? *J Health Care Poor Underserved.* 1997;8(1):36–55.

34. Stange K, et al. Defining and measuring the patient-centered medical home. *J Gen Intern Med.* 2010;25(6):601–612.

35. Nutting P, Crabtree B, Miller W, Stange K, Stewart E, Jaén C. Transforming physician practices to patient-centered medical homes: Lessons from the National Demonstration Project. *Health.* 2011;30(3):439–445.

36. Bazemore A, Phillips R, Miyoshi T. Harnessing geographic information systems (GIS) to enable community-oriented primary care. *J Am Board Fam Med.* 2010;23(1):22–31.

37. Phillips R, Bazemore A. Primary care and why it matters for U.S. health system reform. *Health Aff.* 2010;29(5):806–810.

第五章
谁是公共卫生中的"公共"

戴维·马修斯（David Mathews）[*]

　　"公共卫生"是一个常用概念，但是很少有人会去认真思考其真正含义，一般人只是了解这个概念中的"卫生"——包括免疫接种、餐厅检查和水质检测等。概念中的"公共"则涉及每个人以及一切为了公众利益的事情。公共卫生中的"公共"是否与那些向所有人开放的公共休息室或者公共交通中的"公共"相似呢？对此，公共卫生工作者可能无法赞同。相对而言，公共卫生中的"公共"可能更接近公共教育中的"公共"。遗憾的是，对这个定义探索得越多，其含义就可能越模糊。

　　本章内容是建立在凯特灵基金会（Kettering Foundation）的研究成果基础上的，其关注的焦点是民主，而不是公共卫生。这样一来，提出公共卫生中的"公共"是否与公众意义上（而非仅仅在人口统计学意义上）的"公共"有联系这个问题就会很有价值。对于这个问题的探索可以赋予公共卫生领域一个新的视角，同时也可能为从业人员在居民和社区的实践提供切实可行的建议。

　　从民主的角度理解"公共"，通常会将关注点放在居民的健

---

　　[*] 戴维·马修斯（David Mathews），博士，凯特灵基金会主席。现在担任包括福特基金、国家问题研究论坛在内的一系列组织或机构的理事。

康与其所处社区之间的关系上。这是一项重要的关系，一个社区的规范影响着居民的行为并且联系着与这些行为紧密相关的疾病。行为转变的成功与否取决于社区进行该项运作的方式。转变行为的方法包括居民用于解决问题的实践，这些问题也包含那些间接导致疾病发生的问题。

社区居民善于开展那些能够让他们以集体的形式理智地展开行动的与众不同的实践，换句话说，就是进行民主化行动。但是，卫生工作者们在工作中遵循的路径可能与居民的这种行为方式无法达成有效一致。当卫生工作者像他们应该的那样展开工作的时候，有时会无意地干扰到居民自身为解决破坏公众健康的问题而开展的工作。本章内容致力于研究怎样更好地将专业途径与居民为解决公共问题使用的不同方式结合起来，希冀对公共卫生工作者有效开展工作提出新的见解。

在一个民主的语境中思考"公共"就会引出一个问题：什么是民主？民主有很多合乎情理的定义。某些情况下，它是基于少数服从多数原则之上的一种政府形式；有时它也可以代表一种促进公平与平等的政治体制或者是一种尊重结社自由的生活方式。[1]在关于它的研究中，凯特灵基金会（Kettering Foundation）运用了某种与古希腊民主概念相近的理解，这种民主将统治权、合法权力或控制力施加于民（或如清教徒所称的"公民政体"）身上。而人民正是用这种力量规范自己，塑造未来。

在这样的前提下出现了这样一个逻辑，即最高统治者通过在实际行动中利用权力来行使更大的权力。所以国家的公民就成了集体的政治执行者、生产者，而非受益人或接收者；它也不是一个被代理的或只管服从的具有依赖性的客体。一个国家的公民为了所有人的福利共同生产了某种物品——公共物品，从而带来了改变，这就是拥有权力或控制力的含义。公共物品是通过集体工作产生的，也就是说，它是由公民联合来共同制作完成的。[2]从历史的角度说，公民生产的公共物品包括学校、医院，甚至国家本身。如今，公民共同协作的产品——他们的公民工作，包含了从将酒驾司机驱逐出公路到邻里相互照看以使社区更加安全的行动。总之，范围越来越广。

根据莫妮卡·斯考池－斯巴娜（Monica Schoch-Spana）等学者的研究，居民与其他居民之间合作的重要性在自然灾害之后尤为明显。研究表明在灾害后的初期，存活情况很大程度上取决于社区的恢复能力。正如莫妮卡·斯考池－斯巴娜及其同事所解释的："社区范围内灾害的成功补救和恢复不能仅仅依靠经训练过的紧急救助人员来构想或执行，他们也不能局限于遵循某种预先被授权的程序。家庭成员、朋友、合作伙伴、邻居，还有陌生人，这些碰巧在附近区域的人也可以进行搜寻和救援活动，甚至在警察、消防员和其他官员到达现场之前就提供医疗救助。在流行病发作期间，志愿者帮忙进行了大量的接种活动，护士在患者中间穿梭往返，并满足患者及其家属的各种社会需求。"遗憾的是，这些学者发现公共卫生工作者未必接受居民们的贡献，一些应急部门也错误地将在过去以及现在的灾害中居民领导的干预措施理解为应急部门失败的证据。事实上，政府领导者、公共卫生与安全专业人员和整个社区需要在群体性事件中发挥相互补充和支持的作用。[3]

诺贝尔奖获得者埃莉诺·奥斯特罗姆（Elinor Ostrom）曾说过，居民参与可以使相关机构及专业人士所生产的东西更有价值。她关于"共同生产"的研究表明，除非提供卫生保健的机构能从公共产品中获利，否则它们不太可能提供一个健康的国家所需要的所有产品，[4]而居民工作的关键却在于可以抗击那些造成疾病的社会因素。以芬兰的一个健康项目为例，疾病控制与预防中心（Centers for Disease Control and Prevention, CDC）的米尔斯坦（Milstein）表示，居民的主动性可以降低疾病，如心脏病、中风、肺癌这些需要住院进行治疗的疾病的发病率。[5]

公民协商和行动的例子

在解释民主行动之前，我们先来回顾一个关于社区空气污染问题的案例，该问题可以让一个政治系统内部两极分化。一个社区位于汽车制造业的中心，那里的居民依赖于汽车制造业，但后者同时也带来了很多污染。控制空气污染的努力很容易引起汽车生产者与环保主义者的冲突。这种冲突通常会导致冗长的诉讼，但是空气质量还是会继续恶化。但是，在这个案例中，一位公共卫生官员鼓励民主行为和协商决策，这有利于消除对问题两极分化的看法。他宁可鼓励民众参加为数众多的小会议，而不是那些"非同寻常"的大会议。该官员通过建立会议框架来协助居民之间的相互交流，而不是试图教育或者帮助他们达成一致的解决方案。要在该问题的支持者与反对者之间促进公开协商，而不是争论。关于空气质量的大部分选择方案都会被考虑在内，而且参与其中的讨论者会权衡每个方案的利弊。例如，更为严格的排放标准可以减少污染物，但也会使生产汽车的成本更高，从而降低它们在市场上的竞争力。当他们纠结于这个显然很艰难的境况时，居民就开始以多种视角来看待这个问题了。尽管他们并没有认同其中某个特别的解决方案，但是他们基本不再会用非对即错的眼光来看待这个问题了。当居民开始意识到问题的复杂性的时候，官员们就有更大的自由权去处理这个问题了，尽管这个问题可能是个政治雷区（太过热门，不易触碰）。[6]

疾病控制与预防中心在制定针对流感暴发的政策的时候也会展开公共协商，例如，在做出关于如何分配初步疫苗供给的艰难决策时，疾病控制与预防中心并没有依赖调查和访谈，而是与公民组织共同协商，了解在面对艰难选择的时候，人们有什么样的想法：他们是会努力保护社会这个整体，还是仅仅保护最弱势的那部分人？（调查发现居民总是把保护社会整体视为当务之急。）[7]

在上述两个案例中，卫生官员们挑选出那些有自主意识的大众应该拥有发言权的问题。公共卫生官员们不期望居民做出与公共卫生工作者相同的决策，如在怎样更利于政策执行的问题上，同时他们也不期望公共决策是仅在科学专业知识的基础上形成的。

在其他情况中，居民需要做的不仅仅是回应多种政策选择，他们必须得自己行动，而且他们的行动还要提供解决问题的方案。这种公民工作可能会促成一个鼓励人们减肥的社区项目，或者是成立一个检查老年人在夏季高温期间身体状况的志愿者组织。这些项目可能是多种多样的，但是它们都创造了可以让这个社区获益的公共产品。真正的挑战不是观点两极分化而是在要开展的真正正确的事情上存在分歧。人们可能会一致认为在社区内存在某个问题，但是他们可能在这是一个什么问题或者该怎样解决这个问题上产生分歧，这些分歧会妨碍人们的合力协作。

民主的自治组织尽管历史悠久，却并不是一直存在。当它还没有形成的时候，公共卫生工作者就可能会急于求成。但是，他们的工作不应该妨碍到自治组织。他们的帮助应该更具诊断性而不是教导性，更具培训性而不是指导性，更在于发展现有的项目而不是动员新项目。诸如此类的行动应该与自我约束以及自我规范原则保持一致。

民主实践

公民从事民主工作的方式可以被称为"民主实践"。"实践"不同于辅助性的"技能"，古希腊人对此做出了区分。这种区别很小但是很关键，尤其是实践区别于当今那些有利于推行会议和计划多样性的技能。技能本身并没有什么不对的，但是不像实践，它们并不具备道德价值。举个例子，熟练使用榔头是一个木匠的技能，它唯一的好处就是钉钉子，尽管这也涉及技术程度的高低。实践则不同，它们没有一套非学不可的技能。大众实践表现了与民主相关的美德：良好的判断、合作、社会责任。这些美德是可以被培养的，而且它们是道德能量的源泉，而后者可以催生政治意志以及开展民主工作所需的责任感。

迄今为止，凯特灵基金会的研究划分了六种居民之间合作的实践：命名、构建框架、协商决策、确定并投入资源、组织互补行动，以及公共学习。这些实践运用到了社区日常生活中的民主理论元素。它们是民主的，因为它们增强了每一个人对于未来的掌控。对于每一项实践，在民主工作中涉及的状况与公共卫生工作者所遵循的程式化路径之间是存在差异的。民主实践与公共卫生从业者的工作各有其重要意义，而且它们之间的差异是可以被理解的。然而专业程序与民主实践之间也存在令人迷惑不清之处，原因在于两者都是为完成类似的工作，而且任务往往都是相同的。政策，不管民主与否，总要涉及判断和解决这两个问题。决策须在中途制定好，行动流程确定好之后，资源就必须要落实并部署到位，而且要随时开展评估反馈。这些事情怎样完成决定了它们是否民主。当公共卫生工作者和公民都试图完成同样的任务，却没有认识到彼此在"如何去做"方面存在的差异的时候，专业程序和民主实践之间就会出现最大的偏差。

确立并命名问题

这第一种实践包括确立或者描述一个问题以及选择用什么措辞进行描述，它从某件事情发生开始。举个例子，在当地经济开始衰退时，人们就会讨论他们和他们的家庭会受到怎样的影响。居民看问题是以什么对他们最重要为依据的，而当他们为获得他们所看重的东西而确立并命名问题的时候，就呈现出一种民主色彩。相比之下，从专业的角度确立并命名问题则倾向于反映专业知识。

构建框架

第二种实践与居民认为对于这个问题应该做什么有关，而做什么源于他们对于这个问题的认识。人们从"什么对他们来说是最重要的"这一点出发，提出处理问题的各种选择方案，每种方案都有其利弊。当所有主要的选择方案都确定下来的时候，它们的支持者和反对者就会公正地做出回应，这样就为制定决策建立了一个民主框架。我们要认识到每个选择都有其利弊，而且都要经历分歧。公共卫生工作者同样也为做出决策制定构建框架，但是他们的选择明显是以技术可行性以及科学依据为基础的。

协商决策

第三种实践就是确定最优选择。当人们在所有方案与他们所重视的东西之间权衡而进行决策时，他们就会开始协商。公共卫生工作者也会制定决策，他们也并不是不关心居民重视的东西，但是他们更可能权衡确凿的证据而不是处理无形的概念。

确定并投入资源

第四种实践涉及确定解决问题所需要的资源以及获得使用它们的许可。民间资源是存在于人们的经验和才智中的资产。[8]通常来讲，民间资源比专业资源更加无形而且不能被调用。只能通过人们之间的相互承诺来获得它们的使用许可。

组织互补行动

理想情况下，行动是在人们相互协商与补充中确定下来的。如果是这样，公民行动的力量就会因为相互关联的加强而增大，公民努力的总和就会大于部分叠加之和。专业行为倾向于一致且基于一个单独计划，然而公民行为是随着民间行动者的数量改变而发生变化的，而且公民行为是被精心策划而不是简单组织的，是战略上的随机应变而不是由某一个计划来引导的。

公共学习

公共学习不是一项独立的实践,它贯穿于公民工作始终。它在所有实践中最为重要,因为它为解决最困难的问题提供了动力。尽管人们总是在制度上努力消除一些问题,但这些问题仍然与专业知识格格不入。公共卫生工作者通过比较既定目标与结果进行学习,而普通市民则更愿意通过重新评估什么是最重要的以及集体努力的结果来学习。

这些实践激励人们从事有利于公共卫生的工作,在某种程度上似乎解决了公共卫生工作者每天要面对的问题,尤其是当公共卫生工作者努力使人们参与社区活动而不得其法的时候。不同领域的专家常常会发出各种抱怨,包括下面提及的几条。

1. 人们无动于衷,当被问及是否可以参与其中时,他们没有任何回应;团体利益往往控制着社区。

2. 公民相互之间并不信任,因而他们更容易产生分歧而不是共同协作。他们甚至害怕公共卫生工作者,也不信任他们整个的工作体系。

3. 如果公民确实对一件事感兴趣的话,他们也通常只是在情感上参与,而且往往做出不明智的决定。

4. 由于公民的资源有限,他们也做不了什么。

5. 即使人们承诺一起做某件事,但实际上很多人并不会真的去做,无法履行自己做出的承诺。

6. 人们太缺乏组织性以至于无法有效地开展活动,因为每个人都希望按照自己的方式进行工作。

7. 即使当一个民间项目已经开始,也常常因为参与者丧失动力而终止。

8. 无法识别一个民间项目是否有效，因为人们很少会客观地进行评价。

这些问题不是专家们凭空想象出来的，它们是真实存在且在某种程度上是无法避免的。民主实践可以充当反推力的角色：根据人们非常关心的事情来命名问题以引起他们参与的热情；设计出那些引发冲突和分歧的问题以刺激公民解决它们；审慎决策增加了公众做出合理判断的可能性，也可以防止公众出现极端反应。这种决策加深了人们对问题的理解，帮助他们认知尚未被开发的资源。当订立的合法合同不太适用的时候，可以利用人们与他人之间订立的协议来强制执行使用某些资源的承诺。尽管审慎决策可能最终无法使人们的意见完全一致，但它可以在目的和方向上帮助人们达成共识，这个共识使人们可以通过最少的协调就能和他人共同行动，实现一个又一个目标。这种贯穿公民参与的学习不仅能保持工作的动力，而且这种过程中的随时评估比传统的结果评价更深入。

萨格斯维尔：日常生活中的民主实践

鼓励民主实践以及更好地将专业工作与公民实践联合起来的机会每天都有，关键是要去认识它们。抓住这些机会可能不需要公共卫生工作者做更多相同或不同的工作，他们只需要变换方式即可。例如，在公共卫生工作者可能需要举行会议（就像在空气污染案例中那样）的时候，他们可以鼓励公共协商而不是与公众进行争辩。

为了解那些开展民主实践的机会每天会出现在何处，凯特灵基金会在对众多现实中的社区进行考察的基础上，创设了一个被称作"萨格斯维尔"（Suggsville）的综合小镇的概念。[9]萨格斯维尔由那些条件不理想的社区组成，强调了公民在进行其工作的时候所面临的困难。萨格斯维尔的故事并不仅仅关乎健康，但是健康问题与其他一系列问题是紧密关联的。在解决民主问题中，不管针对何种具体问题，所采用的措施都是共通的。如果某个领域的专业人士促进公民参与的努力与别的领域的努力相当的话，所有人都会从中受益。

确立问题从而明白什么对民众最有价值

萨格斯维尔依赖农业，而且很贫穷，它曾经是一个富裕的农业区，随着农业经济的削弱，在 20 世纪 70 年代开始慢慢萧条。到了 20 世纪 90 年代，失业率升至 40%，房价也骤然下跌。由于很少有其他的贸易产业收入能代替原来的农业收入，贩毒活动兴起了。萨格斯维尔的大部分孩子都是独生子女，学校为学生成绩差和高辍学率而苦恼。此地居民的发病率也高于大部分社区的居民，最常见的疾病有糖尿病、心脏病和癌症，但是肥胖症也开始盛行起来，而酒精中毒也普遍存在。能离开镇子的人都离开了，尤其是那些受过高等教育的年轻人。更糟糕的是，小镇中富人和穷人、黑人和白人壁垒分明。

在做完教堂礼拜后，萨格斯维尔的居民们会光顾某家尚存的杂货店，讨论发生在朋友和邻居身上的事。不同小圈子的人们闲聊着，反复思考小镇面临的困难，但他们没能做出任何决定，也没有采取任何行动。接下来，附近大学的一个专家组（它一直在研究小镇的问题）建议萨格斯维尔的居民们聚在一起，评估他们现在的情形，确定他们可能要做的事情。最初，这个专家组关于召开全镇会议的提议不出所料地只获得了少数人的同意。人们只选择与其背景相同的人坐在一起。直到组织者重新将椅子排成一个圈，人们才开始混坐。当参会者陈述了他们最爱的戏剧性桥段和他们的故事并指责了他人之后，他们开始专心了解关乎每个人的问题：首要问题是经济收入，另外一个重要问题是犯罪。

萨格斯维尔会议是开展民主实践的一个机会。人们可以根据他们共同看重的东西来确立和命名问题。[9]确定人们看重什么并不困难，但是根据人们看重的东西来命名问题则不仅仅要求用简单的日常语言来描述它们了。当人们谈论什么事情是最重要的时候，他们就会谈起几乎对每个人而言都很重要的诉求：远离危险、免受经济贫困、自由追求自身利益、被公平对待。这些群体目标与马斯洛（Abraham Maslow）发现的在人类社会中普遍存在的个体需求一致，它们比那些在特殊环境（这些环境可能会产生不同变化）下产生的利益需求更为基本。它们也不同于各种价值观，后者的重要性会因环境条件的变化而变化。

有些个人需求是具体的，如食物；有些则是无形的，如被爱的需要，在集体需求中也是如此。凯特灵基金会观察的这个社区面临着高层腐败以及严重的街头犯罪问题。当居民们被问及什么是他们最为看重的东西时，几乎每个人都会说他们想居住在能够让他们自豪的地方，没有什么比这更重要了。自豪感是一个很少在计划性文件或目标清单中涉及的无形愿望，而且，以所居城市为傲的需求是一种强烈的政治需求。

这种特性及其对于公共卫生工作者的影响在温德尔·贝里

（Wendell Berry）的一个关于经济学家的故事中有所述及。这个经济学家告诉一个农民租地比买地更划算。这个说法事实上在当时是正确的，但是农民却回答这个经济学家，他的祖先并不是到美国来当租客的。[11]除了利润，拥有土地对于这个农民来讲还有其他价值。

正如前文所提到的，居民描述问题时所使用的概念不同于公共卫生工作者所使用的。公共卫生工作者对于问题的确立，尽管在技术上是精准的，但是经常不包含与居民相关的一些更具主观性的价值观。这种做法造成的不良后果就是居民对于那些公共卫生工作者的工作并不看重，居民不一定觉得公共卫生工作者要解决的问题与自己有什么关联，而且这种关联感的缺乏可能就是他们对于公共事务漠不关心的原因。

如果问题的命名过于专业，那么居民也会认为他们对于这个问题能做的工作可能不多。结果就是，人们不愿参与其中，因为他们不知道该怎样发挥作用。举个例子，当公共卫生部门邀请人们参与解决问题时，这种邀请因为问题的表述方式过于专业而显得空洞。所有领域的专家们都在为无动于衷的百姓担忧，而使用公众普遍接受的术语来命名问题可以较好地促进民众的参与，因为如果由人们自己选择某一名称会促使他们承认自己的问题，而承认问题对于公民参与来说是一种潜在的能量之源。

设计问题以确认所有可能的选项

随着全镇会议的召开，萨格斯维尔的居民们提出了许多担忧，这些担忧反映了他们所看重的东西。人们并非只选择一个问题而放弃其他的问题。经济收入就是该镇第一个确立和命名的问题，它与人们关于安全方面的担忧产生共鸣。接下来人们又确认了其他问题，比如家庭不稳定、毒品泛滥，这些同样也涉及人们的安全观。

一种必然的结果出现了：随着萨格斯维尔的居民确定了他们的问题，他们开始倾向于参与问题的解决。比如他们在思考可以对威胁家庭和社会秩序的酗酒问题做些什么，或可以为那些缺少大人照料的孩子们做些什么。

关注经济的初步计划之一就是引入一家制造公司，在镇上建立一家工厂。没有人反对这个建议，它被搬上了议程。但是，一些会议参与者还是提出了很中肯的客观意见——其他每个镇都在竞争新产业，另有一些专家建议采用一种自我发展的经营策略。由于不觉得这是一个好的点子，那些强烈建议引进一个新产业的少数人脱离了群体而转向从政府经济发展部门处寻求帮助。尽管如此，大部分的参会者还是继续讨论可以为保护本地商业做些什么。有些参会者提到了最近新开的一家餐馆，它似乎有刺激镇中心适度复兴的潜力。遗憾的是，这种潜力并没有被广泛关注。因为失业的人（以及喜欢和他们一起游荡的年轻人）聚集在餐馆门前的大街上喝酒，顾客们也因此而避开这家餐馆。

我们来关注一下在萨格斯维尔会议上发生的情况。此时此刻，小组正在提议可以复兴经济的各种可能的行动方案。的确，几乎每个人都会先假定问题就出在经济方面，但是当另外一些忧虑出现并开始左右行动之时这一情况就发生了转变。没有人准备好深入研究不同提议的优缺点，更不用说它们本就会各有其利弊了。倾听每个人关于萨格斯维尔的展望是一个构建综合民主框架的机会，这个框架的作用是协助做出关于怎样将这些想象变为事实的决定。

媒体和官员们不断地在社区内设计出各种问题。有时候问题只是基于单独一项行动，这种框架结构告诉居民对于这项行动要么接受要么放弃。另外一个普遍应用的框架是提出两个彼此对立的可能的解决方案，并且鼓励在各方案的支持者中展开辩论。这两种框架都不会促进那种能够引导公众参与的深思。有一种框架更有利于公共决策的制定，这种框架囊括了所有主要的选项（通常是三四个）并且能够识别人们所重视的东西之间的冲突，这些冲突是包含在这些选项之中的。正如前文所提及的，认识到这些冲突是处理分歧的关键。

当人们努力思考他们的社区应该做些什么的时候，他们发现自己被拉向了不同的方向。他们想做一些事情以强化那些他们所重视的东西，但同时又不能够抛弃或损害其他一些具有同等重要性的东西。人们在私人或公共生活中会经常面临诸如此类的冲突。即使是在人们普遍看重的东西之间，比如自由和安全中间，也可能会有冲突。在特定的环境下，保障更多的安全会侵犯个人的自由，而且人们在愿意牺牲何种程度的自由以换取他们的安全的问题上也是有差异的。这样的差异在处理恐怖主义威胁的时候就会很明显。

在政治环境已经受累于党派斗争和粗鲁行径的时候，为什么还要强调紧张局势并激发分歧呢？冲突总是会引发强烈的感受，没有人能让这些情绪消失。但是，如果框架构建是从了解人们所重视的东西开始的，人们就可能会意识到虽然他们彼此间意见相左，但是想达到的目的却是一致的。举个例子，安全和自由是每个人都重视的，虽然大家可能在如何达到两者之间的平衡上想法各异。

认识公民之间的冲突也能让人们更能意识到他们自身内部的

冲突。当大家意识到他们都被卷入了某一个特定方向，他们对于自己的观点就不再表现得那么绝对了，而且会对别人的观点甚至是对那些有明显分歧的观点表现得更加开明。这种开明可以让大家从不同的角度看待问题，这样就会形成一种更为全面看待问题的观点，这种观点对有效解决问题是至关重要的。人们通过交换思想、接受折中方案来解决冲突，所以他们经常会在那些可以推动整个社区进步并解决问题的方案上达成一致。[12]完全一致很难，所以能够意识到哪些行动倾向于得到支持或招致反对就已经足够了。

如果构建框架是处理分歧的关键，那么它在现实中是怎样发生的呢？我们可以从一个简单的问题问起：如果你是当事人，你认为应该做些什么？就像在萨格斯维尔的状况一样，人们通常会通过谈论他们的担忧以及他们所支持的行动来进行回答。一般情况下，这些担忧都隐含在其行动建议中。

人们的担忧（通常有很多）会衍生出许多特殊的行动建议。比如，如果萨格斯维尔遭受了一连串的盗窃行为，大部分人就会担心他们的人身安全，这完全是一个基本的动机。有些人会希望看到更多的警察在街上巡视；另外有些人则可能会偏向于邻里互助监督。尽管这些行动有所不同，但它们都围绕着一个基本的问题——安全。从这个意义上说，它们是同一个选项的两个不同部分，这个选项可以被称为通过监督进行保护。同一个选项是由目的相同或者方向一致的多种行为构成的。

认识到所有相关忧虑并且设计出所有的主要解决方案，同时考虑到不同的行为及行为人的框架，才能建立一个公正试验的平台。为了让试验能够达到真正的公平，每个选项都必须要展示其最优的一面。当公共卫生实践者遇到观点上极易产生两极分化的问题时，公平是特别重要的，例如处置危险品或者分配疫苗时就是如此。

公共协商以做出理性决策

在接下来的全镇会议上，参会人数有所增加，人们开始讨论可以做些什么以拯救他们的餐馆。警察局长辩解道：问题在于人群在街头滞留，因此建议更严厉地执法。他认为，严厉执法带来的不利之处没有街头滞留问题那么严重。其他人对此问题则不太确定。严厉执法即使能够达到清理街道的目的，也不免会给社区带来"警察国家"的感觉——这个冲突需要得到解决。还有一些人开始思考那些引发街头滞留问题的根源，例如一位女士就指出街头滞留是普遍性酗酒行为的表现之一。

当人们公开讨论他们的忧虑时，他们会为确定什么是社区福利中最重要的东西而纠结。重要的东西似乎太多，他们希望建立的萨格斯维尔不仅需要保证幼儿安全，还要有好的学校以及良好的经济状况。但是为达成这些目标所要采取的行动是有潜在矛盾的，冲突不可避免。人们已经做好准备衡量不同方案的潜在后果，因为他们必须决定什么对于社区是最有价值的。

我们再一次从萨格斯维尔以外来思考如何将讨论转化为民主实践的问题，也就是公共协商的问题。任何人可以随时发问：如果公民按照某个人的建议行动，并且取得了成效，但它同时带来了负面后果，那么那个提出该建议的人是否还会支持他原先的主张？协商帮助公民从最初的反应中脱离出来，而且迅速将各种看法集结成一个更能产生共鸣的、更具代表性的决策，这个决策是否理智在结果出来之前是尚不可知的。尽管如此，如果选择的行动的目的与那些被认为是对所有人最重要的东西相一致的话，那么理智决策的可能性也会更大一些。或许这就是为什么古希腊人将协商定义为行动前的指导性会谈。[13] 当然，公众的判断最终可能是错的，因为人们的声音也不是一贯正确的。

公共卫生工作者可以从观察协商如何起作用的过程中受益。首先，一个协商性的框架可以使人们面对面地讨论在各有利弊的方案中所涉及的冲突。公共协商将会解决那些方案内部或者方案之间存在的冲突。这种工作，即"选择"工作，并不是突然发生的，它是分阶段的，而且各个阶段对于卫生工作者来说都具有重要意义。[14] 了解人们关心和不关心什么对于鼓励和发动他们是很重要的。

最初，人们可能不太确定是否存在他们应该关注的问题，也许对他们来说没有什么重要的东西处于危险中。接着，他们可能会意识到某个问题，而这个问题关系到了一些他们所重视的东西，但是他们对此也只是简单地抱怨而已，"问题"本身是要谴责的对象之一。在该阶段，人们可能还没意识到冲突的存在或者行动的必要性。这些冲突变得明晰后，人们就开始纠结于各种解决方案的利弊。最后，人们可能会选出解决问题的方案并且确定一系列的行动，这些行动通常是朝一个常规的方向前进的。

我们再来思考一下这些阶段对于公民参与战略意味着什么。当人们尚不确定一个问题是否存在的时候，专家们最好与人们保持同步，即使这些专家在之后可能会按照自己的思路展开行动，但人们此时还没做好思考解决方案的准备。此时需要明确的是：这个问题是什么？当人们认识到某个严重问题背后可能还有更为严重的问题的时候，再一次审视问题的本质似乎比直接提出对这个问题的解决方法更有效。即使当人们已经顺利越过了抱怨阶段，他们可能仍然会对自己的选择以及自己要做的权衡不太确定。如果是这样，他们就会很容易被分化，尤其是当专家或者官员们采取强硬策略的时候。然而一旦人们到了权衡利弊的阶段，他们就会去接收那些与他们的担忧相关的信息。

对于公共卫生工作者来说，各个阶段工作的含义是非常清晰的。举个例子，从专家那里获取信息非常重要，但是这并不能取代人们在决策之前必须要进行的协商。原因在于人们跟专家们形成各自决策的方式存在相当大的差异。首先，这两组人做出决策的类型不同。专家们必须要分析出什么是切实可行的，而民主制度下的公民则对事情应该如何去做留有最终话语权。专家做出决定时只需要通过考察那些经过严格科学分析产生的证据——这些证据可以将事实与假象区分开来；而当公民决定应该如何去做的时候，他们需要处理道德和规范的相关事宜，这些都要求理性的判断（在道德问题上是没有专家的）。人们通过在解决方案与他们认为重要的东西之间进行权衡来做出判断。他们在公共协商的决策中所用到的知识源于各自的经历，而这种社会性知识依赖于人们的判断力。事实对于做出理性决策至关重要，但是仅有事实是不够的。

当人们最终确定了大致方向后，专家并不会给出人们必须执行的一系列命令，但是专家们对于什么是可支持的或不可支持的应该有一个清晰的认识。在某些情况下，专家们认为最好的行动方针就是脱离政治许可的范畴。在这种情况下，公共协商就能让专家知道人们是怎么进行决策的，即便当专家们认为公众有错的时候，也能够清楚他们的思维逻辑。

尽管协商比较困难且需要事前充分的准备，但它并不要求特

137

殊的技能，而是一种自然的行为，因为人们每时每刻都在与家人和朋友协商。人们之所以热衷于协商决策，是因为他们的经历和忧虑与专业技术和数据几乎同等重要。公共协商并不仅仅是对专家们开放的，它也是一种民主实践。

确定并投入资源

在萨格斯维尔，当人们解决了冲突后，就开始执行决策。例如，有些人担心有太多的年轻人缺少大人的监管，而作为回应，一些社区成员提出了他们愿意为此做的事情，前提是其他人也愿意加入其中，这些事情包括组织棒球和垒球联赛、提供课外课程、扩大年轻人教堂服务、组建乐队等等。鉴于酗酒给全镇增添的困难，有些人提议建立一个全匿名的戒酒会。那么地点确定在哪里呢？有人表示愿意为其免费提供一所空房。随着更多的项目开展起来，人们开始号召更多的市民加入，新加入者开始参加会议。人们并不会确定某个单个计划，而会开展一连串彼此间联系并不那么紧密的行动，但这些松散的行动都遵从协商确定的方向。

除非行动能够跟上，否则确立并命名问题、构建框架和公共协商在萨格斯维尔的作用不会很大。决策必须被执行，这需要确定并投入资源。尽管人们拥有能够强化机构并且造福社区的资源，但是他们往往没有意识到这点，也没有去利用这些资源。而通过协商，人们就会加深对问题的理解，如此也就会开始了解这些资源。当人们看待问题更加全面的时候，那些未被了解或者看起来毫无关联的资源就会呈现出新的意义。对于控制这些资源的人们和组织也同样如此。在萨格斯维尔，直到小镇复兴不再被完全看作经济问题之时，教导年轻人打棒球和垒球的人方才受到重视。遗憾的是，公共机构和专家会忽视这样的人力资源，因为这样的资源看起来不像体制内的资源，公民资源往往是无形或是基于个人的经历和技能的。

事实上，如果在构建框架之时可以将人们纳入潜在行动者的行列之中，那么这些资源便可以更早地被发现。公共机构如政府、学校、医院，还有大部分的非营利性组织是十分有力且必要的行动者，但是它们很少能处理社区中最为顽固的难题。这些问题有许多来源，而整个社区的公民必须要有所行动。

许多困难无法得到解决其实在于当地的公共组织并没有充分利用公民的工作。在人们就某个问题协商并决定了应该采取何种行动之后，官方便会接手。而到了执行的时候，人们通常就被挤到一边了。公共组织可能会认可人们的决策，但是却退回到他们熟悉的方式，按照最初计划行事。一些专家认为，一旦人们主动发话，就该是专家们跟进制度资源的时候了，但事实是公共组织的计划通常不把公众的元素考虑进来。

上述计划会忽视公众协作的其中一个原因就是公共机构不确信能否依靠公众。公共机构拥有资金和法律权威，它们也可以依靠强制性合同开展活动。而一个民主的计划不能任意对人们发号施令或者利用资源，而且它很少具有法律权威。为什么人们愿意在没有经济利益诱导或者法律责任的情况下开展诸如在犯罪猖獗的街道巡行的行动呢？抵抗街头犯罪不仅消耗时间，而且很危险。大部分人只会做他们承诺在公众场合要做的事，因为他们的同伴希望他们这样做。这种承诺往往是相互的，是一个群体的承诺：如果你们这样做的话，我们也会这样做。

公共契约听起来可能有些理想化，但是它们确实可以起到作用，[15]人们拥有对自己的社会或者同年龄群体的影响力。一位社区领导解释了萨格斯维尔会议出勤率高的原因："如果你不出席，会有人来告知你关于会议的内容。"在萨格斯维尔人们通常会通过相互间的承诺来执行商议结果，无论是在会议中还是在会议后。

组织互补行动

随着萨格斯维尔的复兴，一些人又回到了关于鼓励发展当地商业是否妥当的争论上来，他们认为以小镇现在的形势根本不能提供足够的就业机会以复兴经济，因此坚持认为萨格斯维尔镇应该吸引外资。于是，很快就有人指出镇中心尤其是公园是如此的不美观，以至于没有一个正常人会认为萨格斯维尔有投资吸引力。尽管有些人认为公园的条件与吸引产业投资之间关系并不大，但都承认萨格斯维尔镇确实需要创建一个镇容美化工程。但是，由三人组成的萨格斯维尔卫生工作队已经在竭尽全力保证垃圾清运了。那么人们能强烈体会到这种清理的感受并能接受这样一种结果吗？他们会自发清理公园吗？在过去，对于类似的呼吁，从反响热烈到回应甚少变化不一。而这次，在社区讨论之后，一群人承诺在下一个礼拜六带上耙子、割草机和垃圾袋在公园集合，清理垃圾。

新近上任的镇长在大多数这样的会议中总是默默地坐着，关注事态的进展。其实，这样的讨论在其前任任职期间就已经开始开展了，而现在这位镇上的新领导者认为自己没有义务参与其中。事实上，他对于居民正在进行的事情有些怀疑，镇议会的成员们认为公共会议只会聚合起另一个压力集团，或者说，公民一旦认识到并指出了需要，就应该站到一边，让当地机构来接管。现实情况是没有人对镇政府有所要求，尽管有些居民对镇长没有声明采取措施帮忙清理垃圾感到奇怪。但是在星期六来临之前，人们惊奇地发现镇长已经委派垃圾回收站的工作人员开着卡车装载着重型设备来到公园清理垃圾了，而那些从家里带来的工具显然没法与它们相比。

就像公众有其独特的方式将决策转化为实践一样，它的行动和组织行动方式也极富特色。政府部门代表公众开展行动，而人们通过自愿参与各种民间项目来开展各自的行动。两者都是有益的，但是两者都不能等同于公民行动。一旦人们决定了共同的方向和目标，公民行动的机会就来了，就像发生在萨格斯维尔的情况一样。

公众可以以各种各样的方式开展行动，当它们是朝同一方向迈进或为相同目标服务时，这些方式就可以彼此强化。在公共协商阶段就可以制定出方向和目标，其结果就是公民的行为可以得到互补。互补行为不仅仅包括公民团体之间的合作，它多种多样而又可以相互加强。此外，这种行动无须官方协调就可以达成一致。这就意味着完成事情的成本要比涉及政府机构的时候成本更低。虽然互补行动需要一定程度的协作（例如每个人都应该在约定时间出现并清理公园），但这不需要管理，也就没有管理开支。

互补行动的回报并不仅止于公民工作的某项具体产物。调查者发现，人们的合作（例如打扫公园）之所以很有价值，不仅是因为它让公园更美丽了，更因为它证明了公民组织起来能够改变环境。合作同时也可以建立信任，当人们合作的时候，他们对于可以从他人身上期望获取的帮助有了一个更为实际的认识。这是一种政治信任，不同于个人信任，两者不应混淆。政治信任可以建立在没有家人或朋友关系的人群中，所需要的一切就是公民要认识到他们需要与别人一起解决社区问题。

重申一下，互补性公民行动可以辅助公共机构的行动，它并不是公共机构行动的替代品。这个事实已经早已在城市改革的研究中得到了确认。例如，克拉伦斯·斯通（Clarence Stone）的报告指出，在形成了居民邻里联盟的贫穷地区开展行动所取得的成绩比任何公共机构可以单独做出的都要大得多。[16]而倘若专家们重视并愿意为这种行为提供空间，鼓励这种类型的行动对他们来讲也并非难事。

社区学习

在接下来的两年里，清理公园的专案小组发展成为一个更为正式的公民协会。新产业并未进驻萨格斯维尔，那家餐馆在照常营业。毒品仍然是个问题，但人们警戒性的加强与公安部门的管制使得毒品交易减少了。游荡的人群也逐渐消散了。酗酒问题仍然存在，但更多的人加入了嗜酒者互诚协会。新的夏季娱乐项目在年轻人中流行起来，少女怀孕的现象以及中学辍学的案例都有所减少。

但是，社区人群中出现了新的问题。例如当地卫生专家们组织了关于另一个严重问题的讨论，那就是小镇惊人的乳腺癌发病率。如何解决该问题？讨论最终促使一年内增加了 20% 的癌症筛检次数，这在很大程度上降低了癌症死亡率。同心协力解决该问题也改善了种族间关系。[17]

在萨格斯维尔临时专案小组发展成为一个正规公民协会的过程中，它经历了常见的妨碍社区问题解决的内部分歧。然而，当一项争议出现或者一个紧急问题需要解决时，人们还是会转向这个协会寻求帮助。它们的一些项目可能会起不到作用。幸好在大部分情况下，团体成员都会调整他们的观点并推出更多的举措。这种动力也许与该协会参与社区项目评估的方式有关。这个协会定期召开会议，无论项目成功与否，公民都能在会议中反映他们所学到的经验。而相对于成功来说，他们所学到的经验显得更加重要，因为后者对于他们未来的行动大有裨益。

同其他五种民主实践一样，社区学习或者公共学习是正常路线（评估）的一种变体，但它是非常特殊的。不同于传统的评估，公共学习能够对组织机构中通常使用的以成果为基础的评估方法起到补充作用。在公共学习中，公民或社区可以自主学习，而且这些学习反映在行为的变化之中。换句话说，学习的单元是社区，学习结果的测量标准是社区变化。

很显然，当社区在处理一个问题的时候，人们就有了很多学习的机会。每个人都想知道这些努力是否有成效。新闻界则想要断言结果是有益的、有害的或无关紧要的。人们开始一对一地进行交流，而外界的评估者做出所谓"客观的"评价。但是公民可能没有从媒体结论、交谈或专家评估中学到太多，原因之一就是受传统评估的潜在影响。如果想要进行公民学习，人们必须将自己看作一个团体。评估也并不能局限于观察一个项目取得了什么成就，它必须要包括分析人们合作得如何。人们必须放下个人的动机和经历而相互学习。

公共学习的机会并不仅仅存在于最终的评估中，在六项民主实践的过程中都可能出现：命名一个问题可以帮助公民认识到他人所重视的东西；为一个问题构建框架可以了解所有的行动方案——以及需要解决的冲突；协商决策可以发现哪些行动是与公众最看重的东西一致或者不一致的；确定资源也就是学会全面理解问题、发现相关资源、挖掘出潜在联系；组织互补性的活动可以了解各行动间的互补性。

在很多情况下，公共学习就是事后重新确立并命名问题、重新构建框架、重新决策的民主实践。它也是反转的协商。它所提出的问题大都与之前一致：我们做的是我们应该做的吗？它与我们现在最为看重的东西一致吗？

一个学习型的社区就像一个完美的学生，阅读了所有被分发下来的资料并且会去图书馆或者上网查询更多。这种学生并不是在简单地复制模型或者运用公式。模仿存在局限性，学习型的社区学习别人的经验，但是居民会结合自己所处的实际环境对其加以应用。

学习型社区同样知道如何成功地"失败"。以成功为目的的民间活动，一旦达成既定目标，就会倾向于停止，即便问题仍未得到彻底的有效解决。而那些没有成功的项目则会令人们感到失望，进而被停止。所以成功和失败会导致同样的结果：在任何一种情况下，人们都会终止活动。但是当社区在学习的时候，居民会奋力前进，他们的视野超出了成败。如同鲁德亚德·吉卜林（Rudyard Kipling）所写，他们以"同样的态度对待成功和失败"。如果他们的工作进展顺利的话，他们会尽力继续改善社区；如果他们失败了，也会从中汲取经验。

六合一的实践

萨格斯维尔联合会议的参与率仍然起伏不定，很大程度取决于需要解决的问题是什么。有些人选择退出是因为协会团体拒绝卷入当地的选举阵营或是对某些特殊事由不加支持。很少有人会去担心这些参与者退出导致的人数变化，因为他们认为与其他民众群体、农村邻里联盟，还有公共机构（如县警长办公室、经济发展办公室及卫生办公室）建立联系更为重要。而建立项目网络看起来比扩大任何一个项目的规模都更重要。

如今，萨格斯维尔还不会被列为任何模范小镇，然而，镇里的居民已经提升了他们掌控自己未来的能力。当被问及民众的主动性能产生什么时，一个萨格斯维尔的居民说道："当人们齐心协力让社区更舒适的时候，它就会变成一个更加舒适的地方。"[18]

民主实践活动的秘诀在于它们不是独立的技巧，它们嵌入彼此内部，就像俄罗斯套娃一样。在人们为处理问题选择行动方案的时候，仍会继续认真思索最能捕捉问题本质的名称，甚至当他们进行到了决策阶段时，也仍会继续修改问题的框架和名称。在协商过程中，人们会讨论他们必须要采取的行动以及需要做出的承诺。他们会回忆起从过去的努力中学到的经验。人们可能在协商过程中做出行动的承诺。这六种实践在民众自我管理的更大政治层面上是必不可少的元素。

实际运用

如果公共卫生从业人员能在民主的层面上而不仅仅是在人口统计的层面上考虑"公共"，这将意味着什么呢？公共卫生从业人员当然比凯特灵基金会的任何一个人都能更好地回答这个问题。凯特灵基金会既不是公共卫生领域的权威，也不能开个处方把专家路径和民主实践结合起来，它是依靠公共卫生工作者来接受这个挑战的，此间发挥联盟作用的机会也得以不断涌现。

那些意识到民主实践重要性的专家们通常想知道应该从何处着手。有些专家是从与人们一起用公共术语命名问题开始的，其他人则从在讨论中鼓励公众协商的开展。然而，比从哪儿着手更为重要的是要能认识到这些实践都只是整体即民主管理方式的一部分。

古特曼（Gutmann）和汤普森（Thompson）在其著作里关于协商民主的内容中对民主实践进行了讨论，他们的其中一个观点是认为协商作为一种实践可以发生在诸如公民组织、学校董事会、租房者协会等任何地方。[19]没有一个所谓正确的、适合开始的地方。但是，如果是以加强民主自治为目标的话，那么以一个民主的方式开始是必不可少的。杰·罗斯（Jay Rosen），一个曾与凯特灵基金会合作过的记者，简洁有力地陈述了自己的观点：人们参与政治的方式必须与他们所倡导的政见相一致。与一个不愿加入其中的公民共同开辟一个新项目可能会适得其反。

在解决问题期间试图中断社区的工作并且让人们重新命名手头上的问题同样也是不现实的。专家们最好在已经发生过的事情中寻找机会并且努力将民主观念加入确立并命名问题、构建框架等程序中。是否有人看到了这个问题的另一面？是否有我们应该考虑的其他方案？几乎每个人都认为我们应该这样做，但是，是否有些负面后果是需要我们考虑到的呢？与其试图把协商决策作为一项技能加以传授，不如单纯地开始进行协商，这样可能会更有效。

凯特灵基金会也曾观察过卫生专家的实验——吸引一些有号召力的公民。专家们不仅仅把公众当作一个固定的或静止的机体——观众、支持者、选民，从某种层面上说公众完全不是静止的，相反，他们是一种动态力量，相比电灯泡而言，公众更像电流。实践是运动的，这就是这种实验如此重要的原因。这些专家正在插上电源接通电流而不是坚持使用某一个电灯泡。

斯卡奇菲尔德（Scutchfield）和他在肯塔基大学公共卫生学院

的同事们在一些开展公共协商的社区进行了这样的实验，他们发现，用以处理问题的当地资源发挥了更大作用，且当地居民对问题的责任感变得更强。与他们合作的公共卫生从业人员似乎也更能适应公众协商，而不是依靠类似调查研究或者针对人群进行研究的常规路径。[20,21]

还有其他运用民主概念的开拓者，其中包括南密西西比大学的劳拉·霍尔·唐尼（Laura Hall Downey），她认为若要保护公众健康，就需要厘清那些没有明确解决方法的问题。她建议公共卫生工作者超越专业知识，在公共舞台上寻找有用的见解。[22,23]阿肯色大学公共卫生学院与一个叫作三郡（Tri-County）的农村卫生网络民间组织开展了合作，该组织接受了唐尼的建议。专家们从一系列的社区会议中所了解的情况促使医学院临床培养方案发生了改变——这些改变最终为政府医疗补助计划节约了大量成本。[24]

另一方面，桑德拉·赫利特（Sandral Hullett）在亚拉巴马州农村尤托（Eutaw）的工作，就是萨格斯维尔例子中关于乳腺癌发病率问题的典型代表。[17]她指出关于如何对待乳腺癌发病率的协商有助于疾病筛查。她的工作证实了库尔特·勒温（Kurt Lewin）早期对于可以通过集体决策的力量改变行为的发现。[25]

这个组织并没有声称这些实验都是通过公众的民主认知来开展的，但是所有这些实验都能折射出这种认知。换句话说，就是所有的实验都把公众当作有做出理智决策潜能的政治行动者，或者把他们当作公共产品的生产者。

我们目前所看到的实验表明今后的实验会有更大希望，在教科书以及一些课程中已涉及诸如自由等民主价值观了。但是民主实践只是迈出了一小步，它在探究公众和社区的作用上还只是一门新的科学。

综上所述，如果公共卫生服务的专业人员和机构开展工作的方式能够与公众开展行动的方式更好地结合起来，那么公众和公共卫生工作者都会受益。当公共卫生服务体系在面对逐渐上升的成本以及公众对主要公共部门信心缺失的压力下举步维艰时，专业人员和公众是可以相互扶持的。但是如何实现这种结合，需要更多愿意尝试的公共卫生工作者，而这种尝试者总是更容易在这个领域的新成员中产生。

注释：

I am greatly indebted to Dr. Laura Hall Downey and my colleagues Dr. Alice Diebel and Melinda Gilmore for editing the manuscript for this chapter.

1. Woodruff P. *First Democracy: The Challenge of an Ancient Idea.* New York: Oxford University Press; 2005.

2. The Kettering Foundation developed its concept of *civic work* by drawing from the concept of *public work* in Boyte HC, Kari NN. *Building America: The Democratic Promise of Public Work.* Philadelphia: Temple University Press; 1996.

3. Schoch-Spana M, et al. Community engagement: Leadership tool for catastrophic health events. *Biosecurity and Bioterrorism: Biodefense Strategy Pract Sci.* 2007;5(1):8, 10–11.

4. Ostrom E. *Governing the Commons: The Evolution of Institutions for Collective Action.* New York: Cambridge University Press; 1990.

5. Milstein B. *Hygeia's Constellation: Navigating Health Futures in a Dynamic and Democratic World.* Atlanta: Centers for Disease Control and Prevention; April 15, 2008:54–57.

6. Project CLEAR: Community Leadership to Effect Air Emission Reductions (Final Report, June 2002). The public health official at the time was Michael Pompili—one of the most innovative public health officials I have encountered in my research.

7. See *Citizen Voices on Pandemic Flu Choices: A Report of the Public Engagement Pilot Project on Pandemic Influenza,* December 2005. The Keystone Center produced a subsequent report on this research: *The Public Engagement Project on Community Control Measures for Pandemic Influenza.* Keystone, CO: Keystone Center; May 2007.

8. McKnight J, Kretzmann J. *Building Communities from the Inside Out: A Path toward Finding and Mobilizing a Community's Assets.* Chicago: ACTA Publications; 1993. McKnight and Kretzmann show that even people in the most impoverished communities can generate their own power. These two scholars have documented what can happen when the collective abilities of people, not just their needs, are recognized.

9. The Suggsville story is drawn from more than fifty communities observed over thirty years. These include Tupelo, Mississippi, as described by Grisham VL. *Tupelo: The Evolution of a Community.* Dayton, OH: Kettering Foundation Press; 1999; and "Smalltown," Alabama, as described by Sumners JA, with Slaton C, Arthur J. *Building Community: The Uniontown Story.* Dayton, OH: Kettering Foundation; 2005. Also see *For Communities to Work.* Dayton, OH: Kettering Foundation; 2002, and the description of Eutaw, Alabama, in Brown KA. Building a healthy community. *Kettering Rev.* 2005;23(1):42–51.

10. The practices presented here are based on insights about how democracy should work. Being normative, these insights are not like the findings of social scientists. However, the practices based on these insights are real—that is, they have all occurred at various times in many different places. The way the practices are described by Kettering reflects the foundation's conceptualization of experience.

11. Berry W. *The Unsettling of America: Culture and Agriculture.* San Francisco: Sierra Club Books; 1986:viii.

12. The practice of framing issues in this fashion has a thirty-year track record of countering polarization. The issue books of the National Issues Forums Institute have been used in thousands of public forums sponsored by a nonpartisan network of civic, educational, religious, and professional groups that promote nonpartisan public deliberation in communities around the country. To learn more, visit http://www.nifi.org.

13. In the "Funeral Oration of Pericles," Pericles describes public deliberation as "*prodidacthenai . . . logo,*" or the talk Athenians use to teach themselves before they act. See Thucydides, 2.40.2.

14. The concept of stages of deliberation comes from Yankelovich D. *Coming to Public Judgment: Making Democracy Work in a Complex World.* Syracuse, NY: Syracuse University Press; 1991.

15. For more information on covenants, see Elazar DJ, Kincaid J. Covenant and polity. *New Conversations.* 1979;4(Fall):4–8.

16. Stone CN. Linking civic capacity and human capital formation. In: Gittell MJ, ed. *Strategies for School Equity: Creating Productive Schools in a Just Society.* New Haven, CT: Yale University Press; 1998:163–176.

17. See Brown KA. Building a healthy community. *Kettering Rev.* 2005;23(1):42–51.

18. A similar comment was actually made by a citizen from the Naugatuck Valley community in Connecticut. See Brecher J. "If all the people are banded together": The Naugatuck Valley Project. In: Brecher J, Costello T, eds. *Building Bridges: The Emerging Grassroots Coalition of Labor and Community.* New York: Monthly Review Press; 1990:93.

19. Gutmann A, Thompson D. *Democracy and Disagreement.* Cambridge, MA: Belknap Press of Harvard University Press; 1996.

20. Scutchfield FD, Ireson C. *Kentucky Commonwealth Common Health Conversations for Health Action: A Review of Successful Communities.* Dayton, OH: Kettering Foundation; 2009.

21. Brown KA. *Community-Driven Health Initiatives in Kentucky Project Memoranda No. 2.* Dayton, OH: Kettering Foundation; July 30, 2006.

22. Scutchfield FD, Hall L, Ireson CL. The public and public health organizations: Issues for community engagement in public health. *Health Policy.* 2006;77:76–85.

23. Scutchfield FD, Ireson CL, Hall L. The voice of the public in public health policy and planning: The role of public judgment. *J Public Health Policy.* 2004;25(4):197–205.

24. For a report on the Arkansas project, see Felix HC, et al. *Linking Residents to Long-Term Care Services: First-Year Findings from the Community Connector Program Evaluation.* Baltimore: Johns Hopkins University Press; 2007.

25. Lewin K. Group decision and social change. In: *Readings in Social Psychology.* New York: Henry Holt; 1952:459–473.

第六章
公共卫生服务及其系统的研究：
构建公共卫生实践科学

格伦·梅斯 (Glen P. Mays) *

保罗·霍尔沃森 (Paul K. Halverson) **

威廉姆·赖利 (William J. Riley) ***

尽管美国在医疗卫生方面的投入居全球之最，但体现在最终的人群健康结果上时，无论是期望寿命、婴儿死亡率，还是慢性可预防疾病的发病率，都比许多其他发达国家的情况糟糕。[1]经费投入以外的多种因素导致了这种差距，其中几个重要的原因有对公共卫生的忽视、投入资源的不足，以及在人群层面开展的促进健康、预防疾病、预防失能的活动不足。[2~4]这些活动包括监测和报告社区卫生状况，调查、控制疾病暴发，进行公众健康风险及防范措施教育，建立和实施有关法律法规，检验和确保水、

---

* 格伦·梅斯 (Glen P. Mays)，博士、公共卫生硕士，肯塔基大学公共卫生学院公共卫生服务及其系统的发起人。

** 保罗·霍尔沃森 (Paul K. Halverson)，公共卫生博士、卫生服务管理硕士，美国大学卫生保健执委会委员，阿肯色州卫生局局长和国家卫生官员，阿肯色州卫生委员会执行长官。

*** 威廉姆·赖利 (William J. Riley)，博士，明尼苏达大学公共卫生学院副教授，副院长。

食品、空气和其他必要健康资源的安全和质量。[5]美国每年用于卫生领域的2.7万亿美元经费绝大部分都花在医疗服务的组织、筹资和提供上，而分配给公共卫生的经费则不足3%。[6,7]同时，国家卫生研究机构将主要精力放在发现新的治疗方法，以及如何将这些方法更好地应用于病人的治疗上，而对发现新的更好的通过公共卫生来预防疾病的方法则漠不关心。

过去十年的一系列发展显示，应加强国家公共卫生系统及其能力建设，防治可预防疾病和减少伤害。因此，无论是自然还是人为的健康危害，都对公共卫生系统提出了更高要求，其中包括新发疾病和卷土重来的传染性疾病如SARS和全国性流感；持续的生物恐怖主义威胁；飓风、地震等随着气候变化可能会更加频繁和剧烈发生的自然灾害；不断演变的食品安全威胁；日益严重的肥胖现象和慢性可预防疾病的蔓延。为此，联邦政府从2001年起陆续投入了超过100亿美元用以支持公共卫生行动，主要帮助社区应对大规模的公共卫生危机。2010年的联邦卫生改革法，即《平价医疗法案》（Affordable Care Act，ACA）授权创设了预防和公共卫生基金，投入了150亿美元用于公共卫生，该投入超过了过去十年对公共卫生投入的总和。[8]但与此同时，全球经济衰退导致各级政府不得不减少对公共卫生项目的投入并压缩了一些项目的规模。

这些变化使得公共卫生系统在经费投入和服务提供效率最大化方面的决策从根本上具有不确定性。同时，公共卫生服务系统由地方、州和联邦公共卫生机构及其他具有平行关系或伙伴关系的私立或公立机构组成，巨大而分散。而各级服务系统的决策往往还具有不确定性。[9,10]因此，非常不幸的是，能证明这个公共卫生服务系统的组织、筹资和实施策略是否有效的证据极其有限。[11,12]公共卫生领导在做出关于经费、人员和公共卫生活动管理的指导方针、方案的决策时几乎没有科学证据支持。与此相似，政策领导人在怎样使用税收、怎样支出、怎样行使管理职权才能最有效地开展公共卫生活动方面的实践证据也极其有限。这种缺少证据的决策和活动使社区之间的公共卫生实践差异很大，也给基层公共卫生实践带来了危害，导致了浪费和不公平。[13]为提供相关信息满足基于证据的公共卫生实践决策需要，近年来公共卫生服务及其系统的研究（Public Health Services and Systems Research，以下简称PHSSR）发展很快。本章将介绍PHSSR的进展及其在当前公共卫生领域中的应用。

公共卫生服务及其系统的研究
与健康科学研究连续体

PHSSR存在于一个更大的创造性地探索促进人类健康水平的健康科学研究连续体中。如图6-1所示，该研究连续体始于基础研究，通过基础研究揭示造成疾病和失能过程的生物医学基础和环境机制。接下来，位于连续体中部的是干预研究，它将基础研究的发现应用于疾病和残疾的预防、检测和治疗等领域并验证其有效性。PHSSR处于连续体的尾部，用干预研究中的发现来设计并验证如何在人群中开展有效的干预机制。健康科学研究连续体探索真实环境中一系列健康问题的解决方案，包括研究怎样最好地为人群提供基于证据的健康干预措施，它主要思考以下几个问题。

● 公共卫生干预活动需要怎样的组织结构、人力资源、技术和信息资源？怎样获得并确保这些资源？

● 公共卫生干预的经费由谁支付？采用什么类型的筹资机制和支付方式？

● 影响公共卫生干预活动的可及性、精确性、范围、质量和费用的因素有哪些？

● 公共卫生干预活动在真实环境中产生的健康效应和经济效应是什么？

● 在不同的亚人群组和实践环境中，公共卫生干预的效果是怎样变化的？为什么会发生这样的变化？

这些研究为卫生专业人员、管理者、政策制定者和全体公众有效、高效和公平地分配卫生资源提供了决策证据。

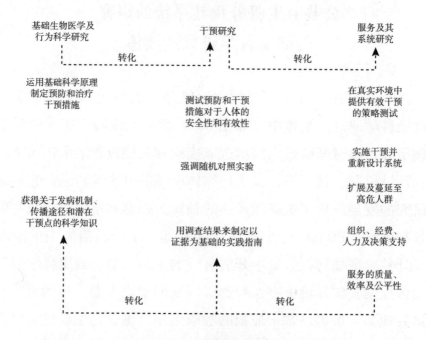

图6-1　健康科学研究连续体

卫生服务研究在研究连续体右侧的一系列科学研究中扮演了重要角色，尽管在历史上，卫生服务研究仅仅局限在医疗服务提供方面，对公共卫生提供的干预问题十分忽视。[12] PHSSR 通过评价公共卫生策略在人群中的实施效果和影响填补了健康科学研究连续体中医学研究和公共卫生研究之间的鸿沟，这些评价研究包括卫生法律法规、卫生信息和教育活动、疾病监测和流行病调查、社区卫生计划和社区动员，以及其他促进人群健康的方案。

在健康科学研究连续体中，PHSSR 可以被定义为"对公共卫生服务在国家、州和地方层面的组织、筹资和分配，以及公共卫生服务对人群健康影响的研究[14]"。本定义中的公共卫生服务包括针对人群健康促进和疾病预防的全部措施，具有医学研究所（Institute of Medicine，IOM）所界定的关于公共卫生的三项基本功能：评估人群健康需求和健康风险、制定和实施政策以保护健康、保障通过有效的干预维持和促进健康产出。[5]

以下几个典型的要素使 PHSSR 领域区别于其他健康和卫生保健研究。第一，PHSSR 应用于实际，解决公共卫生决策者所要面对的真实的公共卫生服务中的问题和不确定因素。[13] PHSSR 并不研究健康和疾病的基本决定因素及机制，而致力于研究如何使特定的公共卫生干预发挥效应。第二，PHSSR 研究公共卫生策略如何在现实的公共卫生环境中而不是在理想或者严格控制的条件下得以实施。PHSSR 的目标是提供在典型实践环境中面向具有代表性的人群实施公共卫生措施的证据。第三，PHSSR 基于实践，力图将公共卫生专业人员已有的知识与经验结合，应用于公共卫生项目设计和执行。这种方法能使研究发现与公共卫生实践环境相适应，并使前者更易于在新的实践中被采纳。第四，PHSSR 不仅仅是评估公共卫生策略的"平均"效果，它还旨在发现哪些公共卫生策略在哪些特定的实践环境中更好，哪些策略使哪些特定人群受益更多。PHSSR 不仅产出关于哪些策略在哪些机构和社区环境中对哪些人群最有效的证据和原因，同时，作为一种新的研究视角，正被越来越多地应用于促进卫生服务质量提高的研究和其他社会项目、政策的研究中。[15~17]

公共卫生及其系统研究的发展历史和里程碑

20 世纪初始，公共卫生服务研究表现出新态势。[18]在 20 世纪第一个十年，美国医学会（American Medical Association，AMA）承担了评价和比较州公共卫生机构以明确其结构和运行机制并提供改进其服务建议的责任。[12]实施比较地方公共卫生组织的研究任务，后来由美国公共卫生协会（American Public Health Association，APHA）和它的管理实践委员会（Committee on Administrative Practices）来承担，这种方式持续到 20 世纪 50 年代。艾默生（Emerson）所做的报告是本阶段研究的顶峰，该报告提出了地方公共卫生部门在六个领域开展工作所需要的组织结构和人力资源。这六个领域包括：传染病控制、妇幼卫生、人口动态登记统计、公共卫生实验室实验、环境卫生、健康教育。[19]这些早期研究在方法和数据方面还有很多有待精进之处，但为政策和实践提供证据的目标使其成为朝向 PHSSR 之路的重要里程碑。

20 世纪 60~80 年代，公共卫生研究进展缓慢，国家政策和研究热点转向了医疗服务的筹资和成本控制领域，如医疗保险、医疗救助、发展社区卫生中心和商业性的健康维护组织等。对公共卫生项目和服务的忽视长达数十年，直到 1988 年国家科学院医学研究所发布了一份关于国家公共卫生系统的评估报告，该报告的结论是：国家公共卫生系统处于混乱之中，需要复兴和重大改组。[5]基于报告发现的问题及其提出的建议，众多公共卫生的研究和实践开始起步。众多贡献中重要的一项是该报告明确地表述了基于前文所述公共卫生三项核心功能的公共卫生实践的模型。后来联邦政府组织的工作小组将这个概念发展为十项公共卫生基本服务框架，并在 90 年代初写入克林顿的卫生改革议程。[20]这两个概念性框架是众多当代公共卫生服务研究的基础。

医学研究所的报告引发了 20 世纪 90 年代评估和促进公共卫生服务研究的热潮。在 90 年代初，美国卫生与人类服务部（Department of Health and Human Services，DHHS）发布了《健康人群 2000》（*Healthy People 2000*）报告，提出了国家卫生目标，其中之一是，截至 2000 年至少要有 90% 的人能够享有公共卫生机构提供的服务，这些机构有效地实现了医学研究所提出的政府的三项公共卫生核心功能：评估、政策制定和保障。[21]专业团体也纷纷响应，如全国县市卫生官员协会（National Association of County and City Health Officials，NACCHO）建立了公共卫生机构指导方针和自我评估工具，将医学研究所关于公共卫生的概念转化并应用于公共卫生实践，发布了全国县市卫生官员协会优化公共卫生协议（Assessment Protocal for Excellence in Public Health，APEX/PH）以及后来的一系列协议，设计指导公共卫生机构开展社区卫生评估。同时，疾病控制与预防中心（Centers for Disease Control and Prevention，CDC）组织了一系列项目来评估公共卫生机构执行医学研究所的报告中关于公共卫生核心功能和相关服务部分的情况。这些项目被认为是在国家层面测量和评价公共卫生实践变化的最早期努力。[18,22~26]全国县市卫生官员协会还定期开展全国地方卫生机构调查，提供全国地方公共卫生机构的组织、运行以及人力资源的数据。[27]

2001 年发生在美国的恐怖主义和生物恐怖主义事件引起了政府及公众对公共卫生系统的重视，公共卫生项目从各种小而独立的项目向大范围的合作项目转变。疾病控制与预防中心和一些其他国家性的公共卫生组织在 2002 年发起了"国家公共卫生绩效标准计划"（National Public Health Performance Standards Program，NPHPSP），为州和地方公共卫生服务系统开发公共卫生绩效标准，同时收集和比较符合这些标准的各种做法。[28] 作为自愿性质的评估项目，"国家公共卫生绩效标准计划"注重公共卫生系统的绩效，即政府和私人公共卫生组织努力为特定社区或州提供公共卫生服务的绩效。自从项目实施以来，已有数百个地区和州的公共卫生系统加入其中，收集到的数据已经用于支持几个重要的绩效研究项目。[29,30]

同时，公共卫生机构资格认证项目也作为促进机制广泛参与了绩效评估及其改进活动。密歇根州、密苏里州和北卡罗来纳州在此期间启动了认证项目。[31] 其他的许多州开展了与认证项目目标相似的正式绩效评估和报告活动。[32] 在罗伯特·伍德·约翰逊基金会（Robert Wood Johnson Foundation）和疾病控制与预防中心的支持下，全国州和地方公共卫生机构自愿认证项目于 2011 年启动，与此同时开展了一项评估研究来监测公共卫生认证项目的效果。[33]

公共卫生服务及其系统的研究的发展道路

和其他科研领域一样，PHSSR 构建证据的过程是随着时间推移而进行的众多研究的累积过程（如图 6 - 2）。描述研究旨在记录公共卫生服务的重要特征，量化公共卫生干预结果的变化范围和性质。例如，一个预防食源性疾病项目的描述研究阶段通常需要在具有代表性的样本社区记录对各个餐饮服务场所开展检查的频率，报告疑似食源性疾病调查的时间、方法和方案等。接下来是形成调查，在这一阶段通常会提出关于实施过程和结果变化机制的假说。在形成调查中，常常用定性研究方法了解关键利益相关者的知识、经验和认知。例如在上述食源性疾病预防研究的案例中，应采用核心小组座谈和关键人物访谈的方式对食品服务监督员、餐饮服务人员、所选样本社区餐饮服务场所的顾客进行调查，了解这些关键利益相关者对于食品安全监督和疫情调查的认知和经验。

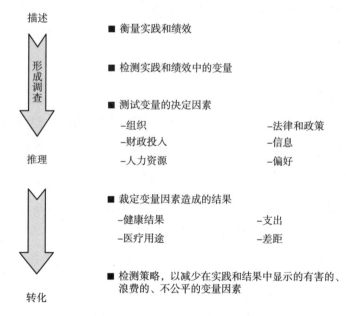

图6-2　公共卫生服务及其系统的研究（PHSSR）的发展进程

发展进程中的第三步是推理研究，检验公共卫生干预导致的结果和引起变化的原因。研究这些影响因素中哪些因素是由公共卫生的实践而发生变化的，有哪些促成或贡献因素，并探索这些因素与效果之间的关系。PHSSR 对阐释具有系统性特征的效果特别感兴趣，包括组织结构、组织间的关系、人力资源特征和能力、筹资水平和筹资机制、信息交流资源、社区需要和偏好，以及正在形成的实践变化模式，等等。例如，研究影响开展餐饮食品服务检查频率和检查质量的因素有时要调查地方卫生部门有多少全职或相当于全职的公共卫生人员、社区中有多少有资质的食物供应商等。重要的是，PHSSR 中的推理研究还力图确定公共卫生干预带来的健康和经济产出，因此它十分依赖实验研究设计和先进的统计学和经济学建模技术，这些方法通常被用于对结果的研究。在预防食源性疾病的项目中，需要这样的研究来验证在那些较少进行食品检测和那些对于以证据为基础的检查方案执行程度较低的社区，更有可能出现食源性疾病暴发和住院率居高不下的状况。

总的来说，推理研究为 PHSSR 开展优先且恰当的公共卫生服务提供了证据，减少了不必要的公共卫生干预措施。通常情况下，符合人群的不同需求、偏好和价值观的公共卫生服务是恰当的。例如，盐湖城公共卫生系统开展的烟草控制活动的次数和强度都低于费城，然而从盐湖城吸烟率低于费城这个角度来讲可以认为这是恰当的。根据社会需求和偏好增多或削减公共卫生干预措施可能使预防工作更高效，因为如此一来可以将有限的资源用于风险最大的人群，同时，可以针对不同社区直接设计和实施公共卫生策略，从而增强社区意识、支持力度和执行程度。不能充分利用的公共卫生资源和服务是不必要的。因为过度的、不必要的、不公平的资源和服务会导致特定的亚人群与整体人群健康保护之间产生差距。[13]

PHSSR 的最后一步是在推理研究获得证据的基础上开展转化研究，发展和验证促进公共卫生服务的策略，减少没有根据的干预。

这些研究越来越多地依赖于现代质量改进技术。质量改进技术来自工业领域和系统工程，包括根源分析、统计过程控制、故障模型构建和快速循环合作学习等。[34,35]转化研究将检验决策支持工具的效力，包括指导实践的原则和协议，检验的对象有疾病控制与预防中心的社区预防服务指南、清单、决策提示操作、绩效测试、报告和评判工具。PHSSR 领域对转化研究有强烈的兴趣，因为通过转化研究可以对公共卫生机构的认证标准和绩效评估的执行情况及其影响进行评价。该研究已经被越来越频繁地应用于公共卫生领域，包括新近开展的各州和地方公共卫生机构的自愿认证项目。

研究现状

近年来，基于实践的活动在促进公共卫生服务方面发挥的宣传和引导作用远远超过了严谨的调查研究。所以当前应用于评估绩效和促进改善的措施的科学研究略显单薄。医学研究所在2003 年发布的 1988 年公共卫生系统报告的后续报告中承认了这个问题。该报告在序中指出："委员会希望提供具体指导以详细说明公共卫生系统需要的人才的类型和水平、基础设施、相关资源和必要的财政投入，从而确保全国所有社区基本公共卫生服务的可及性。然而，相关证据十分有限，尽管为了促进和保护公民健康，对这方面数据的需求已经十分迫切，可是这种类型的研究还没有获得支持或被提上日程。"[36]针对公共卫生服务和服务系统的大量现有研究为描述公共卫生的特征和未来的研究方向提供了重要基础，但是对公共卫生政策制定者如何促进公共卫生实践缺乏具体的指导。当前研究提供了关于公共卫生机构详细的组织结构、公共卫生服务的类型、公共卫生机构的人员和经费等数据，[37~41]这些研究强调了全国各地区间公共卫生系统在组织和运行方面的极大差异。例如2005年数据显示，各地地方公共卫生机构投入的公共卫生费用不等，人均公共卫生费用最少的地区不到1美元，而最多的地区则超过200美元。[42]这种差异使严格意义上的公共卫生实践比较研究变得复杂。不过最近的工作已经证明，为了分析和比较，将公共卫生机构和服务系统进行同质性群体分类是可行的。

与此相似，研究者已经将自我评估工具用于绩效评估，如用"国家公共卫生绩效标准计划"来规范公共卫生机构活动的变化范围，并探索这些变化的机制和经济特征。[29,30,43]尽管这类研究提供了重要的关于公共卫生服务研究的视角，但是由于缺乏客观的、经过验证的测量公共卫生服务有效性、时效性、效率和公平性的质量指标，这类研究的实用性和相关性仍比较有限。

幸运的是，行为研究和预防研究领域的进步增强了公共卫生干预证据收集的有效性，而且这些证据被转化为基于证据的公共卫生实践指南，如美国卫生与人类服务部的社区预防服务指南（*Guide to Community Preventive Services*）。这类指南为开展以过程为基础的质量评价提供了依据，用以检测公共卫生机构在何种程度上提供了与指南一致的服务。研究者已经开始在应急准备和肥胖预防领域探索测量公共卫生实践与指南一致的程度评价方法，[45~47]但这些方法还需要进一步改进。

政策和管理决策者对于公共卫生干预活动对健康和经济的影响十分感兴趣，但是迄今为止，能够排除其他因素、确切区分这些影响的研究相对较少。[48]公共卫生干预研究的产出是人群的健康产出，而人群健康是由多种因素长时间作用决定的，很难将公共卫生活动的贡献分离出来，因此研究需要依赖观察研究设计和聚合研究的方法，而这些方法容易受到样本选择偏倚、混杂、内生性和生态学谬误问题的影响。而且，这类研究的重点往往在于小概率事件的健康产出，如传染病暴发、自然灾害、特定可预防疾病引起的死亡。因此要在小范围内达到良好的统计学效力和精确性，并以此来评估公共卫生行为在这类产出上的影响是一个挑战。

案例研究：理解公共卫生服务系统的组织

在美国，公共卫生服务由公立和私营的机构共同提供，这些机构在资源、使命和运行方面存在很大差异。由于机构或政府部门间的结构十分复杂，政策制定者和管理层普遍错误地认为不可能对公共卫生机构进行明确的描述和有意义的比较。更好地理解公共卫生服务系统的组织结构和运行特征是阐明公共卫生服务发展路径的关键步骤。

为促进这些证据的产出，研究者发展了类型研究，这是一种根据组织结构和功能特征对公共卫生服务系统进行分类和比较的方法。[10]该研究采用了医学研究所关于公共卫生服务系统的定义。该定义下的公共卫生服务系统涵盖了所有为社区和人群提供基本公共卫生服务的政府和非政府组织。类型研究关注服务系统在地方层面的运行，当然也能扩大到州层面的系统。类型研究发表的文献和正在进行的研究对卫生政策和行政决策非常有价值。例如，由肖特尔（Shortell）、巴佐利（Bazzoli）及其同事开创的医院网络和系统的类型研究在过去的 20 年里已经被大量应用于规范、协调、改善以医院为基础的卫生服务中。[49,50]

公共卫生系统类型学有助于进行行政管理决策以及公共卫生

研究。通过类型学可以对社区进行合理公平的两两比较，以便决定公共卫生服务的组织和提供方式。这种比较是构成公共卫生绩效评估活动的基础，并为公共卫生机构绩效标准的发展提供了信息，这种比较已经被应用于州和国家公共卫生机构的认证计划之中。

为发展类型学，研究者采集了对 10 万人口以上社区的地方公共卫生机构进行全国性纵向调查的数据，调查了社区所提供的 20 项基本公共卫生服务的有效性，以及提供这些服务的组织的类型。在每个社区中提供这 20 项基本公共卫生服务的组织的集合被定义为地方公共卫生服务系统。研究者采用聚类分析的方法根据所观察到的三个方面的特征对地方公共卫生服务系统进行了分类。这三个特征分别是：（1）在社区内提供的服务内容；（2）提供这些服务的组织的分布范围；（3）系统内部服务的划分。依据的是地方卫生服务系统所提供的所有服务中由地方公共卫生机构承担的比例。第一次数据是在 1998 年采集的，2006 年为检查服务系统结构随时间变化的情况又进行了第二次数据采集。

研究者根据研究结果共划分了七类公共卫生系统，并将这些系统分为三层：综合层、常规层和有限层。综合层包括三类系统，它们提供了范围广泛的服务。这三类系统提供了医学研究所定义的评估、政策制定和保障三项核心功能中超过了 2/3 的活动。所以，这三类系统的活动被贴上了"综合"的标签。还有两类系统被定义为常规层，因为它们执行了医学研究所定义的三项核心功能中大概一半的活动。这两类系统的服务被贴上了"常规"的标签，因为它们与研究中排在中间部分的社区公共卫生服务项目联系紧密。最后两类系统只执行范围相对狭窄的服务，因此被贴上了"有限"的标签。随着时间的推移，公共卫生系统频繁地从一种结构移动到另外一种结构，整体的趋势是向提供更广泛的服务和确保服务范围更广泛的系统进行移换。每个系统的结构比例和性质总结如下（表6-1）。

表6-1 七类地方公共卫生系统结构总结表

类型和比例	说明
第一层:综合层	
1. 集中的综合服务系统 1998 年:12.5% 2006 年:21.4%	• 活动执行范围广 • 参与活动的组织机构范围广 • 地方公共卫生机构承担了大量的活动
2. 分散的综合服务系统 1998 年:5.1% 2006 年:3.9%	• 活动执行范围广 • 参与活动的组织机构范围广 • 执行活动的组织机构分散
3. 独立的综合服务 1998 年:6.6% 2006 年:11.6%	• 活动执行范围广 • 参与活动的组织机构范围狭窄 • 地方公共卫生机构承担了大量的活动
第二层:常规层	
4. 集中的常规服务系统(短暂系统) 1998 年:3.4% 2006 年:3.0%	• 活动执行范围适中 • 参与活动的组织机构范围适中 • 地方公共卫生机构承担了大量的活动 • 变动很大的系统
5. 分散的常规服务系统(模态系统) 1998 年:46.7% 2006 年:30.9%	• 活动执行范围适中 • 参与活动的组织机构范围适中 • 执行活动的组织机构分散
第三层:有限层	
6. 集中的有限系统 1998 年:12.3% 2006 年:18.0%	• 活动执行范围狭窄 • 参与活动的组织机构范围有限 • 地方公共卫生机构承担了大量的活动
7. 分散的有限系统 1998 年:13.4% 2006 年:11.2%	• 活动执行范围狭窄 • 参与活动的组织机构范围适中 • 执行活动的组织机构分散

资料来源：Data from Mays GP, Scutchfield FD, Bhandari MW, Smith SA. Understanding the organization of public health delivery systems：An empirical typology. Milbank Q. 2010；88（1）：81-111。

在公共卫生服务提供方面，哪种系统的效力最高呢？为得出答案很可能需要考虑制度、政策和社区环境的不同情况。而公共卫生系统分型提供的实证框架系统地回答了这个问题。通过研究社区公共卫生服务从一类系统跳转到另一类系统，使用统计和数量经济学方法来控制长期影响实施过程及结果的普遍的、暂时的趋势和其他容易造成混乱的因素，采用从一个系统参数转换到另一个系统参数的多社群研究，就有可能对公共卫生措施的实施及其导致的变化进行一一对应的调查。这种类型的研究被称为"差异中的差异"（difference-in-difference）分析，如图6-3所示，对象社区的地方公共卫生负责人提供的报告揭示了在1998～2006年，当移换到综合的公共卫生服务系统时结构展现了更大的效力。综合层三类综合的公共卫生服务系统与其他两层结构的系统比较，在减少社区可预防性死亡方面的成果更大。然而出人意料的是，执行效果和健康产出最低的不是两类有限的系统，而是两类常规的公共卫生服务系

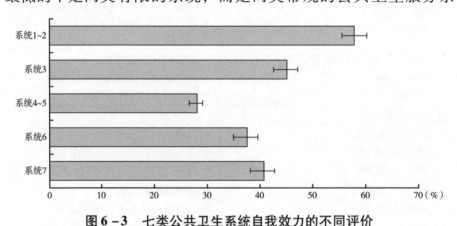

图6-3　七类公共卫生系统自我效力的不同评价

资料来源：Data from Mays GP, Scutchfield FD, Bhandari MW, Smith SA. Understanding the organization of public health delivery systems: An empirical typology. Milbank Q. 2010; 88 (1): 81-111。

统。一个可能的解释是，常规公共卫生服务系统需要提供的公共卫生活动太多致使机构人员和资源不足，因此效力较低。而有限公共卫生服务系统需要将有限的资源集中在小范围的优先活动上，因此效力更高。但现在清楚的是，还需要更多地此类研究来阐明能够促进公共卫生系统绩效的结构和组织机制。这种分析方式促进了类型学的发展，使后者能够更有效地识别在哪种环境下哪种公共卫生服务系统最有效。

研究案例：理解公共卫生支出的变化

医疗服务支出中的地理差异早已成为影响政策的因素之一，因为它在资源利用率和可及性上意味着低效和不公平。最近的 PHSSR 结果显示，甚至需要更多地关注在公共卫生支出中的地理差异。[51~53]决策者正忙于改革医疗保健服务系统以及对其进行资助的问题，公共卫生和预防方面的投入应该被纳入此项讨论，同时关于公共卫生支出的实证研究在这些问题的决策中也应该发挥作用。许多美国人所患的治疗费用高昂的慢性疾病是可以预防和被延迟的。如果社区在预防方面投入更多，在临床服务和病人治疗方面的支出会减少吗？如果社区在临床服务方面投入更多，就意味着在早期保护人群免受疾病方面做得不够吗？这些都是决策者需要回答的棘手问题，正如他们要在如何改善全民卫生服务系统上下决心一样。

为了回答这些问题，研究人员采用了一种纵向队列设计来测量 1993~2005 年全国 3000 个地方公共卫生机构的公共卫生支出模式以及人群健康的变化。全国县市卫生官员协会通过 1989 年、1993 年、1997 年、2005 年和 2008 年的人口普查收集了公共卫生机构在组织结构和财务特征方面的数据。这些数据和同时期阿特拉斯·达特茅斯（Dartmouth Atlas）所收集的卫生保健信息（包括社区特征、联邦和州支出、死因别死亡率、地区医疗费用）相关。多元回归模型被用来评估公共卫生支出的变化如何影响可预防性疾病的死亡率和医疗消费水平，用相关性变量统计控制影响支出和死亡的不可测影响因素。[54]该研究做出了一系列重要结论。

● 社区公共卫生支出存在广泛的地理差异。当社区按照人均公共卫生支出水平分为五组时，排名前20%（第一组）的社区公共卫生活动支出的资源是后20%（第五组）社区的13倍。

● 在过去的20年间，1/3社区的人均公共卫生费用被削减。农村社区和非白人居民比例更高的社区削减支出的可能性更大。

● 在那些公共卫生支出有较大增长的社区里，由主要的可预防性疾病导致死亡的死亡率下降很多。当控制了其他变量因素后，公共卫生支出每增加10%，死亡率就降低1.2%～6.9%，其中影响最大的是婴儿死亡率以及因患心脏病、糖尿病和癌症而死亡的死亡率（如图6-4）。

● 公共卫生支出增长较大的社区人均医疗费用增长较慢，据老年医疗保险支出数据显示，人均公共卫生费用每增加10%，人均医疗费用就会降低5.7%。

以下因素可以解释上述关系。

● 预防：公共卫生资源的有效性和可及性，如在一些社区通过预防服务防止或降低疾病和伤害的产生，可抵消一些医疗需求。

● 护理替代：在医疗保险覆盖率低、私人医疗服务可及性有限的社区，更多人选择运用预防的方法并接受公共卫生机构提供的有限的临床服务。

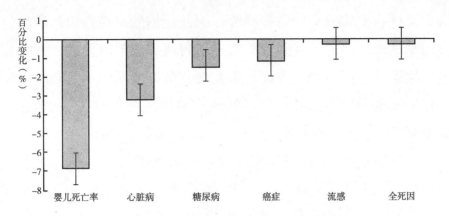

图 6 – 4 地方公共卫生支出增加 10% 对可预防性
死亡率的影响估计（1993 ~ 2005 年）

注：纵线表示在条形图显示的估计数字 95% 置信区间。

资料来源：Data from Mays GP, Smith SA. Evidence links increases in public health spending to declines in preventable deaths. Health Aff. 2011；30（8）：1585 – 1593。

● 排挤效应：医疗服务支出巨大的社区可能在公共卫生活动方面投入的本地资源更少。

这些研究结论显示，增加社区公共卫生投入、减少医疗花费可能是控制医疗费用和降低地理性卫生差异的有效方法。这些研究发现已经被政策分析家和公共卫生官员应用于州和国家层面公共卫生基础设施投资的决策中。例如，州政府运用这些研究成果对怎样应对经济衰退引起的州预算不足进行判断，确保最关键的公共卫生活动经费不会遭到削减。在联邦政府，这些研究成果已经被用于指导设计和发放由《平价医疗法案》授权的预防和公共卫生基金。

通过实践研究加强科学基础

当前，许多 PHSSR 活动可能存在的弱点是公共卫生实践者缺少设计和实施研究的直接经验，因此他们的研究意识和研究的应用水平低。一方面实践者常常不了解研究成果对促进日常公共卫生决策的作用；另一方面，研究者常常未能从学术活动的成果中得出清晰的实践指导或灵活的改进策略。为了解决这个问题，研究者开始采用实践研究网（practice-based research network，PBRN）的概念，目标是让实践者加入 PHSSR 以促进研究成果向新政策和实践策略的转化，从而促进健康产出。实践研究网搭建了公共卫生机构和研究者合力设计和进行基于人群的策略研究来预防疾病和伤害以促进健康产出的平台。实践工作者和研究人员共同发现感兴趣的问题，设计出严谨而有意义的研究方案，高效地开展研究，将研究成果迅速应用到实践中（图 6－5）。此外，实践研究网能提升基于证据的公共卫生决策实践研究的质量和数量。

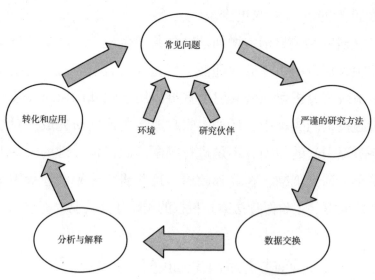

图 6－5　公共卫生实践研究网概念模型

实践研究网已经被成功地应用于卫生服务研究领域，用以研究临床创新和检验基于社区的临床实践质量来改进策略，其中的主要参与者是执业医师，偶尔也会有其他卫生专业人员加入。[55~57]罗伯特·伍德·约翰逊基金会在 2008 年开始实施公共卫生实践研究网项目（Public Health PBRN Program）。和临床实践研究网相似，公共卫生实践研究网特别适用于测试和评估，在各种实践情况中能加速分离出基于证据的实践和政策策略。通过实践研究网开展的公共卫生研究范围十分广泛，包括以下内容。

- 案例比较研究：用于确定在当前的实践环境中不同的公共卫生问题和创新活动。

- 大规模观察研究：通过评价地方或州公共卫生环境中的实践变化，减少不必要、低效率或有害的变化。

- 干预研究和社区试验：用于检验新公共卫生项目的实际效果和成本效益。研究还可以检验正在进行项目的质量改进方案的效力。

- 政策评估和自然实验：用于监测地方或州关键政策和管理的变化，如法律法规、资金流向、人力资源的变化，以及服务整合、区域化或权力下放等组织结构调整。

这些类型的研究要求具有测量现实环境中公共卫生活动和健康产出的能力，具有随着时间推移对这些环境进行有效比较的能力。

公共卫生实践研究网项目当前支持了 12 个地方和州政府的公共卫生机构、社区伙伴和联合学术研究机构。这些网点设在科罗拉多州、康涅狄格州、佛罗里达州、肯塔基州、马萨诸塞州、明尼苏达州、内布拉斯加州、纽约州、北卡罗来纳州，俄亥俄州、华盛顿州和威斯康星州。除这 12 处外，其他公共卫生实践研究网项目作为预备成员和新兴网点也正在发展中。位于肯塔基大学的全国公共卫生实践研究网项目协作中心（National Coordinating Center for the Public Health PBRN Program）为发展和实施研究项目提供了资源和技术支持。该中心还举办了交叉和多网络的研究，以评估和比较公共卫生策略在不同实践环境中的实施效果。

目前正在进行的研究项目涉及广泛的话题和公共卫生服务系统中的问题。从最一般的意义上来说，所有这些研究项目都在阐明社区间公共卫生服务的组织、筹资、服务发生改变的原因或结果。这些项目旨在减少无根据的干预，并促进公共卫生实践的效力、效益和公平。公共卫生实践研究网拟研究解答的问题包括以下几个方面。

- 地方公共卫生机构人力资源的变化及其对公共卫生服务的影响。

- 实施区域化公共卫生服务模式，即整合众多小的公共卫生机构后，所达到的规模效益带来的影响。

- 地方卫生部门传染病疫情报告方式的变化及其对疾病检测和控制工作的影响。

- 综合性的州公共卫生改革法案对地方公共卫生服务组织的影响。

- 应对 H1N1 流感暴发时地方公共卫生开展不同举措的原因和效果。

- 经济衰退导致的资金削减对以证据为基础的公共卫生服务项目的影响。

- 社区公共卫生机构开展预防糖尿病项目质量改进策略的效果。

- 公共卫生机构动员地方社区联盟采取的以证据为基础的肥胖预防策略的效果。

尽管还处于起步阶段，公共卫生实践研究网已经在加强 PHSSR 的精确性和相关性方面展现出远大前景。

下一步的措施和未来的方向

当前，许多联邦、州和基金会支持的其他项目正在提升 PHSSR 的数量和质量。在国家层面，罗伯特·伍德·约翰逊基金会和疾病控制与预防中心已经召集研究人员、公共卫生官员和其他利益相关者思考新的研究途径，并开发了一个基于共识的研究计划，确定研究重点以指导今后的研究。这个拥有广泛共识的计划将补充和加强早期的研究，包括对公共卫生系统、[59]公众卫生人员配置、[60]公共卫生筹资和经济学、[48]公共卫生应急准备，[61]以及农村公共卫生实践的研究。[62]

缺乏经费支持是长期制约 PHSSR 发展的问题，如今正在努力解决中。疾病控制与预防中心公共卫生实践项目办公室自20世纪90年代至21世纪初将此类研究的经费稳定在了适中的水平，但由于没有稳定和持续的经费来源支持，该办公室在2004年疾病控制与预防中心重组时被取消了，持续的联邦资金支持成为问题。从那时起，罗伯特·伍德·约翰逊基金会做出了重大承诺：在 PHSSR 领域设立具有竞争力的资助项目。这些项目现在直接由肯塔基大学的公共卫生服务及其系统研究国家协作中心（National Coordinating Center for Public Health Services and Systems Research）开展。2006年《流行病及灾害应对法案》（Pandemic and All-Hazards Preparedness Act）授权联邦政府通过建立起以大学为基础的与应急准备相关的公共卫生系统研究中心加强了对 PHSSR 领域的投入。[61]最近，2010 年《平价医疗法案》授权了一项新的改善公共卫生服务的研究计划。这些举措与联邦政府的举措相结合，使转化研究在国家卫生研究院（National Institutes of Health，NIH）和其他科学机构的研究中日益受到重视，促进了 PHSSR 的不断进步。

目前正在通过强调公共卫生服务系统中的几个关键元素以建立和加强核心数据资源库，但还需要做更多的工作。虽然现在已经存在纵向数据资源以支持对医院、医生、医疗保险公司和医疗服务系统等其他要素的研究，但还没有类似的数据资源支持公共卫生服务组织和人力资源研究。为解决这个问题，罗伯特·伍德·约翰逊基金会最近资助了一个通过全国地方公共卫生机构、州卫生机构和地方卫生委员会的定期调查收集纵向数据的项目。这些新的数据资源是过去全国县市卫生官员协会数据资源的延伸和拓展。研究人员已经开始"协调"这些调查收集到的数据，从而确保多个层次公共卫生系统的组织、人事、筹资、服务数据具有可比性。基金会的支持对 PHSSR 的数据基础建设作用显著，同样，也十分需要联邦卫生数据部门对此做出贡献。

加强转化扩大影响

PHSSR 具有填补国家在转化、应用生物医学和行为研究以解决人类健康问题上重要空白的潜力。国家卫生研究院及其他联邦一级的研究机构试图发掘科研投入对于实际健康状况的更多价值，因此，转化研究已经成为它们的试金石。然而，目前加强这种转化的措施主要集中在临床医学上，而研究成果多运用于医院医生对病人的治疗，而对社区和公共卫生环境一直强调不足。公共卫生机构正在成为转化研究链条中越来越重要的一环，尤其是在开展疾病预防和健康促进的相关生物医学和行为学研究之时。因此，PHSSR 是揭示如何最好地将新的生物医学和行为学发现应用于常规公共卫生实践的理想领域。

目前围绕卫生改革的政策讨论反映了高效的卫生系统对预防的需求。实现该目标将要求更多更好的关于如何为人群提供有效预防战略的信息，使人群健康的受益最大化。虽然这是相对较新的领域，但 PHSSR 已承诺将贡献此类信息。由于这一领域能产生更多更强的证据，在做决定时，决策者和实践者将越来越重视此类研究以维护和促进人群的健康水平。因此，我们希望公共卫生系统和医疗保健系统能联合起来，产生更大的影响、价值，促进公平并承担起相应的责任。

注释：

1. Davis K. *Health and Wealth:Measuring Health System Performance, Invited Testimony at the Hearing on Rethinking the Gross Domestic Product as a Measurement of National Strength.* Washington, DC: U.S. Senate Committee on Commerce, Science, and Transportation, Subcommittee on Interstate Commerce, Trade, and Tourism; 2008.

2. Lantz PM, Lichtenstein RL, Pollack HA. Health policy approaches to population health: The limits of medicalization. *Health Aff.* 2007;26(5):1253–1257.

3. Lee P, Paxman D. Reinventing public health. *Annu Rev Public Health.* 1997;18:1–35.

4. McGinnis MJ, Williams-Russo P, Knickman JR. The case for more active policy attention to health promotion. *Health Aff.* 2002;21:78–93.

5. Institute of Medicine. *The Future of Public Health.* Washington, DC: National Academies Press; 1988.

6. Brown R, Elixhauser A, Corea J, Luce B, Sheingold S. *National Expenditures for Health Promotion and Disease Prevention Activities in the United States.* Washington, DC: Batelle Medical Technology Assessment and Policy Research Center; 1991.

7. Sensenig AL. Refining estimates of public health spending as measured in the

National Health Expenditures Accounts: The U.S. experience. *J Public Health Manage Pract.* 2007;13(2):103–114.

8. Trust for America's Health. *Ready or Not? Protecting the Public's Health from Diseases, Disasters, and Bioterrorism.* Washington, DC: Trust for America's Health; 2010.

9. Mays GP, Scutchfield FD. Improving public health system performance through multiorganizational partnerships. *Prev Chronic Dis.* 2010;7(6):A116.

10. Mays GP, Scutchfield FD, Bhandari MW, Smith SA. Understanding the organization of public health delivery systems: An empirical typology. *Milbank Q.* 2010;88(1):81–111.

11. Scutchfield FD, Marks JS, Perez DJ, Mays GP. Public health services and systems research. *Am J Prev Med.* 2007;33(2):169–171.

12. Scutchfield FD, Mays GP, Lurie N. Applying health services research to public health practice: An emerging priority. *Health Serv Res.* 2009;44(5 Pt 2):1775–1787.

13. Mays GP, Smith SA, Ingram RC, Racster LJ, Lamberth CD, Lovely ES. Public health delivery systems: Evidence, uncertainty, and emerging research needs. *Am J Prev Med.* 2009;36(3):256–265.

14. Mays GP, Halverson PK, Scutchfield FD. Behind the curve? What we know and need to learn from public health systems research. *J Public Health Manage Pract.* 2003;9(3):179–182.

15. Pawson R, Tilley N. *Realistic Evaluation.* London; Thousand Oaks, CA: Sage; 1997.

16. Clancy CM, Berwick DM. The science of safety improvement: Learning while doing. *Ann Intern Med.* 2011;154(10):699–701.

17. Berwick DM. The science of improvement. *JAMA.* 2008;299(10):1182–1184.

18. Turnock BJ, Handler AS. From measuring to improving public health practice. *Annu Rev Public Health.* 1997;18:261–282.

19. America Public Health Association, Committee on Administrative Practice, Subcommittee on Local Health Units; Emerson H; Luginbulh M; Commonwealth Fund. *Local Health Units for the Nation.* New York: Commonwealth Fund; 1945.

20. Baker EL, Melton RJ, Stange PV, et al. Health reform and the health of the public: Forging community health partnerships. *JAMA.*1994;272(16):1276–1282.

21. U.S. Public Health Service. *Healthy People 2000: National Health Promotion and Disease Prevention Objectives: Full Report, with Commentary.* Washington, DC: U.S. Department of Health and Human Services; 1991.

22. Miller CA, Halverson P, Mays G. Flexibility in measurement of public health performance. *J Public Health Manage Pract.* 1997;3(5):vii–viii.

23. Miller CA, Moore KS, Richards TB, Monk JD. A proposed method for assessing the performance of local public health functions and practices. *Am J Public Health.* 1994;84(11):1743–1749.

24. Turnock BJ, Handler A, Hall W, Potsic S, Nalluri R, Vaughn EH. Local health department effectiveness in addressing the core functions of public health. *Public Health Rep.*1994;109(5):653–658.

25. Turnock BJ, Handler AS, Hall W, Potsic S, Munson J, Vaughn EH. Roles for

state-level local health liaison officials in local public health surveillance and capacity building. *Am J Prev Med.*1995;11(6 Suppl):41–44.

26. Turnock BJ, Handler AS, Miller CA. Core function-related local public health practice effectiveness. *J Public Health Manage Pract.*1998;4(5):26–32.

27. Gerzoff RB, Gordon RL, Richards TB. Recent changes in local health department spending. *J Public Health Policy.* 1996;17(2):170–180.

28. Corso LC, Wiesner PJ, Halverson PK, Brown CK. Using the essential services as a foundation for performance measurement and assessment of local public health systems. *J Public Health Manage Pract.* 2000;6(5):1–18.

29. Mays GP, McHugh MC, Shim K, et al. Institutional and economic determinants of public health system performance. *Am J Public Health.* 2006;96(3):523–531.

30. Scutchfield FD, Knight EA, Kelly AV, Bhandari MW, Vasilescu IP. Local public health agency capacity and its relationship to public health system performance. *J Public Health Manage Pract.* 2004;10(3):204–215.

31. Beitsch LM, Thielen L, Mays G, et al. The multistate learning collaborative: States as laboratories: informing the national public health accreditation dialogue. *J Public Health Manage Pract.* 2006;12(3):217–231.

32. Mays G, Beitsch LM, Corso L, Chang C, Brewer R. States gathering momentum: Promising strategies for accreditation and assessment activities in multistate learning collaborative applicant states. *J Public Health Manage Pract.* 2007;13(4):364–373.

33. Corso LC, Landrum LB, Lenaway D, Brooks R, Halverson PK. Building a bridge to accreditation—the role of the National Public Health Performance Standards Program. *J Public Health Manage Pract.* 2007;13(4):374–377.

34. Riley W, Brewer R. Review and analysis of quality improvement techniques in police departments: Application for public health. *J Public Health Manage Pract.* 2009;15(2):139–149.

35. Riley W, Parsons H, McCoy K, et al. Introducing quality improvement methods into local public health departments: Structured evaluation of a statewide pilot project. *Health Serv Res.* 2009;44(5 Pt 2):1863–1879.

36. Institute of Medicine, Committee on Assuring the Health of the Public in the 21st Century. *The Future of the Public's Health in the 21st Century.* Washington, DC: National Academies Press; 2003.

37. Madamala K, Sellers K, Beitsch LM, Pearsol J, Jarris PE. Structure and functions of state public health agencies in 2007. *Am J Public Health.* 2011;101(7):1179–1186.

38. Beitsch LM, Grigg M, Menachemi N, Brooks RG. Roles of local public health agencies within the state public health system. *J Public Health Manage Pract.* 2006;12(3):232–241.

39. Beitsch LM, Brooks RG, Grigg M, Menachemi N. Structure and functions of state public health agencies. *Am J Public Health.* 2006;96(1):167–172.

40. Tilson H, Gebbie KM. The public health workforce. *Annu Rev Public Health.* 2004;25:341–356.

41. Gebbie K, Merrill J, Tilson HH. The public health workforce. *Health Aff.* 2002;21(6):57–67.

42. National Association of County and City Health Officials. *2005 National Profile of Local Health Departments.* Washington, DC: NACCHO; 2006.

43. Mays GP, Halverson PK, Baker EL, Stevens R, Vann JJ. Availability and perceived effectiveness of public health activities in the nation's most populous communities. *Am J Public Health*. 2004;94(6):1019–1026.

44. Lurie N, Wasserman J, Stoto M, et al. Local variation in public health preparedness: Lessons from California. *Health Aff*. January–June 2004(Suppl Web ExclusivesW4):341–353.

45. Dodson EA, Baker EA, Brownson RC. Use of evidence-based interventions in state health departments: A qualitative assessment of barriers and solutions. *J Public Health Manage Pract*. 2010;16(6):E9–E15.

46. Brownson RC, Ballew P, Dieffenderfer B, et al. Evidence-based interventions to promote physical activity: What contributes to dissemination by state health departments. *Am J Prev Med*. 2007;33(1 Suppl):S66–S73; quiz S74–S68.

47. Slater SJ, Powell LM, Chaloupka FJ. Missed opportunities: Local health departments as providers of obesity prevention programs for adolescents. *Am J Prev Med*. 2007;33(4 Suppl):S246–S250.

48. Carande-Kulis VG, Getzen TE, Thacker SB. Public goods and externalities: A research agenda for public health economics. *J Public Health Manage Pract*. 2007;13(2):227–232.

49. Dubbs NL, Bazzoli GJ, Shortell SM, Kralovec PD. Reexamining organizational configurations: An update, validation, and expansion of the taxonomy of health networks and systems. *Health Serv Res*. 2004;39(1):207–220.

50. Bazzoli GJ, Shortell SM, Dubbs N, Chan C, Kralovec P. A taxonomy of health networks and systems: Bringing order out of chaos. *Health Serv Res*.1999;33(6):1683–1717.

51. Mays GP, Smith SA. Geographic variation in public health spending: Correlates and consequences. *Health Serv Res*. 2009;44(5 Pt 2):1796–1817.

52. Mays GP, Smith SA. Evidence links increases in public health spending to declines in preventable deaths. *Health Aff*. 2011;30(8):1585–1593.

53. Mays GP, McHugh MC, Shim K, et al. Getting what you pay for: Public health spending and the performance of essential public health services. *J Public Health Manage Pract*. 2004;10(5):435–443.

54. Newhouse JP, McClellan M. Econometrics in outcomes research: The use of instrumental variables. *Annu Rev Public Health*. 1998;19:17–34.

55. Kottke TE, Solberg LI, Nelson AF, et al. Optimizing practice through research: A new perspective to solve an old problem. *Ann Fam Med*. 2008;6(5):459–462.

56. Thomas P, Griffiths F, Kai J, O'Dwyer A. Networks for research in primary health care. *BMJ*. 2001;322(7286):588–590.

57. Fraser I, Lanier D, Hellinger F, Eisenberg JM. Putting practice into research. *Health Serv Res*. 2002;37(1):xiii–xxvi.

58. Mays GP. Leading improvement through inquiry: Practice-based research networks in public health. *Leadership in Public Health*. 2011; 9(1):1–3.

59. Lenaway D, Halverson P, Sotnikov S, Tilson H, Corso L, Millington W. Public health systems research: Setting a national agenda. *Am J Public Health*. 2006;96(3):410–413.

60. Cioffi JP, Lichtveld MY, Tilson H. A research agenda for public health workforce development. *J Public Health Manage Pract*. 2004;10(3):186–192.

61. Institute of Medicine. *Research Priorities in Emergency Preparedness and Response for Public Health Systems: Letter Report.* Washington, DC: National Academies Press; 2008.

62. Meit M. Development of a rural public health research agenda. *Public Health Rep.* 2004;119(5):515–517.

第七章
公共卫生机构的国家认证

凯耶·本德（Kaye Bender）*

公共卫生认证委员会（Public Health Accreditation Board, PHAB）于2007年5月正式成立，2011年9月第一届国家公共卫生部门认证计划启动。关于成立该委员会的正式建议是在1850年马萨诸塞州卫生委员会的"沙特克报告"（the Shattuck report）中提出的，该报告描述了健康决定因素的早期框架，提出了卫生委员会要评估公众健康状态、促进健康干预的目标。[1]这是早期的公共卫生标准和行动实施倡议。

1914年，《美国医学会杂志》（*Journal of the American Medical Association*, *JAMA*）发表了数篇文章，呼吁公共卫生机构支持标准化运作，有效率和有计划地提供公共卫生服务。[2]疾病控制与预防中心（Centers for Disease Control and Prevention, CDC）的创始人约瑟夫·芒廷（Joseph Mountin）描述了地方卫生部门有组织开展政府公共卫生活动的重要性。1945年12月，题为《管理委员会25年管理实践回顾》（*A Twenty-five Year Review of the Work of the Committee on*

---

* 凯耶·本德（Kaye Bender），博士，注册护士，美国护理学院会员，公共卫生认证委员会主席、首席执行官（斯卡奇菲尔德博士是该委员会成员），美国公共卫生协会教育委员会主席，公共卫生领导协会前主席。

Administrative Practice）的文章发出了定期检查和报告公共卫生部门绩效的倡仪，主张"应该为所有渴求向社区居民提供充分卫生防护的社区公共卫生机构建立工作规范或服务指南"[3]。

　　但是此后数十年，大多数描述公共卫生部门工作的文献仍然基于概况介绍和观察性研究而没有真正关注绩效测量。[4]1988 年医学研究所（Institute of Medicine，IOM）的报告《公共卫生的未来》（*The Future of Public Health*）描绘了政府在社区公共卫生中的重要性，但对于公共卫生基础设施特征的描述还不清晰。[5]约 15 年后医学研究所题为《21 世纪的公共卫生》（*The Future of the Public's Health in the 21st Century*）报告再次重申了政府在社区公共卫生中的重要性，将地方公共卫生部门形容为每个社区公共卫生的"骨干"。[6]"国家公共卫生绩效标准计划"（National Public Health Performance Standards Program，NPHPSP）同样指出了地方公共卫生部门在系统跟踪公共卫生实践趋势、问责利益相关者和支持者、改进绩效标准、增加公共卫生实践科学基础方面的重要性。2003 年医学研究所的报告还建议开展公共卫生部门认证的全国性交流。

　　2005 年罗伯特·伍德·约翰逊基金会（Robert Wood Johnson Foundation）和国家疾病控制和预防中心共同资助了一项认证可行性的研究。该研究由认证指导委员会执行，指导委员会由来自公共卫生部门、学术界和宣传组织机构的 25 名委员组成。研究主要集中在两个问题上：发展一个全国性的、自愿的公共卫生认证项目是否恰当？该项目是否可行？2006 年指导委员会的报告不仅给予了这两个问题肯定的回答，而且还提出了开展国家公共卫生认证的模式。[7]与此同时，罗伯特·伍德·约翰逊基金会还创设并资助了"多方合作学习"（Multistate Learning Collaborative，MLC）项目，其目的是促进各卫生部门对公共卫生认证的兴趣以及发扬质量改进文化。[8]公共卫生认证委员会（Public Health Accreditation Board, PHAB）就诞生于这项研究并且得到了"多方合作学习"的支持。

对政府而言，认证不是一个新概念，已经开展的认证包括学校教育认证、医院和卫生系统认证、消防机构认证、警察机构认证等，但对公共卫生而言认证却是个新概念。花费了数十年用以识别需求再加上近20年用以开展目标明确的准备工作，公共卫生认证委员会得以成立，这在公共卫生发展史上意义重大。公共卫生认证委员会认证活动的目标是提高州、地方、部落和区域公共卫生部门的服务质量和绩效，从而提高其服务地区人群的健康水平。

认识到标准和认证之间的区别十分重要。标准能够被定义，如可以定性描述对于卫生部门来说以研究为基础的最佳实践和基本功能的要求标准，而认证是一个过程，即用一组标准评估机构的绩效以判定其是否达标。

公共卫生认证委员会的发展

公共卫生认证委员会承担并负责管理全国公共卫生部门的认证，实现了该委员会2006年提出的关于公共卫生认证的建议。2007～2011年，公共卫生认证委员会创设了董事会，将州、地方和部落的公共卫生领导发展为董事会的成员。在若干个州成功开展认证以及国家公共卫生绩效标准项目的基础上，经过第一阶段和第二阶段的测试建立起一系列认证标准和衡量准则。

芝加哥大学全国民意调查中心负责实施第二阶段的测试，测试对象是30个不同规模、结构、服务范围和管理方式的卫生部门，测试结果用于完善评估的标准、方法和过程。公共卫生认证委员会认为其认证计划可以经学术和研究界评审后由社区进行推动。

政府部门对公共卫生负有最基本的法律责任——必须保证州、地方、部落、区域卫生部门符合认证条件。这些部门必须以符合联邦、州、区域、地方、部落法律的方式运行。申请认证时，须符合以下条件。

州和区域卫生部门：根据州或区域法律、法规、规章或正式的行政规定，具有促进、保护公众健康和预防人类疾病的基本法定权威的政府部门有资格申请认证；州或区域卫生联盟组织、合作单位的主要实体有资格申请认证；负责当地或局部地区公共卫生事务的州或区域卫生部门可以申请整体认证或申请系列单独认证。总之，每一个州或区域的公共卫生部门都必须符合当地标准。

地方卫生部门：根据州或区域法律、法规、规章、正式的地方条例或正式的地方合作互助协议，具有促进、保护公众健康和预防人类疾病的基本法定权威、服务于管辖范围在地理上小于州的地方政府卫生部门有资格申请认证。申请实体须为当地的政府卫生部门；设立在地方的州一级的卫生部门；或一个市、县、区的卫生部门。另外，如果一些基本的公共卫生服务已经清楚地被证明是通过共享资源方式提供服务的且符合地方申请资格条件的，提供共享资源的实体也可以共同申请认证。

部落卫生部门：具有促进、保护公众健康和预防人类疾病的基本法定权威的、服务于部落的卫生部门具有申请资格。[9]

认证过程

认证过程由七个基本步骤组成，各个步骤都包含一些具体活动。这些活动与其他的认证过程相似，但同时又根据公共卫生的特点而有所更改。

第一步：预申请 卫生部门准备和列出评估清单，查看网上认证说明，正式向公共卫生认证委员会提出申请。在这一步中卫生部门和公共卫生认证委员会一起做好认证准备。

第二步：申请 卫生部门向认证委员会提交正式认证申请，该申请须包含三份材料：社区健康评估报告、社区健康发展计划、卫生部门战略规划。提交这三份材料是委员会审查的先决条件。在这个阶段，申请机构的代表将参加有针对性的培训，使他们完全理解评审过程。

第三步：材料收集和提交 在这一阶段，卫生部门通过收集文件材料开展自评。所收集的材料应该是支持每项指标的最好证据，这些材料将提交给认证委员会现场评审专家组。

第四步：现场考察 评审专家组现场考察卫生部门并准备评审报告。

第五步：认证决议 公共卫生认证委员会董事会审查现场评审报告并决定是否批准通过认证。如果认证得以通过，其有效期是五年，意味着在这期间该卫生部门的业务不需要做重大改动。

第六步：汇报 通过认证的卫生部门每年须向公共卫生认证委员会报告其在改善地区健康或改进整体服务质量方面取得的进展。

第七步：再认证 已经通过认证的卫生部门五年后申请再认证，并如此循环。[9]

认证标准与衡量准则

认证是为了确保卫生部门提供范围合理的公共卫生服务。认证标准和衡量准则创建的基础是被普遍接受的公共卫生三项核心功能（评估、政策制定、保障）和十项基本服务。认证标准取决于卫生部门的工作范围，包括其工作过程、提供的服务和进行的干预措施。尽管一些公共卫生部门也会提供一些关于精神卫生、控制药物滥用、初级保健、人类与社会（包括家庭暴力）的服务，但这些活动还不是认证目标框架内的核心公共卫生服务。公共卫生服务应该由卫生部门直接提供或者其他组织、实体通过正式的合同、契约、协议提供。若公共卫生的功能是由其他某个实体或多个实体提供或通过合作关系提供的，则卫生部门必须证明这一过程已经开启，项目或干预已经得到实施，并且须描述并证明卫生部门是如何和这些提供者协调合作的。[10]

　　公共卫生认证委员会的认证标准及衡量准则方式包含 12 个领域（如下框），前十个领域与十项基本公共卫生服务相似，另外两个领域是由认证委员会发展的，用以评述与卫生部门行政和

公共卫生认证委员会公共卫生部门认证的 12 个领域

1. 对社区人群的健康状况和健康问题实施评估。
2. 调查健康问题和环境中的公共卫生危害以保护社区。
3. 公共卫生问题和功能的宣传教育。
4. 与社区合作明确和解决健康问题。
5. 发展公共卫生政策和计划。
6. 执行公共卫生法律法规。
7. 促进扩大保健服务可及性的策略。
8. 维持公共卫生人员的工作胜任力。
9. 评估并持续改进公共卫生过程、项目和干预方式。
10. 完善并应用公共卫生证据基础。
11. 保持公共卫生的行政和管理能力。
12. 与政府部门建立强而有效的关系。

管理有关的绩效以及卫生机构与理事单位的关系。每个领域都有专门的标准和衡量准则（如衡量准则5.3.2是针对领域5中的第5.3项认证标准的）。衡量可为能力衡量、过程衡量或结果衡量（衡量准则有多种主要是为了适用不同情况），简要定义如下。

- 能力：已经具备的能力。
- 过程：必须实施的行动。
- 结果：通过行动或干预导致的变化或者变化不足。包括过程结果和健康结果两个亚类型：过程结果即被跟踪下来的过程的结果，健康结果则可能包含健康状况信息。[10]

公共卫生认证委员会的认证标准普遍适用于每个卫生部门。2011年版公共卫生认证委员会的认证标准与衡量准则包含以下领域的内容。[10]

领域1：实施评估 本领域的认证标准包括参加或领导综合的社区健康评估。收集和保持可信、可比和有效的重要公共卫生条件数据和人群健康状况数据，分析这些数据以确定健康问题、环境危害和健康决定因素的走向，根据分析所得结果对公共卫生政策、过程、项目或干预方式提出建议。这一领域的意义是卫生部门必须论证其管辖范围内人群的健康状况，必须使用数据说明所产生的变化。在该领域中将对前文中所提到的三份申请必备材料之一的社区健康评估报告进行审查。

领域2：调查健康问题和公共卫生危害 本领域的标准包括及时组织健康问题及环境中公共卫生危害的调查；遏制和缓解明确的健康问题和风险；确保调查、遏制健康问题和风险的公共卫生实验室的开放以及流行病学专业知识与能力的可及性；保持与这些问题有关的应急和非应急沟通渠道畅通。卫生部门通过这些至关重要的工作承担起明确和管理社区重大公共卫生问题和危害的领导角色。

领域 3：对公众进行宣传教育　这一领域的认证标准包括通过各种方法为各类人群提供预防疾病、促进健康的健康教育、健康促进活动及项目，同时提供关于公共卫生问题和功能的信息。卫生部门必须证明它是如何起到宣传、教育各类人群和利益相关者的作用的。

领域 4：与社区合作　这一领域的认证标准包括联合公共卫生系统和社区，通过合作明确和解决健康问题，同时促进社区理解并支持促进公共卫生的政策和策略。这些认证标准和衡量准则对促进卫生部门与公共卫生系统的各个部门朝着共同的目标开展协调工作具有重要意义。

领域 5：发展公共卫生政策和计划　在本领域中需要评测如下几项内容：卫生部门开展实践和维持公共卫生能力的主要的和专业的资源；发展和实施组织战略计划；实施促进社区健康的综合计划；设计各种危害的应急预案；卫生部门与其社区成员、利益相关者、合作者共同发展适当的、能付诸实践的用以改善所服务社区健康状况的计划。这些计划应该是动态的、可测量的，在发展自身的同时培养其他合作者。在本领域中需要对三份必备材料中的另外两份即社区健康发展计划和卫生部门战略计划进行评估。

领域 6：执行公共卫生法律　本领域的认证标准描述了卫生部门的如下职责：检查现行公共卫生法律执行情况并与政府部门和相关政府官员共同根据需要对法律做出调整；向个体和组织宣传公共卫生法律的含义、目的以及益处；实施和监督公共卫生活动。这些认证标准建立在正在日益完善的促进人群健康的法律和政策知识体系的基础上。

领域7：提高卫生保健服务可及性　本领域的认证包括评估卫生部门管辖范围内的卫生保健能力，同时明确和实施促进卫生保健可及性的策略。本领域还定义了卫生部门与卫生保健系统及其合作伙伴确保恰当和必要的卫生保健服务可及性的认证标准。此项标准不仅涉及了初级卫生保健部门，同时还包括住院患者和卫生保健系统的特别组成部分。

领域8：保持公共卫生人员胜任力　确保在未来有充足的公共卫生人力资源是卫生部门的一项重大责任。本领域的标准包括鼓励公共卫生人员发展，评估公共卫生人员的胜任力，缩小组织之间和个体之间在能力上的差距等。

领域9：评估和改进流程、项目和干预　质量改进是公共卫生领域的新概念。"多方合作学习"项目更具创造性地、深层次地理解了这个概念并在公共卫生中将其付诸应用。该领域内含两项认证标准：一项标准应用于绩效管理系统，旨在完善组织活动和干预；另一项标准聚焦于质量改进在组织中的发展和实施上。第一项标准应测量卫生部门是怎样通过定期自查，确定差距、需要、问题和薄弱环节的，这些将导向第二项标准，即卫生部门质量改进的推进情况。

领域10：有助于和应用以证据为基础的公共卫生　本领域的认证标准描述了卫生部门如何利用现有最佳证据做出明智的实践决定。该标准还提供了促进研究应用、以最佳实践及类似证据来指导卫生部门工作进行检查的基础。设置这一领域的意义在于明确公共卫生是建立在科学知识之上的，可以提供最优干预措施、政策和实践的，最有可能提高社区健康状态的专业。卫生部门的一个重要任务是确保公共卫生的科学基础扎实有力。

领域 11：保持行政和管理能力 本领域的认证标准用以检查卫生部门的基本运行结构单位，包括筹资、预算、信息系统等。公共卫生认证委员会在十项基本公共卫生服务的基础上增加了这一领域，旨在检查卫生部门是否能够提供一个可靠的行政平台以确保其项目实施。

领域 12：公共卫生管理部门参与 本领域的认证标准描述了卫生部门与有管辖权力的政府部门共同实现公共卫生行政功能的方法。无论具有管辖权力的部门是卫生委员会、州长办公室、市长办公室、市议会还是县行政委员会，公共卫生部门的角色是确保这些部门不断地认识和发挥公共卫生职能以促进公众健康。

与衡量准则的名目繁多相一致，卫生部门提交的文件资料也可能是多种多样的。有些文件可能是当地卫生部门自行出具的；有些文件可能是州卫生部门颁布由当地卫生部门执行的；有些文件可能是合作伙伴提供的，这类合作包括区域合作或承包服务。文件汇编的目的是要证明文件真实且确认接受评审的卫生部门正在使用它们。公共卫生认证委员会建议收集以下类型文件以供评审。

- 政策和过程文件：政策条文、程序、协议、标准作业程序图、指南、逻辑模型。

- 活动报告、数据、决议：健康数据总结、调查数据总结、数据分析、审计结果、会议日程、委员会日程和信息、行动评估、后继教育追踪报告、工作计划、财务报告、质量改进报告。

- 工作安排和其他文件：电子邮件、备忘录、信件、分配清单、电话簿、健康通告、传真、案例文档、日志、签到本、职位描述、绩效评估、手册、传单、网页、新闻稿、简讯、海报、合同。

为证明达标而提交给公共卫生认证委员会的文件的签署日期应在提交日期前的五年之内，除非另有说明。其他的时间范围规定如下。

- 每年：提交日期前 14 个月内。
- 当前：提交日期前 24 个月内。
- 每两年一次：提交日期前的每 24 个月内。
- 定期：在卫生部门预先设定日期内。
- 连续：适用于已经存续了一段时间的活动，目前仍在开展并持续到未来。[10]

当代与公共卫生认证有关的问题

公共卫生认证计划于 2011 年得以正式实施，几个表面相关但本质不同的问题已经出现，也许还会对认证成功产生长期影响。下面将讨论其中的一些问题。

社区健康评估与非营利性医院的关系

根据 2010 年《平价医疗法案》（Affordable Care Act，ACA）的规定，国家税务局（Internal Revenue Service，IRS）要求非营利性医院开展社区健康需求评估。在公共卫生认证委员会社区健康评估和促进计划的背景下，该规定创造了一个前所未有的共同关注改善公共卫生的机会。国家税务局的要求为医院系统和卫生部门正式携手合作展开社区健康需求评估和采取实施策略奠定了基础；国家税务局还要求非营利性医院对其服务的最广泛人群进行健康评估。为了开展真正的协作，思维模式需要做出重大调整，如医院系统中不符合消费税的罚款不能再反复出现。[11]至于医疗保健系统与公共卫生部门的伙伴关系能否改善社区健康状况使社区受益，这也值得进一步研究。

对卫生部门申请认证的激励

由于国家公共卫生部门认证是自愿参加的，因此在认证回报和投入的取舍之间有诸多争论。戴维斯（Davis）和他的同事于2009年开展了一项关于哪些动机最能激励州和地方卫生部门自愿参加认证的研究。[12]结果表明那些用于改善基础设施和质量改进的财政支援最有可能激发卫生部门申请认证。州卫生部门也表示，拨款能激发各个卫生部门对于认证的兴趣。作为回应，公共卫生认证委员会董事会制定了一张激励清单，并与其他的国家合作伙伴们继续努力支持发展认证机制。

如果国家认证计划是可信、可靠、合理且符合当前实践的，则卫生部门更愿意申请认证。尽管公共卫生认证委员会已经在这个目标上有了良好的开端，董事会还是坚持定期进行内部检查，以确保认证计划继续具备上述核心属性。公共卫生认证委员会还对尚未纳入计划的进一步密切与卫生部门所服务社区的临床伙伴的关系的方案特别感兴趣。

长期以来，公共卫生认证委员会十分重视国家公共卫生合作伙伴们支持认证的声明。当前的调查显示还需要这些合作伙伴更多的支持，其中雄厚的技术援助是卫生部门认证成功的关键。公共卫生认证委员会与其合作伙伴，如州和地区卫生官员协会（Association of State and Territorial Health Officials，ASTHO）、全国县市卫生官员协会（National Association of Country and City Health Officials,
NACCHO）、全国地方卫生局协会（National Association of Local
Boards of Health，NALBOH）、美国公共卫生协会（American Public
Health Association，APHA）、国家印第安卫生委员会（National
Indian Health Board，NIHB）共同努力，鼓励所有联邦机构提出明确
的认证激励方案，为州、地方和部落的卫生部门提供财政支持，包
括认证准备培训经费、技术支持经费、认证申请经费、克服障碍经
费，以及评审引起的公共卫生机构整体质量改进经费。

与联邦政府减少文案工作避免手续烦冗的政策一致，公共卫生
认证委员会董事会及其合作伙伴们建议将申请联邦拨款步骤改为卫
生部门申请认证，拿到认证证书后卫生部门自动转入需要拨款的名
单中。完成这一改变，卫生部门和资金资助机构将实现"双赢"。

应该同样鼓励其他对公共卫生部门提供经费支持的组织承认认
证过程对于公共卫生部门发展的促进效果，这些组织应该像联邦政
府一样为公共卫生部门申请认证提供激励措施。新的来自联邦政府
和各类组织的经费应该被指定用在认证过程中发现的不足之上。

为推动基于知识和数据的管理和项目决策，公共卫生认证委
员会董事会一直致力于建立一个可以提供准确可靠数据的信息系
统，数据是高绩效卫生部门的特点和属性。这些国家层级的信息
将健全未来的管理决策。高绩效卫生部门将更有效地管理公共资
源，更有效地满足它们的支持者。

公共卫生认证委员会董事会已同意与其合作伙伴们共同努力，
使联邦机构的项目管理者更好地认识到认证的好处。人们已经意识
到，公共卫生认证委员会的认证标准不仅包含特定的元素，而且是
公共卫生项目运行的核心基础。调整与公共卫生认证评审结果有关

的项目期望，可以减少重复的项目审查工作，确保公共卫生项目的扎实根基。在将来，通过认证的卫生部门向联邦政府、私人基金会及其他拨款组织申请经费时，基于其获得认证，将得到额外的资金，尤其是拨款存在竞争时，将优先考虑获得认证的卫生部门。

尽管所有的卫生部门在准备认证时都需要帮助，但不同规模的卫生部门需要的帮助类型有所不同。公共卫生认证委员会董事会已与其合作伙伴和资助者明确了小规模卫生部门的特别需求以鼓励其申请认证。目前董事会正通过公共卫生认证委员会的一个智库来解决大型、复杂卫生部门的相关需求和激励机制问题。[13]

测量组织绩效的挑战

认证计划的标准和衡量准则都基于既往工作，如国家公共卫生绩效标准计划，因此它们是测量卫生部门绩效的有效措施。2003 年毕尤列（Beaulieu）和同事对国家公共卫生绩效标准的内容和有效性进行了研究，结果证实该标准对地方和州公共卫生系统的绩效测量是有效的，心理测验也被应用于研究中。针对公共卫生认证委员会标准的恰当评估需要根据已通过认证的卫生部门的相关数据和测量标准做出相应调整。

认证对基于证据的公共卫生的贡献

在认证项目发展的进程中已经出现了一个有趣的挑战，那就是缺乏认证会使健康产出发生变化的证据。罗伯特·伍德·约翰逊基金会（Robert Wood Johnson Foundation）的梅斯（Mays）正在进行一项基于观测认证对其他产业的影响来分析认证是否能对公共卫生产生作用的研究。[15]为确认认证数据有助于基于证据的公共卫生的发展，认证委员会给公共卫生系统的研究人员和可能的资助者分配了一项认证研究计划。[16]研究计划内容十分丰富且详尽，其中的几个主要问题如下。

- 通过认证的卫生部门有什么特征？
- 公共卫生认证委员会的认证标准是否能捕捉到卫生部门绩效测量中最有意义的信息？
- 通过认证的卫生部门与公共卫生项目，如烟草预防、肥胖的预防与控制、环境卫生管理等有什么关系？
- 认证能带来更好的卫生服务成果吗？

认证项目最重要的一个贡献是可以回答上述问题并为其他研究提供可靠的信息系统数据，从而有助于丰富公共卫生的证据基础。

认证与质量改进的关系

质量改进对公共卫生领域而言是个新概念，尽管它已经被迎入保健系统。2010 年公共卫生认证委员会发展了质量改进在公共卫生中的概念，特别描述了如何在公共卫生中应用该概念："公共卫生中的质量改进是一个经过深思熟虑的、明确的改进过程，其步骤分为计划—实施—检查—行动，聚焦在满足社区需要和促进人群健康的活动上。它指的是一个在有效性、绩效、责任、结果和其他促进平等和社区健康的服务或过程方面达到的可观测的、持续的努力。"[17]国家卫生部已经发布了一份文件，指明了公共卫生质量改进的优先领域。该文件描述了质量改进的目标，以及公共卫生服务质量的第一与第二驱动力。[18]

在公共卫生认证委员会认证第二轮评测中，模拟了 30 个卫生部门的认证和质量改进过程。卫生部门的模拟测试结果显示，因为通过了认证，监督环境卫生的次数可以被减少了，服务对象更满意了，诊所失约率更低了，同时社区参与公共卫生部门的工作增加了。当然，公共卫生在形成持续的质量改进方面还需要做大量的工作。

公共卫生认证委员会的设想是高绩效卫生部门将利用公共卫生最新科研成果和最佳实践在社区健康问题中发挥积极影响。创建一个可靠的信息系统记录公共卫生过程、干预、基础设施需求以降低婴儿死亡率、促进传染病的监测、加强多元文化社区的健康教育、促进健康相关法律和法规的普及。这必将推进公共卫生的发展，提升公共卫生在促进公众健康中的地位和影响力。

注释：

1. Shattuck L. *Report of the Sanitary Commission of Massachusetts*. Boston: Dutton and Wentworth; 1850. http://www.deltaomega.org/shattuck.pdf. Accessed June 15, 2011.

2. Cooperation in public health administration in the small community. *JAMA*. 1914;63(14):1207–1208. http://jama.ama-assn.org/content/LXIII/14/1207.extract. Accessed June 15, 2011.

3. Halverson W. A twenty-five year review of the work of the Committee on Administrative Practice. *Am J Public Health*. 1945;35(12):1253–1259.

4. Turnock BJ, Barnes P. History will be kind [commentary]. *J Public Health Manage Pract*. 2007;13(4):337–341.

5. Institute of Medicine. *The Future of Public Health*. Washington, DC: National Academies Press; 1988.

6. Institute of Medicine. *The Future of the Public's Health in the 21st Century*. Washington, DC: National Academies Press; 2003.

7. *Final Recommendations for a Voluntary National Accreditation Program for State and Local Public Health Departments*. Exploring Accreditation Project Report. Washington, DC; 2006.

8. Beitsch LM, Thielen L, Mays G, et al. *The Multistate Learning Collaborative. States as Laboratories: Informing the National Public Health Accreditation Dialogue*. Robert Wood Johnson Foundation; 2006. http://www.rwjf.org/pr/product.jsp?id=15409. Accessed June 8, 2009.

9. Public Health Accreditation Board. *Version 1.0 Guide to National Public Health Department Accreditation.* Application period 2011–2012. Alexandria, VA; 2011.

10. Public Health Accreditation Board. *Version 1.0 Standards and Measures.* Application period 2011–2012. Alexandria, VA; 2011.

11. Internal Revenue Service. Proposed rules and regulations. http://www.irs.gov/pub/irs-drop/n-10-39.pdf. Accessed July 8, 2011.

12. Davis M, Cannon M, Corso L, Lenaway D, Baker E. Incentives to encourage participation in the national public health accreditation model: A systematic review. *Am J Public Health.* 2009;99(9):1–7.

13. Public Health Accreditation Board. Incentives for public health accreditation. Unpublished policy paper. February 2010. http://www.phaboard.org. Accessed May 21, 2011.

14. Beaulieu F, Scutchfield FD, Kelly AV. Content and criterion validity evaluation of National Public Health Performance Standards measurement instruments. *Public Health Rep.* 2003;118(6):508–517.

15. Mays G. Can accreditation work in public health? Lessons learned from other service industries. Working paper. Robert Wood Johnson Foundation; November 30, 2004. http://www.phaboard.org/assets/documents/Accreditationinpublichealth_GlenMays.pdf. Accessed June 15, 2011.

16. Public Health Accreditation Board. Public health accreditation research agenda. Unpublished policy paper. May 2011. http://www.phaboard.org. Accessed June 25, 2011.

17. Riley WJ, Moran JW, Corso LC, Beitsch LM, Bialek R, Cofsky A. Defining quality improvement in public health. *J Public Health Manage Pract.* 2010;16(1):5–7.

18. Honore P, Wright D, Berwick D, Clancy CM, Lee P, Nowinski J, Koh H. Creating a framework for getting quality into the public health system. *Health Aff.* 2011;30(4):737–745.

第八章
当代科学传播及公共卫生教育中的问题

夏洛特·赛德曼（Charlotte S. Seidman）*

威廉姆·西尔柏（William M. Silberg）**

凯文·帕特里克（Kevin Patrick）***

本章主要阐述了信息传播的悠久历史，瞬息万变的外界环境、信息交流对公共卫生预防医学的改革作用，以及政策制定和实践的重要意义。正如《美国预防医学杂志》（*American Journal of Preventive Medicine*）的编者所言，我们对于医学的研究都只着眼于当下、过于片面，而很少反思过去或展望未来。当前，许多科学领域的著述颇丰，但这些著述的研究成果大都并不直接投入实践或政策制定之中。与此不同的是，公共卫生领域中最优秀的研究往往关注于如何能对关乎整个人群的重要问题迅速产生影

* 夏洛特·赛德曼（Charlotte S. Seidman），执业护士，卫生学硕士、公共卫生硕士，在《美国预防医学杂志》从事编辑工作。
** 威廉姆·西尔柏（William M. Silberg），理学学士，华盛顿特区患者为中心的临床实效研究机构交流中心主任，《美国预防医学杂志》前总编辑，主要负责数字开发与战略协作。
*** 凯文·帕特里克（Kevin Patrick），医学博士、理学硕士，加利福尼亚大学圣地亚哥分校家庭与预防医学教授，《美国预防医学杂志》主编，加州通信及信息技术研究院无线电和人口健康系统中心主任。他还是罗伯特·伍德·约翰逊基金会积极生活研究部的高级顾问、国家健康游戏研究咨询委员会创始会员。

响，达到立竿见影的效果。例如，如何更快地预测大型的传染性疾病？一旦预测成功，如何扑灭或减弱疫情以降低死亡率和感染率？如何处理遗害的幼年患病经历以及如何预防后遗症？什么政策措施能有效地遏制吸烟引发的疾病？少儿肥胖症会带来多少隐患、由谁来承担？所有这些问题，都必须通过科学技术知识的传播交流来解决。然而，一个沟通迅速的传播平台需要出台具体政策和项目方案。此外，传播交流所获得的成果必须公开，因为一个成功的解决方法必须是被公众认可和接受的。这种对公众、专业应有的忠诚之心，决定了我们对待工作的态度。正如我们在本章中所强调的，新的多媒体技术为这个交流平台的构建既提供了机遇，又带来了挑战。

在讨论了科学交流的必要性之后，本章还将指出日新月异的科学交流环境及其对于研究学者、政策制定者和从业者的重要意义。我们还会重点讨论工作中与公众角度相关的话题，包括健康素养、健康计数法、健康理论、健康信息传播方法，以及近来科学交流中兴起的一种大众化趋势（苦于找不出一个更中肯的词），这种趋势是电子网络、手机和社会媒体等工具在生活中的广泛使用导致的结果。

背 景

信息的交流与发布密不可分。信息的发布是人类交流的方式之一，要实现交流就必定要公开发布。纵观历史，交流工具的进步带来了越来越舒适、便捷的交流方式。科学交流正在由传统传媒转型为现代传媒；从一个被专业人士垄断的宗教权威典型，转变为一个公共卫生领域的专家和普通公众能同时参与、传播交流研究成果及其意义的平台。虽然这样的交流可以迅速地为参与者提供相关信息，但由于缺少专业仲裁的验证过程，其准确性可能会有所下降。此外，电子网络传播的低门槛可能导致十分嘈杂的交流环境，这会扰乱专业的传播甚至流失对公共卫生真正有价值的信息。

信息交流的历史简介

"信息交流的历史就是人类寻找比大呼小叫更有效方法的过程。"[1]在过去，许多人类活动都是基于交流的需要的，如从一个村落到另一个村落奔走相告或安排某个喊话者，许多早期的发明也是为突破地域限制而出现的。于是，一种可携带的书写工具就变得至关重要。近距离交流可以通过在石头上刻字，但更远距离的交流就需要方便携带的工具了。烟雾信号非常有效，但它有扩散距离的限制，并且是非文字的，许多时候还无法表达信息的细微差别。

书写工具和莎草纸的出现是大众传媒的重要跃进。信息开始可以被分享甚至储存，即便其仍具有物理方面的局限性。第一个邮政系统是在公元前2400年出现的，第一份报刊出现在公元前59年；纸张据今所知是在公元100年被发明的，而铅笔是又过了1400年后才出现的（见图8-1）[2]。在公元前发明的所有传播工具中，仅有邮政系统和报刊留存了下来。公元后发明的大多数传播工具至今仍在使用，虽然当它们与之后的工具融合后就转变为仅仅是"在市场中存在"的状态。

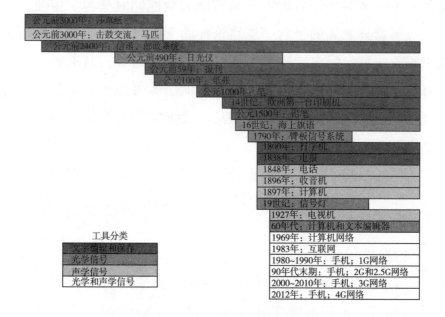

图 8 - 1　传播工具的时代演变

资料来源：By Mhd Alaa Al Khourdaje. Based on Michael A. , Salter B. *Mobile Marketing*：*Achieving Competitive Advantage Through Wireless Technology*. Amsterdam：Elsevier，2006。

　　为了成功地传递信息，人们必须建造公路，而为了更迅速地传递信息，就需要拓宽公路。更好的公路、更矫健的马匹、全程上的驿站对于信息传递至关重要。

　　同时，印刷技术也在发展：包括从莎草纸到纸张、从雕版印刷到活字印刷。此外，传播方式也在变化：臂板信号系统、打字机、电报、电话、收音机、计算机、电视机、计算机网络等相继出现。

　　人类对交流的需求来自其社交本能。"没有人是一座孤岛"可能是个被滥用的谚语，但其包含的真理不容否认。人类的生存和繁荣需要交流。随着人类社会的变迁，更先进的交流方式就显得尤为重要。当世界上的大部分人口不再只局限于中亚和非洲、逐渐流向欧洲时，交流需求就更加强烈了；而当人口向各个大洲扩散时，满足这种交流的需要就变成了一种挑战。

社会形态也影响着交流方式。过去，下层社会的人大多是文盲，但随着每个社会在各自地缘政治发展中的进步，这种状况发生了改变。虽然阅读和交流曾一度是"富人的权利"，但活字印刷和书本装订技术、大众文学营销（以及社会变革）改变了人们的读写能力，也因此改变了交流的技能。

几个世纪以来，交流工具一直在变化，不过最基本的功能没有变（见下框）[3]。人们通过交流来保持联系、增长知识、学习和成长，因为交流是生存的基本需要。随着人类文明愈发成熟，交流的技术也更加先进。从使用烟雾和击鼓当作信号到无线技术，交流技术的进化正是人类文明智慧的最佳证据（见图8－2）。

交流的重要性

- 信息传播：通过传播，我们才能发送和接受信息。各种大众传媒都是重要的信息传递工具。
- 表达情感和想法：你能想象无法用文字、艺术甚至是雕塑、绘画、音乐或舞蹈来表达我们想法和感情的生活吗？交流能够帮助人类表达彼此的想法和感情。
- 教育：在传授知识的过程中，交流是十分重要的。交流能推动教育，因为它能让老师和学生互动。
- 构建关系：交流能促进对话、想法沟通，以及人类对彼此情感的表达。因此，交流能够构建和维持相互关系，无论是商务还是私人交流。
- 娱乐：电影、音乐、电视节目、戏剧，甚至是人口相传的奇闻轶事，都是通过交流愉悦自我的方式。
- 决策：交流有利于决策推进，无论是集体决策还是个人决策。

资料来源：Michael A., Salter B. *Mobile Marketing：Achieving Competitive Advantage Through Wireless Technology*. Amsterdam：Elsevier，2006。

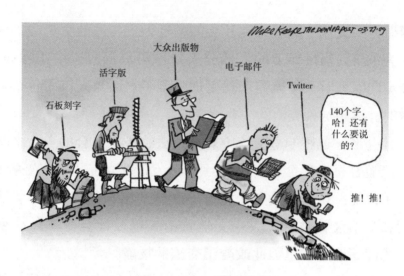

图 8 - 2　交流的演进过程

资料来源：Mike Keefe, *Denver Post* and In-Toon. com. Reprinted by permission。

科技读物的发展简史

1517 年，当马丁·路德（Martin Luther）向大主教展示他那著名的《九十五条论纲》（《关于赎罪的意义及效果的见解》，*Disputatio pro declaratione virtutis indulgentiarum*）时，历史上第一次通过印刷和分发印刷品来实现的论战便开始了。[4]信息的扩散在人类诞生之初就已经存在，但 1440 年印刷机的发明才是印刷技术历史上影响最深的事件。活字印刷和轮转印刷机的发明使大规模印刷成为可能，从而加速了信息的传播。

直到 17 世纪，第一批科技论文才得以出版。这些论文还未集结成册，只是一些个人的思考和评论。[5]最早的正式杂志，一本英国的和一本法国的，出现于 17 世纪 70 年代，它们是内含了学术科技知识的学报。在这之前，科学传播主要通过举办讲座和售卖书籍来进行。作为最早一批杂志的《新英格兰医学期刊》（*New England Journal of Medicine*，*NEJM*）和《柳叶刀》（*Lancet*）分别在 1812 年和 1823 年开始印刷。《新英格兰医学杂志》刚开始是介绍医学总论和外科的季刊，在 1928 年变更为现用的这个名字。《美国医学会杂志》（*JAMA*）则从 1883 年开始发行。

《柳叶刀》开始发行之时，正是英国医疗实践出现根本性腐败现象的时候。托马斯·瓦克利（Thomas Wakley）试图用他的刊物来揭露腐败现象，于是将杂志取名为"柳叶刀"——这是一种用来切开并排出脓疮的医疗器材。多年来，《柳叶刀》已经成为对抗腐败现象和揭露错误的主力军，它不仅影响了医疗实践，而且影响了此后的政策和政治。

随后，电脑和互联网的配套发明对现代出版业产生了最为深远的影响。伴随着在线发行科学文献，"出版"的本质含义也发生了改变，取而代之的是"已发表的"在互联网上共享的文章。出版业已经从打印出的页面中解脱出来，并会继续演进，扮演为承担着使命的科技革命者们提供文献基础的角色。

因此，过去的途径——为了更快地传播信息而不断拓宽道路，已经被现代科技——使用互联网和万维网所取代。现在，人们通过博客、社交网络以及无线传播技术来实现交流。

读者期望

不考虑科学信息的呈送形式，它的最终接收者，也就是读者，是其有效性的最终评判者。读者会继续充当出版物的接收者，同时，他们需要对科学文献的写作工序和形式表现出一定的认可，而读者们的期望也会继续引导科学文献中呈现信息的方式。读者们希望信息能够以一定的规则被呈现，一旦形式变化，他们可能会无所适从。不管怎样，无论对作者还是对读者来说，科学文献的传统撰写方法与结构已经成为一种严格规定的格式。[6]

读者希望看到正确的语法、句法和标点符号用法。此外，无论是线上传输还是线下发表，同行对于出版物内容的评审都相当重要，因为它呈现了清晰而毫不含糊的调查结果。

专业出版方面的数码工具

电子出版是一种新型的信息传播方式，它涉及科幻小说、科技论文在线或以网络为基础的出版，同时也与数字图书馆和数字目录相关。在科学交流中，从写作到出版和传播，电子出版都不需要纸张的参与。材料已经不需要像之前那样为了传播而以纸质形式重组录入。

在过去大约 15 年之中，许多纸质杂志开始将它们已经经过同业互评和编辑的文章以电子形式公布出来进行传播。到 2006 年为止，几乎全部科技杂志都有了电子版本，甚至有一部分出版人已经完全转型为电子出版商。其他的出版商要么把印刷刊物作为副产品，要么挑出特别的几期做成电子版形式，他们的这些做法都是为了提高互联网背景下信息的传播速度和可及性。如此转变之后，许多学术图书馆也开始购买杂志的电子版，并且可以只购买涉及最重要或最流行话题的文章。

电子出版物一个主要的构想就是对这些已经正式发布的文章进行辨别。使用数字对象标示符（DOI），能够鉴定、识别文章内容并实现媒体的自动化管理。一篇科学论文有了数字对象标示符，就表示这篇论文已经发表并且能够在网络上共享，但这种标示符应该是唯一的。国际数字对象标示符基金会负责管理这个系统，该基金会是一家同时向商界和非商界人士开放的机构。[7]

在印刷出版时代，文章完成和在杂志上发表之间总会有几个月间隔，而在电子出版时代，许多杂志都能立即发表某一篇文献，无须等待集齐相关话题的研究以凑成完整的一期刊物。在很多领域，特别是在一些强调更快速度的领域，比如物理，杂志的角色已经在很大程度上已经被数据库取代了，http：//arXiv. org. 网站就是一个例子。然而，几乎所有这样的文章最终还是会在传统杂志上发表，因为传统杂志仍在保持质量控制、档案管理以及建立科学权威方面发挥着重要的作用。

在向电子出版物转型的同时，同业互审、文字编辑、排版以及其他程序也都被转移至线上。科技杂志的电子出版亦无须以降低质量或省去同业互审为代价。另外，电子出版科技杂志通常成本更低、可及性更高，尤其是对于那些在不发达国家工作的科学家和研究人员来说。

如今，信息技术和网络的发展使得两个附加现象出现：在同业互审前出现了数据共享和资源开放。虽然卫生领域的绝大多数杂志仍在继续执行出版商制定的同业互审的标准化流程，但一些杂志开始支持数据对研究人员的开放，在合适的时候甚至不是仅对同行而是直接对公众开放。

数据共享有两大目的。其一，数据共享能提高研究透明度，使读者全方位地了解实验的设计、方法、原始假设、分析计划和数据收集。这一点可以通过读者对数据的可信度和关联度的评价体现出来。其二，数据共享能发挥数据的最大功效。不同的研究人员对数据会有不同的疑问，而且未来的研究者可能对同一组数据提出新的问题，这个现象可以被看作"争论昭示着新的研究"。

在此背景下，很多杂志决定在数据共享中承担角色。比如《英国医学杂志》（*British Medical Journal*，*BMJ*）现在就要求作者们附上一个数据共享许可声明，标示文中可被引用的数据及引用的方式和适用对象。[8] 作者们可能只愿意共享那些不太重要的材料或者整个数据集，如果作者清晰声明了使用权限，这些数据也可能只在被请求时才能看到，或者只有输入密码后才能进行在线阅读，当然，如果作者允许，也可能在 http：//www.bmj.com 网站找到所有相关数据的链接。越来越多的研究机构也开始推荐数据共享，如国家卫生研究院（National Institutes of Health，NIH），这或许是为了提高它们对于研究的投入产出比。预期在一段时间后，国家卫生研究院会经常推出一些数据共享计划和公共资源库，供研究者获取数据。

同业互审前的文献公开有很多积极意义，这样一来，包括数据解释分析在内的研究结果都能在标准化编辑和同业互审前公开，这样就能避免研究结果被限制传播。在传统习惯上，科学界会独立地证明新发现、探寻真理，长久以来，杂志发挥着两种作用：评价和编辑。他们通过同业互审，将不符合标准的研究挑出。这个过程可能是单盲的，也可能是双盲的，评价者和作者互相都不知道对方是谁或某一方不知情，采用匿名评审原则就是为了增强评价过程的真实性并抑制可能发生的派别间的纠葛。在这种编辑制度下，杂志尝试着保持评价的透明性和公正性。但是，评价制度和编辑制度的作用几乎都被公众忽视了，只有当某一家杂志社发表了欺骗性研究时它们才会引起公众注意。[9]虽然很多人认为这两个制度在科学进程中的地位至关重要，但是也有人认为它们墨守成规、阻碍知识进步、贬低科学界的真正有价值的突破，因为评价者和编辑无法仅仅通过一篇文献来获得全部的信息。

我们可以预见，在未来电子印刷会与纸质印刷和谐共存。电子化对于浏览和搜索来说确实有非常重要的意义，但仍无法完全适应广阔的阅读需求。虽然人们一直在寻找支持电子读写取代纸张的方法，但是含有某些特定信息的纸质印刷品仍有很高的使用量。只有同时结合了纸上阅读和电脑操作元素的模式才能更有效传递信息。新媒体面临的现实是，这个领域在高速发展并朝着很多方向前进，感兴趣的读者会带着开放而挑剔的心态去注视这些发展。

健康传播

健康传播有多种定义。《健康人群2010》（*Healthy People 2010*）报告对此的解释是：在重大健康问题上教育、影响、激励公众及机构组织的艺术和技巧。健康传播的内容范围很广泛，包括疾病预防、健康促进、保险政策、社区内的生活品质和个人健康水平提升等。[10]克莱恩（Cline）将健康传播定义为"理解并引导传播与健康相关的观念、行为及产出之间的相互依赖性的一个领域，其中汇集了理论、研究、实践"。[11]施亚佛（Schiavo）认为健康传播是"利用面向不同人群的多层面、多学科结合方式，共享健康相关信息，旨在影响、吸引、支持个体、社区、公共卫生专家、特殊团体、政策制定者及公众，来支持、引入、采用或坚持能够最终提升健康水平的行为、实践或政策"。[12]

背景

健康传播是指利用主题传播和教育手段、告知并影响个人及公众做出影响健康的决策的过程。作为一个发展健全的领域，健康传播已经拥有了相当数量的专业文献支持。它被认为是提升整体健康水平和降低急性或慢性疾病的发病率、死亡率的手段。[13~17]此外，健康传播也是健康政策领域内越来越重要的因素，因为从政策到实践，从实践到可评估的、有积极意义的健康产出是一个相当复杂的过程。

处于快速发展时期的信息技术及大众传媒在极大改变我们生活方式的同时，也影响了健康传播。健康传播及宣传越来越频繁地在公共场所出现，这既属专业又迎合了消费者需求，此外，越来越多的人也开始通过网络及其他电子渠道来实现与专业学者的实时交流。

传统健康传播模式引人注目的改变使公共卫生领域的专家们有了更多的机会，能够更有效地制作更加个性化的健康提升方案以传播疾病预防知识，尤其是在那些由于文化、经济以及其他原因而相对闭塞的地方。但这也同时向健康领域的专家们提出了非常严峻的挑战，因为嘈杂的社会环境噪音有时会抵消了那些为改变个人健康行为、提升人群健康水平而做出的精准而又目的明确的努力。正如纽豪瑟（Nouhauser）及一些学者提到的，"虽然有大量的流行病学证据证明改变个人保健行为可以很明显地提升人口健康水平，虽然人们清楚健康信息传播的益处，但是复杂的生活环境导致这种传播难以真正实现"。

传播理论、研究及互动

传播理论从一个广泛的社会学和行为科学学科中衍生出来，是健康传播研究和健康传播互动的对接口。传播研究被用来发展和测试理论、信息过程以及人类行为。这些理论都试图解释信息接受者处理健康信息的方式及其原因、传播本身及健康信息对人类行为的影响，以及社会因素和生理环境对信息和行为的协调作用。这些理论有很强的预知和规范作用（如社会认知理论、理性行为理论、变化阶段理论、风险感知理论及结构理论），[12,15,17]是规划公共健康传播互动的重要参考资料。

鉴于健康传播研究的理论基础和研究基础，国家癌症研究所（National Cancer Institute，NCI）和疾病控制与预防中心（Centers for Disease Control and Prevention，CDC）将其定义为"以传递信息并影响个体及社区的健康促进决策为目的的关于传播理论和传播技巧的研究"。[13]传播技巧的有效应用与其基本原则息息相关，是包括识别关键信息和接受者、构建工具及渠道的整体框架、联结参与对象、监管任务进程，以及进行动态管理的系统过程。这一技巧具有重要的意义，它包含了明确的目标和受众群体、清晰一致且恰当的信息传送内容、任务完成的衡量标准等。国家癌症研究所和疾病控制与预防中心也强调了这个综合、多元技巧的重要性，指出"成功的信息传播包含的不仅仅是信息及实物的生产过程，还有科学家们使用研究策略来为其产品塑形、确定信息传递渠道并将产品推向正确受众群体的过程"[10,18]。

正如美国癌症研究所所指出的，有效的健康传播积极利用策略与方法的结合进行活动，包括公众教育（与公众分享处理后的健康信息）、社会营销（设计健康信息与项目来改变目标群体的医疗保健行为，并使其参与进来），以及媒体倡导（利用大众传媒有策略地重构问题、引导社会讨论或者开展为公共政策、环境优化献计献策的活动）。媒体将成为这个环节内作用非凡的一环。正如霍尔尼克（Hornik）所说，"在改变人类行为的效果上，媒体与正式教育的覆盖度与准确性不相上下"[19]。

许多研究学者也指出，在推进人类健康、公共卫生及教育方面，传播具有独特而关键的作用。比如麦巴什（Maibach）在一篇为在线的公共卫生百科全书（*Encyclopedia of Public Health*）写就的短文中，提出了一个极具说服力的看法。他认为通过健康传播，健康研究能够实现一系列转变，即从单纯的学术研究最终转变为提升公民健康水平的介入者（见下框）。[20]

备受关注的问题出现了：大幅报道罕见病症是否会让公众过多地担忧这些罕见疾病，却忽略了更为普遍的健康风险？人们是否会在接受健康信息的过程中发生偏移以致做出"不理性"的决定？新闻媒体会不会"制造"一些公共卫生问题从而模糊了

有效传播公共卫生信息应遵守的原则

公共卫生信息在本质上是实用主义的。它包含许多不同专业学术领域的理论、组织框架和实施方案。公共卫生信息传播包括四个最重要的方面，即大众传媒、社会营销、风险传播、媒体宣传。虽然这些版块不尽相同，特别是它们的组织结构，但它们都本着如下几项同样的高效传播原则。

了解受众。制订传播计划时的首要步骤是最深度地了解目标群体，通过社会调查分析过去的传播结果，结合传播理论来判断行为变化。

锁定正确目标。针对不同的目标(如知情决策、干预说服、政策改革倡导)采取不同的干预措施和手段。对某一目标的清晰陈述会关注并增强传播程序设计中所有其他要素的作用。

确定最核心的信息。由于许多原因，公共健康传播运动常常在可传播的信息量上受限，因此，关键步骤就是确定哪些信息能最有效地达成既定目标。最理想的情形就是(虽然极其少见)仅凭一个动机，就足以调动受众群体加入实现运动目标的活动中。

多次、多渠道地传达简洁、清晰的信息。确定了能够最有效地达成既定目标的信息之后，传播计划制订者必须决定如何更简洁、更清晰、更频繁，并调用各种资源来传达信息。信息的重复是整个活动中至关重要的一部分。接受者们倾向于在一段时间内递增地处理信息，当简洁清晰的信息在重复了一定次数、调用了多种可信资源之后，它们就会更容易被了解和被接受。

资料来源：Maibach EW. Communication for health. *Encyclopedia of Public Health.* http：//www. enotes. com/public – health – encyclopedia；Committee on Communication for Behavior Change in the 21st Century, Institute of Medicine of the National Academies. *Speaking of Health*：*Assessing Health Communications Strategies for Diverse Populations.* Washington, DC：National Academies Press；2002。

问题的本质最终影响其解决?[16,21~24]这些问题正是在将健康交流发展为提升公民健康水平的介入者这一过程中必须要解决的。例如，国家卫生研究院（卫生专家协会、志愿者卫生机构及医药公司的合作伙伴）指导了一项传播运动，从而使因中风而死亡的案例减少了至少60%；当这项运动在全世界范围内得以推广后，即在20世纪90年代，实现了婴儿猝死综合征死亡率的骤降（50% ~80%）。

公共卫生专家正面临着发起这样一场运动的诸多挑战。在充斥着商业的、宣传的、政治的或其他存有私心的健康话题的海洋之中，准确的健康信息常被淹没。日益活跃的民众和贪得无厌的新闻业进一步滋生了混乱。此外还有一个挑战，即健康素养应该以社会人口为研究对象并考虑教育因素。

健康素养

健康素养是指获取、加工、理解基础健康信息和服务以做出合理健康决策的能力。[6]有大约90%的美国成年人都在使用来自医疗卫生机构或媒体的健康信息时遇到困难。有限的健康素养与高投入、低产出的医疗服务有关，影响了人们利用健康信息、采取健康生活方式、对重要公共卫生问题产生警觉性的能力。如果健康信息以超出大多数民众理解范围的内容呈现出来，那么它就是毫无价值的，因此撰写者必须考虑信息接收者的理解能力，从而相应地做出调整。

无法向公众提供可接受并可理解的信息是目前健康传播的最突出障碍，如果解决了这个问题，许多社区就能够提高人群健康水平和疾病防御能力。

努特比姆（Nutbeam）是众多认为提升健康素养是一项公共卫生目标的专家之一，他认为健康素养的强化和培养需要"更加个性化的传播方式、超出社区范围的教育、丰富的健康教育政治性意义，并将重心放在提升人们克服健康结构性障碍的能力上"[25,26]。

虽然公共卫生领域的起源要追溯到几个世纪前克滕·马特（Cotton Mat）在殖民地时期的美国进行抗天花疫苗接种之时，但若不是满千年（就亚里士多德的说服原则而言），它应当很可以被称为是当代社会状况发展的产物。两个半世纪以来的民主化、社会化、技术化趋势更加清晰地表明了人们对高质量、高效率的健康信息传播的诉求。

不仅如此，无论是现在还是未来，公共卫生信息传播都很有可能被整合并纳入公共卫生体系，尤其是健康教育及健康促进这个分支。其他领域，如流行病学、卫生政策、职业卫生、环境卫生、国际卫生、卫生服务研究等在提升公共卫生水平的过程中，也越来越重视传播过程的基础性作用及传播效率的提升潜力。

高科技时代的新工具及新途径

虽然有效健康传播基本原则的实质性内容基本保持不变，但信息传播的途径及受众契合度却发生了翻天覆地的变化。在过去的 15 年中，专家和民众探寻、获取、利用卫生信息的方式都有了前所未有的转变，创新科技实践了学术研究成果，医学得以推广，政策得以制定，广大民众得以与卫生保健人员接触。

长期以来，印刷制品及广播这类传统的媒介在将卫生信息传递给公众的过程中发挥了关键作用，这也是许多传统公共卫生传播和健康教育创始者关注的重点。现在，这些媒介仍然十分重要，但是互联网为卫生专家们提供了能够以更好的成本效率比、将编辑过的卫生信息传递给广大公众的渠道。此外，数字传播的发展，特别是如 Facebook、Twitter、博客这类社交媒体平台的日益成熟，也给传播交流提供了更多的机会。[27~29]

虽然健康信息及其相关知识在线上环境中存在了几十年，但直到 20 世纪 90 年代中期万维网的发展才为当今数字卫生信息传播提供了更多的可能。所有卫生和医学出版人、机构、代理商和组织都是强有力的组成部分。另外，数字技术也为突然崛起的信息提供者［如网景（Medscape）、易推动（Up To Date）］提供了进一步发展的可能。目前，数字技术已经成为主流的且有着高度影响力的角色。同时，大量的在线健康消费资源也迅速涌现，包括商业系统［如网络医生（Web MD）］、非营利性组织［如梅奥医学中心（Mayo Clinic）］、政府机构［联机医学文献分析和检索系统（Medline Plus）、健康资讯查询网（Health finder）］以及病人自发构建的系统［如癌症在线资源共享协会（Association of Cancer Online Resources）、病人资源共享网（Patients Like Me）］。

这些新的交流技术以极快的速度被广泛应用。以皮尤互联网项目（Pew Internet）和美国生活项目（American Life Project）为例，2011年5月的相关报道指出有将近60%的美国成年人在2010年使用了互联网查询健康方面的信息，如一些特殊疾病的治疗方法。此外，有11%的成年人使用了社交网络与朋友讨论医疗保险问题，有7%的人用其查询健康信息。

由此可见，新技术不仅用以提高优秀专家们之间的信息交流程度，同时还丰富了民众与民众、民众与专家之间看似"混乱"的交流局面。广大民众得以跨越与卫生专家之间的界限，有机会实时参与公共卫生信息的接收、处理，以及对传播效果的评价，这样前所未有的参与和监管程度也使得卫生信息的优化成为可能，也使其传播效率更高。正如诺伊豪泽尔（Neuhauser）和克瑞普斯（Kreps）所说，凭借大众定制、互动性、便利性这些特征，数字健康传播拥有极大的促进期望行为改进的潜能。

但是，现代社会中充满了多样的交流方式和各种变数，未来电子健康信息交流的技术是否仍然能保持高效，我们还无从得知。

社会媒体以及日益密切的联系

健康交流的背景随着社会媒体渠道的崛起而发生了巨大的变化，社会媒体并不仅仅以传统的单向方式来传播信息，更鼓励了不同利益集团相互间的交流。这些传播渠道包括知名的社交网站如Facebook、Twitter，以及被专家和大众广泛使用的、以表达他们对问题的看法并支持评论的博客网站，同时还有用于增进合作、学术研究、问题解决的技术工具，如维基百科和其他"开放的创新"平台。

倡导这些新兴技术和媒体、改良传统媒体、帮助个人和家庭接受更健康的生活方式、获得提升健康水平和疾病管理的信息、更多地与医疗保健专家进行互动，诸如此类的实践在不断开展。事实上，许多专家开始利用这些新渠道进行试验，将其视为健康交流和健康教育的内在要素。这类活动常被称为"健康2.0"或"医疗2.0"运动——这是对"网络2.0"的呼应。科技媒体先锋人物，蒂姆·奥莱理（Tim O'Relly）在2004年提出了"网络2.0"的概念，并将其作为网络新时代的特征。所谓"网络2.0"，就是以信息分享合作、社区建设、开放数据、用户定制化及适应化为中心的网络信息内容和应用程序。

比"网络2.0"时代更为人所知的架构是"云共享"，这是指任一领域的学者不再只是某一领域高高在上的"权威"，而在小范围内纵向地传递信息，他们现在分散在各种各样的利益团体中，同时也能以非传统的、出乎意料的方式便捷地与各方进行交流。如此通过多对多、多对少的接触方式所实现的由多位参与者的贡献组合而成的结果比专家独自或小团体能得出的结果更为实用，这巩固了"网络2.0"的发展，如维基百科、开放的创新平台的发展。

近几年来，发行商、医学研究中心及医疗保健机构、政府代理机构、慈善组织、推广组织都已经开始采用这类工具和方式，一些机构还能比另一些更迅速、更全面地运用它们。虽然这种新的商业模式仍处于成长之中，对某些学科透明度的接受程度仍态度暧昧，但这样的发展趋势是清晰明了的。以下是一些较为突出的例子。

- 卫生与人类服务部（Department of Health and Human Services, DHHS）建立了"新媒体中心"（Center for New Media，网址为 http：//newmedia. hhs. gov）和"开放政府"网站（"open government"，网址为 http：//www. hhs. gov/open），提供了大量开放的健康相关数据，供感兴趣的开发商使用，以设计出更适用于研究者、诊所、政策制定者、公众的应用程序。卫生与人类服务部、国家卫生研究所及其所属机构通过给开发商设置一些"挑战"并给予胜出者现金奖励以鼓励此项行动。卫生与人类服务部的众多部门都在利用社交媒体渠道进行专门的健康教育和交流活动，这其中最为突出的是关于艾滋病防治的网站（网址为 http：//www. aids. gov）。另外几个例子如下。

- 疾病控制与预防中心希望通过建立一个门户来实现健康传播和社会营销（参见 http：//www. cdc. gov/ healthcommunication），于是它创建了疾病控制与预防中心社会媒体工具箱（参见 http：//www. cdc. gov/healthcommunication/ToolsTemplates/SocialMediaToolkit_BM. pdf）。

- 梅奥诊所（Mayo Clinic）在 2010 年成立了社会媒体中心网站（Center for Social Media，网址为 socialmedia . mayoclinic. org），这可能是最具前瞻性的医疗中心：着力推进社会媒体，不仅仅将其作为健康信息、健康教育、健康交流活动的重要因素，同时也作为提升诊所实践能力和推广医疗教育的途径。

● 规模庞大的专业发行商爱思唯尔（Elsevier）开放了它的刊物目录，吸引开发商参与开发应用程序、提升研究者的生产率和工作流的效率，获胜者可以在爱思唯尔的全球数据库版块推广他们的应用程序。

如果说专家们开始使用这些工具是引人注目的，那么消费者们——特别是那些对医疗服务问题有极大兴趣的，如慢性疾病群体的成员或推广组织——开始使用这些工具则是令人屏息的创举。事实上，专业群体采用这些工具在很大程度是因为新时期"e时代患者"的大量涌现。当今的医疗保健消费者能够使用一系列电子工具来预先管理个人健康，这个"e时代"代表这一群体被赋予了更强大的力量：他们能够同有着相似疾病状况的患者共享信息，推进研究进程，促使医疗机构提升医疗水平。Facebook、Twitter以及其他的社交媒体网站在这场运动中起到了良好的推动作用。

目前无线技术的迅猛发展带来了更高层次的联系与互动性、受众对大量健康信息的可及性表现出了更多的积极性。随着智能手机在发达国家和发展中国家的普及，这些应用程序将拥有越来越广阔的市场，机遇将迅速地扩散开来。这个趋势已经十分明显。

● 40%的美国人拥有智能手机［尼尔森公司（Nielson Company），2011年9月］；

● 至2012年将有超过80%的医生使用智能手机［曼哈顿研究公司（Manhattan Research），2011年5月］；

● 至2014年，手机健康软件市场资产将达到17亿美元［奇尔马克调查（Chilmark Research），2010年12月］；

● 2010年，健康相关的应用程序下载量达到6亿次。［金字塔研究所（Pyramid Research），2010 年 12 月]。

开发商不用再依赖台式电脑传递信息或获得反馈，许多健康交流可以在传达至受众群体的同时启动。移动客户端领域不断成长的茁壮力量——智能手机、平板电脑以及诸如此类的技术与应用，能够促进双向数据传输，并通过声讯、视频、地理定位技术等进一步增强，从而创立一个前所未有的强大的健康交流平台及公共卫生应用程序系统，并逐渐由质朴走向成熟。从以文本为基础的健康促进和患者教育服务，到以智能手机为基础的健康状况监督、传染病监视、应急准备应用程序，其间的范例数不胜数。

新技术在唤醒无限期待的同时，也带来了巨大的挑战：新技术将专家和公众平等地置于了同一个开放的、互动的平台，但并不是所有医疗服务专家都能适应这样的模式。"健康人群2020"提到："社会媒体和新兴技术模糊了专家和民众接收健康信息的界限。而对此类新媒体技术施加于公共卫生的影响进行监督和评价是非常困难的。同样富有挑战性的是在创造性应用健康交流和网络技术的背景下，如何帮助健康专家和民众适应社会保障质量及工作效率的改变。"[30]

将健康交流作为公共政策手段

长久以来，健康交流技术和优化公共卫生政策有着千丝万缕的联系。公共卫生领域的专家能够指出许多例子以证明长期以来交流和教育宣传对公共卫生目标的实现有至关重要的影响。但影响结果并不全是积极的，特别是当面临棘手的公共卫生挑战或仅危及少数和未受保护的群体时。正如霍尔尼克（Hornik）所述："如果仅依赖于交流和教育的干预手段，那么多数情况下将无法得到行为方式改变这类实质性的且持久的结果，同时无法消除社会群体和经济群体之间的健康差距。"[19]

尽管如此，政策制定者继续将健康交流作为重点，视其为推进公共卫生和人群健康目标的要素，认为技术工具能够放大主动性。"健康人群2020"很明确地提出，要"利用健康交流手段和健康信息技术来优化人口健康结果和医疗保健质量，从而实现健康公平"，并将其列为目标之一[30]此外特别指出："新的交流技术的迅猛发展提供了一个重要机会以整合庞大而微小的交流方式。通过实施分隔以适应不同群体的手段保证了更有效果和效率的人口接触。"[18]

在医学研究所发表的研究报告之后，我们已经取得了相当大的进展，然而如何利用当代新兴的交流技术更有效地支持公共卫生政策目标仍然是一个复杂的问题。"健康人群2020"承认这个挑战对以下各个级别都有着复杂的影响——个人（生理和心理上）、组织和机构、环境（生物环境和意识环境）和政策，能影响健康和健康行为。但无论如何，健康交流和传播技术的急速发展及实践经验给予了公共卫生专家和政策制定者面对挑战的强烈信心。

注释：

1. History of Communication. History World website. http://www.historyworld.net/wrldhis/PlainTextHistories.asp?historyid=aa93.

2. Gascoigne B. History of Communication. 2001. History World website. http://www.historyworld.net.

3. Manohar U. Why Is Communication Important? http://www.buzzle.com/articles/why-is-communication-important.html.

4. Brecht M. *Martin Luther: His Road to Reformation 1483–1521*. Vol. 1. Trans. James L. Schaaf. Philadelphia: Fortress Press; 1985:204–205.

5. Hutchinson H. How the *Lancet* made medical history. BBC News. October 6, 2003. http://news.bbc.co.uk/2/hi/health/3168608.stm. Accessed December 7, 2011.

6. LeBrun J-L. *Scientific Writing: A Reader and Writer's Guide.* Hackensack, NJ: World Scientific; 2007.

7. The International DOI System. http://www.doi.org/.

8. Groves T. Sharing the raw data from medical research [corrected]. *BMJ.* 2009;338:b1285.

9. See www.nytimes.com/2012/04/17/science/rise-in-scientific-journal-retractions-prompts-calls-for-reform.html?pagewanted=all; Laine C, Goodman SN, Griswold ME, Sox HC. Reproducible research: Moving toward research the public can really trust. *Ann Intern Med.* 2007;146(6):450–453.

10. U.S. Department of Health and Human Services. *Healthy People 2010.* 2nd ed. Washington DC: U.S. Government Printing Office; 2000.

11. Cline R. American Public Health Association (APHA) Health Communication Working Group brochure. 2003. http://www.healthcommunication.net/APHA/APHA.html.

12. Schiavo R. *Health Communication: From Theory to Practice.* San Francisco: Jossey-Bass; 2007.

13. National Cancer Institute. *Making Health Communication Programs Work: A Planner's Guide.* Washington, DC: U.S. Government Printing Office; 2008.

14. Hornik R. Public health education and communication as policy instruments for bringing about changes in behavior. In: Goldberg M, Fishbein M, Middlestadt SE, eds. *Social Marketing: Theoretical and Practical Perspectives.* . Mahwah, NJ: Lawrence Erlbaum Associates; 1997.

15. du Pré A. *Communicating about Health: Current Issues and Perspectives.* Mountain View, CA: Mayfield Press; 2000.

16. Maibach E, Parrott RL, eds. *Designing Health Messages: Approaches from Communication Theory and Public Health Practice.* Thousand Oaks, CA: Sage; 1995.

17. Thompson TL, Dorsey AM, Miller KI, Parrott R. *Handbook of Health Communication.* Mahwah, NJ: Lawrence Erlbaum Associates; 2003.

18. Committee on Communication for Behavior Change in the 21st Century, Institute of Medicine of the National Academies. *Speaking of Health: Assessing Health Communications Strategies for Diverse Populations.* Washington, DC: National Academies Press; 2002.

19. Hornik R. *Public Health Communication: Evidence for Behavior Change.* Mahwah, NJ: Lawrence Erlbaum Associates; 2002.

20. Maibach EW. Communication for health. *Encyclopedia of Public Health.* http://www.enotes.com/public-health-encyclopedia.

21. Siegel M, Doner L. *Marketing Public Health: Strategies to Promote Social Change.* Gaithersburg, MD: Aspen; 1998.

22. Noar SM. A 10-year retrospective of research in health mass media campaigns: Where do we go from here? *J Health Commun: Int Perspect.* 2006;11(1):21–42.

23. Kotler P, Roberto EL. *Social Marketing: Strategies for Changing Public Behavior.* New York: Free Press; 1989.

24. Northouse LL, Northouse PG. *Health Communication: Strategies for Health Professionals.* 3rd ed. Stamford, CT: Appleton and Lange; 1998.

25. Nutbeam D. Health literacy as a public health goal: A challenge for contemporary health education and communication strategies into the 21st century. *Health Promot Int.* 2000;15(3):259–267.

26. Shen Benjamin SP. Science literacy and the public understanding of science. In: Day S, ed. *Communication of Scientific Information.* Basel: Karger; 1975.

27. Neuhauser L, Kreps GL. Rethinking communication in the eHealth era. *J Health Psychol.* 2003;8(1):7–23.

28. Robinson TN, Patrick K, Eng TR, et al, for the Science Panel on Interactive Communication and Health. An evidence-based approach to interactive health communication: A challenge to medicine in the information age. *JAMA.* 1998;280:1264–1269.

29. Neuhauser L, Kreps GL. eHealth communication and behavior change: Promise and performance. *Soc Semiotics.* 2010;20(1):9–27.

30. U.S. Department of Health and Human Services. *Healthy People 2020.* http://www.healthypeople.gov/2020/.

31. Wallach L, Dorfman L. Media advocacy: A strategy for advancing policy and promoting health. *Health Educ Q.* 1996;23(3): 293–317.

32. Calderon JL, Beltran RA. Pitfalls in health communication: Healthcare policy, institution, structure, and process. *Med Gen Med.* 2004;6(1):9.

第九章
公共卫生中的合作：致力于共赢

斯蒂芬·怀亚特 （Stephen W. Wyatt） *

凯文·布雷迪 （Kevin T. Brady）**

莱恩·梅纳德 （W. Ryan Maynard）***

对于临床医生来说，为单个患者提供全面的卫生保健是一项复杂而充满挑战的工作，这通常需要医生掌握有关人生各阶段多种多样疾病的临床医学知识。近年来，随着临床医学专业及其附属学科（甚至包括相关支持学科）的发展，人们越来越意识到维护病人的健康需要团队的努力。如果说维护单个患者的健康是复杂的，那就更不用说维持公众的健康状况了。目前，这项任务是由公共卫生系统及该系统下的专业人员来承担的，但问题的复杂性却给当前脆弱的公共卫生体系带来了严峻的挑战。

为了维护公众健康，公共卫生事业需要应对哪些挑战呢？

---

* 斯蒂芬·怀亚特 （Stephen W. Wyatt），牙科学博士、公共卫生硕士，肯塔基大学公共卫生学院院长。

** 凯文·布雷迪 （Kevin T. Brady），公共卫生硕士，疾病控制与预防中心卫生学家，国际疾病控制与预防中心基金会副主任。

*** 莱恩·梅纳德 （W. Ryan Maynard），工商管理硕士，路易斯维尔大学和印第安纳大学的本科生，斯蒂芬·怀亚特博士的研究助手。

这其中包含了一系列课题，例如环境质量保障、食品卫生监管、疾病监控与疾病预防等。如果对所有这些课题进行广泛而深入的研究，那将是令人望而却步的事情。毕竟在现实中，联邦、州及地方的公共卫生机构普遍面临资金不足、人员缺乏、不受重视等问题，如果把上述问题和这些因素联系起来，公共卫生绝对是一项让人沮丧的事业。因此，协同与合作发展就成为解决目前资源稀缺、人力缺乏等现状的潜在途径。许多问题亟待解决，我们必须抓住许多重要机会。如此一来，积极发展公共卫生事业同商业、教育、医疗服务系统的关系就不再是一项潜在而是一项非常迫切的任务，忽视这种需求与机遇会被看作"玩忽职守"。

能够与公共卫生事业发展合作关系的领域并非像某些人所想的那样局限。许多类型的组织与机构都可以成为潜在的合作者，例如健康志愿者、健康基金会、卫生保健服务机构以及与健康相关的企业和公司。如果思考得更深入，就会发现合作者还可以扩大到更广的范围，例如，几乎所有的公司都与自己员工的健康水平有直接的利益关系，由此可见，提高人群健康水平对公司的发展也有重大意义。在当代，面对所有公共卫生方面的需求，从业者们不能再被传统的思维以及旧有的合作关系束缚，他们必须富有创造性。正如传统格言所说（通常都被认为出自柏拉图之口）：需求乃创新之源。

为了更好地在国际、国家、各州以及地区水平上开展公共卫生实践，本章讨论了各种类型的合作以及可以争取的潜在合作者，另外还提供了实例及从现有研究成果中得出的经验教训。

合作的类型

一般来说，有两种类型的合作关系：正式的与非正式的。非正式关系涉及信息的交换、支持以及可能会带来更加正式合作关系的想法和行为；正式关系一般以资源共享、专家、资金、员工时间、品牌、共识等为特征。两种类型的合作关系都可以发展到下一个阶段——合作协议。追求伙伴或合作关系的动机有很多种，但几乎都包含了以下几个方面：组织间的共同利益、利他主义、科技进步或者特定健康产出的提升。

合作协议可以是正式或非正式的。非正式的合作协议往往基于书面或口头的承诺；而作为正式的协议，通常以特许、合同或交易订单的形式来实现资源的交换。正式的协议通常会明确界定潜在合作关系的参数，包括利益保护、角色与职责的明确、对于其他合作者的限制（例如不要与烟草业合作）、时间限制、权威保证、努力的范围，以及项目或活动的影响。在公共卫生实践活动中存在四种类型的合作协议，描述如下。

• 商业协议：此类资源通常是指财政上的，从交易到行动进行单方向流转。

• 基础协议：资源通常可以在双方之间自由流转，具有更多互动性，但是双方都要在特定条件下进行操作。

• 联盟：通常涉及多个合作伙伴，包括复杂的交换或共享资源、治理过程，而且需要报告和评估相互的影响。

• 合同：它们通常是详尽的协议，会列举出合作的详细目标、具体细节，以及资源交换的程序。

公共卫生合作的科学性

根据前文所述的关于公共卫生合作的定义，我们回顾了过去几年同行发表的有关公共卫生合作关系的文章，发现了不少有趣和内容翔实的案例。被选中的文章所涉及的情形十分广泛，包括地方层面的合作伙伴关系、针对国际或全球公共卫生问题与机遇的协作、理论与实践相结合的公共卫生合作关系等。

2007 年布斯（Buse）和哈默（Harmer）发表的文章中指出了使全球公共卫生合作得以成功的关键因素。[1]他们的研究方法包括对 21 世纪头十年中超过五年期的全球合作的定性评估，还包括对已发表的文献、报告以及访谈的分析，文章系统地回顾了超过 100 个合作倡议的结构。通过此项研究，他们提出了有效和无效的合作习惯列表，并把以下几点确定为"健康"的合作习惯。

- 合作的各方都必须做出承诺，利益冲突以及分裂行为都必须得到解决；
- 为维持健康的合作关系，必须进行持续的审查和监督；
- 成功的合作必须有足够的资源保证；
- 为提高绩效和明确责任，必须采用标准化的操作程序；
- 重新评估那种认为市场机制比公共部门更有效率的流行范式；
- 合作应该力求在经营和管理上平衡各相关者的利益；
- 更具规划的（在此处指国际层面的）所有权分配、联盟以及协调对于实现合作的预期目标十分关键。

布斯和哈默的这份有效习惯列表是基于对一些带来不良影响的因素进行分析后得出的。他们把以下几点归于"不健康"的习惯。

- 联盟与其他方面的努力不一致；
- 合作对象并不是利益相关者的代表；
- 经营管理较差；
- 财务支持不力；
- 缺乏协调性；
- 激励员工合作的措施不够；
- 公共卫生项目或措施公益性的缺失。

2010 年库西－贝利（Coursey-Bailey）的研究主要聚焦于通过在多部门中建立合作关系来维护大众的健康。[2]该研究报告在导言中就支持了本章中提出的一种观点："合作能给我们指明前进的方向，特别是在没有明确解决方案、没有单一主体可以声称可以凭借其专业知识、权威或者资源就能够产生巨变的时候。"

库西－贝利认为合作可以更好地利用现有资源，并且可以扩大潜在的合作伙伴，这些潜在伙伴包括基于某些信念而成立的组织、公司，以及涉及教育、公共安全、住房保障甚至交通运输等业务的机构。他还建议通过以下几方面的努力建立起重要的合作体系。

- 建立宣传和鼓励跨部门合作的机制，其重点应该放在开发合作者方面，商业领域毫无疑问属于被开发的范围；
- 创造跨领域的网络与协作机会，以加强领导人的相互联系；

● 采用新的网络思维方式，克服看似棘手的阻碍，改善人群健康；

● 建立促进政策措施制定的激励机制，消除不利因素的影响；

● 建立并倡导可持续的长期筹资机制，而不是短期支持策略（如合同和赠款）；

● 投资建立能整合多种数据的信息系统，满足人们的健康需求，并且可以对干预后的效果进行评估。

罗索斯（Roussos）和福西特（Fawcett）则提出了关于公共卫生合作的这样一种定义："合作就是为了改善整个社区内与健康相关的各种条件及其成果。"[3]他们明确指出，这些合作往往都是混合的，其中包括社会规划、社区组织、社区发展和政策宣传等多方面，并可能会成为社会转变的催化剂。他们认为这种合作关系最显著的特点就是在为大众创造健康相关的条件过程中展开了最广泛的社区参与。同时，他们也总结出了一些解决阻碍有效合作显著障碍的对策。

● 正视并克服合作中以及更广泛范围内出现的冲突；

● 维持足够的资源与持续的领导，以确保能有所作为并见到成效；

● 吸引最具经验的人士参与社区中的问题处理；

● 参与合作的个人、组织必须共担风险、共享资源和分担责任；

● 与专业领域外的其他组织领导保持合作。

罗索斯和福西特在他们的研究中对于公共卫生中的合作提出了一个宏观层面的观点。另一些文章则关注于研究公共卫生与商业、医疗保健或学术机构之间的联系。2007 年柯蒂斯（Curtis）和他的同事发表了补充性的文章，他们特别评述了非公共部门面临的机遇与挑战。[4]他们认为，公共部门通常会指向政治信誉或合法性、制度边界、服务性基础设施，并且能够通过这些让人们获取专业知识、资源以及指导。他们还通过一个多洗手从而预防传染病传播的案例分析了公共卫生与商业部门之间的合作关系。通过二者的合作以及大众媒体的干预，洗手次数增加且肥皂销量提升，这为公共卫生部门和商业公司带来了双赢的结果，同时表明这样互利共赢的合作极具前景。

2006 年比勒（Buehler）和他的同事发表了一篇文章，总结了在佐治亚州发生的特定应急协作中的经验教训，这当中包含了从国家战略储备层面考虑药物分配的问题。[5]文章还对全国企业员工健康组织（National Bussiness Group on Health，NBGH）发起的一项调查做出了有趣的评论。自 2001 年炭疽疫情暴发后全国企业员工健康组织抽选了一些大型企业的领导者和公共卫生领导者，调查他们对于发展商业机构与公共卫生部门合作关系的态度。调查结果不出意料，受访者表示目前发展这二者之间的合作机遇尚不成熟。然而，对于这种现象给出的解释却是耐人寻味的。受访者认为，企业的领导者与公共卫生领导者之间缺乏相互了解与信任，也缺乏对于彼此价值观、标准、资源、术语、操作模式等方面的深刻理解。另外，无论是公共卫生工作者还是企业家都认为对方的观点陈旧。例如，公共卫生工作者对商业部门的利润动机表示怀疑，而商业人士认为公职人员意味着低效和浪费。关于人际关系对于发展合作关系是潜在的重要因素这一观点起初是令人怀疑的，但通过这项调查之后发现事实就是如此，因为在许多文化中，商业决策（建立合作关系是一个战略性的商业决策）是基于已经建立的或者即将建立的关系的。

2000 年，哈文森（Halverson）和同事探讨了影响公共卫生部门与医疗机构之间建立合作关系的因素。[6]他们对美国 60 个县的公共卫生主管进行了电话采访，调查他们与社区卫生中心和社区医院之间的关系。调查结果与其他研究结果一致，他们发现基层机构的任务决定了其是否与公共卫生部门开展合作。有 55% 的医院和 64% 的社区卫生中心会积极与公共卫生部门进行合作，公立医院选择参与合作的比例比私人医院、非营利性医院至少高 2 倍，另外，营利性医院选择参与合作的比例不到非营利性医院的 1/2，大部分的合作还都只是集中于病人护理或病人转诊，并且签署正式协议的不超过 40%。

通常情况下，不论是公立还是私营的高等教育机构都与联邦、州以及地方的公共卫生机构之间有紧密的合作。美国许多的联邦公共卫生机构，如国家卫生研究院（National Institutes of Health，NIH）、疾病控制与预防中心（Centers for Disease Control and Prevention，CDC）、卫生资源和服务管理局（Health Resources and Services Administration，HRSA）等，就与相关学术机构建立了长期的合作伙伴关系。这些合作通常会涉及为研究人员的基础研究、应用研究以及转化研究成果提供资金支持的活动。另外，公共卫生机构也会支持学术机构在公共卫生应用方面的研究，包括从疾病监测到为州以及地方公共卫生人员提供培训。癌症登记系统的发展就是一个很好的例子。它起初是作为国家癌症研究所（National Cancer Institute，NCI）监测、确认癌症的一个组成部分，后来变成了疾病控制与预防中心国家癌症登记项目的重要组成部分。尽管大多数州的癌症登记是由国家公共卫生机构发起并引导的，但学术机构对于公共卫生监测网络体系的发展做出了重大贡献。公共卫生组织与学术机构保持着紧密联系，除此之外，学校的研究人员也是公共卫生部门的巨大资源，他们通常是咨询委员会、审查小组以及其他联邦公共卫生部门的重要成员。

在全国范围内，公共卫生部门与学术机构合作的深度与广度是十分不同的。可以说，通过快速浏览当今存在的各种合作关系，可以发现它与几年前或者几个月前的不同。显然，这些合作关系会随着时间而改变。政府领导的更替也是一个重要原因，例如，一位领导可能会关注于精简政府机构（一个流行的话题），而将关键活动外包给多个部门，如各个学术机构。随着外包的增多，政府员工的整体规模会减小，公共卫生机构的执行能力也会减弱。对于接受外包活动的组织来说，它们就会获得更多的资金，也会获得更多与公共卫生机构及其员工合作的机会。然而，新的政府管理者又会使这种情况发生逆转，他们或许会积极重建政府能力，因为他们认为与学术机构合作或者通过合同外包会比在自己内部完成某项任务更加昂贵。

2007年利文古德（Livingood）和他的同事[7]在一篇文章中强调了1988年和2003年医学研究所（Institute of Medicine，IOM）的报告中对于学术组织与公共卫生机构建立合作重要性的阐述。[8,9]1988年的报告指出，公共卫生学校已经成为独立于公共卫生实践领域之外的部分。凯克（Keck）提出"学术卫生部门"的概念来重新激发公共卫生机构与学术组织合作的兴趣。[10]

也有一些研究者将这种合作与已经发展得不错的教学医院、医学院与医学技术研究中心之间的合作拿来做比较。[11,12]

利文古德的研究是采用混合研究方法针对佛罗里达州 67 个县级卫生部门的负责人和管理者展开的，反馈率达到了 76%。这项研究从定性与定量两个方面针对学术组织与公共卫生机构的合作关系展开了研究，如合作的类型、相关的问题、挑战以及建议。研究发现，82% 被调查的县级卫生部门与学术机构建立了正式的合作，其覆盖项目包括能力建设、教育、医疗服务、科研以及评估等。以下就是利文古德提出的相关建议。

• 为学术机构开发一种认证程序以提高其协作意识（类似于认证过程中的审查和批准）；

• 探索如何更好地界定二者之间的关系以及各自的收益；

• 为公共卫生机构与学术组织之间的协议与合同补充实践指南和建议；

• 为国家以及当地政府设计法律模型以维护和扩大合作；

• 鼓励国家卫生部门积极发挥对立法机构、大学、社区学校以及其他同类部门的影响力，以此鼓励和促进当地学术卫生机构的发展。

合作的新方式

在最近一次有关肝炎预防和治疗的国会简报中，卫生助理国务卿霍华德·克欧（Howard K. Koh）重申了政府官员一直持有的意见，那就是政府部门不可能独自完成这项任务，必须开展多方合作。他援引疾病控制与预防中心与其他企业组成联盟以控制肝炎和管理疾病控制与预防中心基金会的例子加以说明。不仅是疾病控制与预防中心，国家卫生研究院（National Institutes of Health，NIH）、国防部（Department of Defense）、国家公园管理局（National Park Service）都建有自己的非营利性基金会。同样，州卫生部门（例如北卡罗来纳州）和市卫生部门（如纽约市）都建立了这样的组织来协助完成自己的职责。它们已经意识到了这种独立的实体区别于传统的筹资机制，可以有效建立合作关系。

疾病控制与预防中心基金会（以下简称基金会）是一个疾病控制与预防中心与其他实体之间建立有效合作关系以完成自己职责的典型案例，正如基金会网站上所描述的："基金会为疾病控制与预防中心提供创新理念所需的外部支持，这些支持不仅包括资金，也包括专业知识、信息、对特定人群的领导或接触。基金会帮助疾病控制与预防中心推出新项目、扩大现有项目以履行其承诺，或者在项目扩大之前建立一个试点开展证明。在每一次合作中，灵活而迅速地为疾病控制与预防中心公共卫生专家提供适宜的合作伙伴、信息和技术支持。"反过来，合作伙伴（如企业、慈善机构和组织）可以提升工作的积极性，获得与疾病防控领域著名科学家合作的机会，并享受经简化的与复杂联邦机构合作的程序所带来的便利。

疾病控制与预防中心基金会列举了良好伙伴合作活动的以下相关特征，确保与外部企业建立透明有效的合作关系。

- 在科学和公众利益的基础上界定实质性的公共卫生利益；
- 在疾病控制与预防中心内明确领导者、支持者等多种角色；

● 各种想法要由疾病预防与控制中心办公室的负责人进行审查并决定是否通过；

● 各种活动要有可调节的范围与时间界限；

● 与建议性文化所描述的行动不同（包括研讨会的结论、加入项目的明确人选，等等），疾病控制与预防中心任何行动的资金在业已确定的情况下是不可撤销或随机而定的；

● 在活动中没有排他性，也就意味着其他合作成员可以随时加入；

● 活动的目的并不是为参加者谋取直接的经济利益，要避免发生利益冲突；

● 坚持科学判断的独立性与客观性，与疾病控制与预防中心的指导方针相一致；

● 尊重疾病控制与预防中心对所有科学发现、事实或建议的最终判断；

● 公众和参与者对于结果要有平等的获取路径；

● 向疾病控制与预防中心、疾病控制与预防中心基金会及其合作伙伴展示投资回报的机会。

该基金会进一步指出，它不会支持没有兼容性或者索求产品认证的合作活动。如果通过了疾病控制与预防中心官方委员会的审查，可以使用联合品牌。1995 年以来，基金会为疾病控制与预防中心的相关项目提供了超过 300 亿美元的资金支持。

通常来说，当疾病控制与预防中心内部的某个专家想要开展特定的公共卫生活动但又意识到机构内部缺乏资金支持的时候，由基金会提供资助的过程就开始了。疾病控制与预防中心内部的员工经常有机会参与专业会议来讨论公共卫生项目，而这种会议通常也会有潜在捐赠者的代表出席。如果某位捐赠代表发现有些项目与自己组织的慈善使命相匹配，那么他就会为疾病控制与预防中心提供必要的项目保障措施。一旦观点被认可、合同就位，捐赠者的资源就可以以各种创造性的方式得到利用，如为研究员或顾问提供保障、进行实地考察、签订特殊服务合同、购买设备、为疾病控制与预防中心成员以及合作伙伴提供旅费等。基金会目前管理着约 200 个项目，由此可见许多组织已经意识到了这种伙伴关系的价值所在。2010 年基金会为疾病控制与预防中心筹集到了超过 4000 万美元的资金，这也显示越来越多的外部组织渴望与这个联邦机构进行合作。

结束语

对于任何一个组织或企业来说，如果不致力于在特殊的财政或文化环境中寻求发展，它就是一个处于下滑过程中的个体。为了使组织更好地应对当前的环境进而追求发展，必须保证灵活性和创造性，而且外在环境越复杂，这种必要性就越强烈。如果缺乏这种视角，机构或者组织就会面临灭亡，这种关于生存和发展的观念对于公共卫生组织来说同样适用，就像它们曾经适用于"财富 500 强"企业一样。即使处在最有利的经济和政策条件下，公共卫生事业也面临着发展和壮大的压力。可悲的是，许多发展机遇隐藏在巨大的健康挑战和威胁之中，一旦这些威胁减弱，支持卫生事业发展的设施与机遇就会不复存在。如果不对未来发展做出规划或者追求不同的发展模式，公共卫生事业的发展前景将是非常不乐观的。因此，积极扩展外部合作关系是一种兼具实用性与商业性考量的做法，仅仅依赖政府部门维护公众健康简直就是天方夜谭。公共卫生事业面临的挑战日益艰巨和复杂，因此需要认识到与多种组织建立合作关系的必要性。只有这样才能整合多种重要资源，以崭新的面貌迎接未来的挑战。

注释：

1. Buse K, Harmer AM. Seven habits of highly effective global public-private health partnerships: Practice and potential. *Soc Sci Med.* 2007;64:259–271.

2. Coursey-Bailey SB. Focusing on solid partnerships across multiple sectors for population health improvement. *Preventing Chronic Dis.* 2010;7(6):1–3.

3. Roussos ST, Fawcett SB. A review of collaborative partnerships as a strategy for improving community health. *Annu Rev Public Health.* 2000;21:369–402.

4. Curtis VA, Garbrah-Aidoo N, Scott B. Masters of marketing: Bringing private sector skills to public health partnerships. *Am J Public Health.* 2007;97(4):634–641.

5. Buehler JW, Whitney EA, Berkelman RL. Business and public health collaboration for emergency preparedness in Georgia: A case study. *BMC Public Health.* 2006;6:285. http://www.biomedcentral.com/1471–2458/6/285.

6. Halverson PK, Mays GP, Kaluzny AD. Working together? Organizational and market determinants of collaboration between public health and medical care providers. *Am J Public Health.* 2000;90(12):1913–1916.

7. Livingood WC, Goldhagen J, Little W, Gornto J, Hou T. Assessing the status of partnerships between academic institutions and public health agencies. *Am J Public Health.* 2007;97:659–666.

8. Institute of Medicine. *The Future of Public Health.* Washington, DC: National Academies Press; 1988.

9. Institute of Medicine. *Who Will Keep the Public Healthy? Educating Public Health Professionals for the 21st Century.* Washington, DC: National Academies Press; 2003.

10. Keck CW. Lessons learned from an academic health department. *J Public Health Manage Pract.* 2000;6(1):47–52.

11. Meyer D, Armstrong-Coben A, Batista M. How a community-based organization and an academic health center are creating an effective partnership for training and service. *Acad Med.* 2005;80(4):327–333.

12. Naughton J, Vana JE. The academic health center and the healthy community. *Am J Public Health.* 1994;84(7):1071–1076.

第十章
美国公共卫生体系概览

保罗·霍尔沃森（Paul K. Halverson）

格伦·梅斯（Glen P. Mays）

雷切尔·霍格（Rachel Hogg）*

美国的公共卫生服务由政府和私人机构共同提供，但它们在资源、使命和运行方式上差异很大。[1~3]政府公共卫生机构在这个服务体系中处于核心地位，但这高度依赖于它们与众多的外部组织交流合作的能力。[4]社区政府和私营机构在公共卫生服务范围和职能划分上有较大不同。[5~7]政府部门的公共卫生机构在其法定权力和责任、在州一级行使这些权力以及将这些权力下放到地方的程度上有所不同。[8]

各机构间和政府间结构的复杂性对理解美国公共卫生体系的完整范围、形成适当的政策与管理策略以提高它的绩效这两方面提出了挑战。本章将详细描述美国公共卫生体系，并在某种程度上突出强调在政府公共卫生服务和社区公共卫生服务中做出贡献的组织和个体。

---

* 雷切尔·霍格（Rachel Hogg），文学硕士，肯塔基大学公共卫生学院卫生管理方向公共卫生博士研究生，公共卫生服务及其系统研究中心研究助理。

公共卫生系统的概念

为了更全面地了解美国的公共卫生体系，关于可操作性的定义显得尤为重要。可操作性定义描述了公共卫生的活动范围以及活动参与者的范围。虽然已经有大量描述公共卫生的文章，但在公共卫生政策方面最常引用的文献还是美国医学研究所（Institute of Medicine，IOM）1988 年所做的报告《公共卫生的未来》（*The Future of Public Health*）。在该报告中，医学研究所指出的公共卫生使命是"在确保公民健康的条件下，实现社会利益最大化"。并进一步明确了各级政府公共卫生机构的主要职责，即"评估，制定政策和保障"。[9]

医学研究所发布了这一具有里程碑意义的报告后，开展了许多有价值的研究，但是没有一个组织即使是后来的美国医学研究所事务委员会也未能更好地定义公共卫生，同时也没有人去质疑该报告。经慎重研究后，医学研究所公开宣布美国公共卫生体系处于"混乱无序"的状态。[9]该体系的特征在报告结束语部分有所表述："这份报告向美国人民传达了紧要信息——公共卫生这一重要区块已经有麻烦了。为满足保障人群健康状态的社会利益，市民的关注与支持刻不容缓。历史告诉我们，社区有组织地进行预防疾病和促进健康的努力是有价值且有效果的。然而美国公共卫生体系已经被视作理所当然，公共卫生职责也已经被过分细化，即便是在可能的情况下，全方位的行动也往往是很难被组织起来的。"[9]而一个充满活力和有效率的公共卫生体系对美国整个医疗卫生体系的成功至关重要。更好地理解公共卫生、保障公共卫生体系的效率和效益已成为当前重要的任务。这不仅是针对公共卫生专业的学生而言的，也是对任何一个有良知的、致力于加入提高美国公众健康水平和改革公共卫生体系这一有意义行动的公民而言的。

公共卫生专业以外的许多人认为公共卫生体系最主要的功能是在公立医院或诊所向穷人和弱势群体提供医疗卫生服务；另一些人又认为公共卫生的职责主要是在公立诊所或学校里给儿童接种疫苗；其他人则把公共卫生与饮用水、地下水监测或餐馆的监督检查联系到一起。然而了解之后大多数人都会惊讶于公共卫生领域承担了如此之多的服务、功能和具体任务，正如医学研究所所言，公共卫生要确保人们在任何情况下保持健康。[9]

产生这一困惑的部分原因是公共卫生机构提供了太多五花八门的服务。虽然公共卫生服务可能主要在于提供医疗卫生服务（特别是在美国南部诸州），但是医学研究所的报告界定了比目前大多数民众所理解的广泛得多的公共卫生服务内容。如下所述，医学研究所定义了公共卫生的三大核心功能。

评估：每个公共卫生机构应定期地、有系统地收集、整合、分析并提供关于社区健康的有用信息，包括健康状况、社区卫生需求、流行病学以及其他健康问题研究的统计资料。

政策制定：每个公共卫生机构应通过促进科学知识库在公共卫生决策中的运用以及在领导公共卫生政策制定中发挥领导作用，制定出全面的公共卫生政策，以此服务公共利益。

保障：公共卫生机构应保障其服务人群享受到为实现健康目标而必需的服务，无论是通过鼓励其他实体（私人或公共部门）开展行动、通过规章制度要求其开展行动，还是公共卫生机构自已直接提供服务。同时建议每个公共卫生机构召集关键决策人和广大民众，共同决议那些政府要保障到个人和社区的高优先级卫生服务项目。这种保障应包括补贴或直接向那些无力负担的人群提供高优先级的个人卫生服务。[9]

根据医学研究所的报告，美国卫生与人类服务部（Department of Health and Human Services，DHHS）在疾病预防与健康促进办公室（Office of Disease Prevention and Health Promotion）内成立了一个工作小组，进一步明确和完善了公共卫生体系的使命、目标和任务（见下框）。医学研究所公共卫生功能指导委员会做出了一项声明，

公共卫生的使命、目标和任务

使命:健康的人群生活在健康的社区。

目标:促进人们身心健康,预防疾病、伤害和残疾。

公共卫生：
- 预防传染病及其传播；
- 防止环境危害；
- 预防伤害；
- 促进和鼓励健康行为；
- 应对灾难和帮助社区重建；
- 确保卫生服务的质量和可及性。

基本公共卫生服务：
- 监测健康状况确定社区健康问题；
- 调查、诊断社区健康问题和健康危害；
- 通过信息传播和教育使人们具有应对健康问题的能力；
- 动员社区伙伴明确和解决健康问题；
- 制定支持个体和社区卫生行动的政策和计划；
- 执行保障健康和安全的法律法规；
- 连接人们的个人卫生服务需求,当其他卫生服务难以获得时,确保卫生服务的提供；
- 确保公共卫生和个人卫生服务专业人员的胜任力；
- 评价个体和人群为基础的卫生服务的有效性、可及性和质量；
- 研究如何深入和创造性地解决卫生问题。

资料来源：Public Health Functions Steering Committee. Public Health in America. 2005. http：//www. health. gov/phfunctions/public. htm。

已被广泛用于描绘当代公共卫生行动的特征。这项声明定义了公共卫生的核心功能和基本服务内容，并成为公共卫生行动中关于关键活动如何支持中心任务的最常用例证之一（见表10-1）。

表10-1 公共卫生的核心功能和基本服务

评估	监测健康状况	系统管理	研究
评估	诊断、调查	系统管理	研究
政策制定	信息、教育、赋能	系统管理	研究
政策制定	动员社区伙伴	系统管理	研究
政策制定	制定政策	系统管理	研究
保障	执法	系统管理	研究
保障	与卫生服务连接	系统管理	研究
保障	保证工作人员的胜任力	系统管理	研究
保障	评价	系统管理	研究

资料来源：Public Health Functions Steering Committee. July 1995。

共识声明中定义的基本公共卫生服务已被用来建立公共卫生机构和系统的绩效期望和标准，并以此制定措施追踪并改善它们的工作。例如，基本公共卫生服务的标准和措施已经成为美国疾病控制与预防中心（Centers for Disease Control and Prevention, CDC）国家公共卫生绩效标准计划（National Public Health Performance Standards Program, NPHPSP）的核心内容（见官网 www. cdc. gov/ NPHPSP），而近日，由公共卫生认证委员会（Public Health Accreditation Board, PHAB）制订的国家公共卫生机构认证计划也确立了它的核心地位。

界定公共卫生"体系"

公共卫生体系包含了"管辖范围内有利于提供基本公共卫

生服务的所有公共、私人和志愿机构".[10]换句话说，公共卫生体系就是由不同角色、相互关联、相互作用以影响特定人群健康水平的参与者构建而成的网络。所有这些实体组织通过自身的行动以及彼此间的互动来发挥自己的作用。政府公共卫生机构，不论是州还是地方一级，都是公共卫生体系中的核心，但是这些机构几乎从没有为国家或社区提供过全方位的基本公共卫生服务。代替它们完成此项任务以保障公共卫生的是医院、公共安全机构、医疗志愿机构、心理健康中心、学校、民间团体、信仰组织和许多其他组织。一些公共卫生体系中最常见的组织罗列如下。

• 卫生服务提供者，如医院、医生、社区卫生服务中心、心理健康机构、实验室、疗养院和其他一些提供预防、治疗、复健的机构；

• 公共安全机构，如警察、消防、急救医疗服务，它们的工作重点是预防、应对伤害和其他紧急健康状况；

• 人类服务和慈善机构，如食物银行、政府援助机构、交通运输供应商及其他帮助人们获得医疗卫生服务和健康促进服务的机构；

• 教育和青年发展组织，如学校、教区机构、青少年中心，以及其他团体，宣传教育并帮助儿童，使他们在面临健康问题和其他生活选择时做出明智的决定，并采取负责任的行动；

• 休闲及艺术相关组织，有助于改善社区以及在其中工作、生活、活动的人们的身心健康；

• 经济和慈善组织，例如雇主、社区发展委员会、劝募协会以及社区和商业基金会，它们为个体和组织的生存发展提供必要的社会资源。

州级公共卫生机构

不同层级的美国政府——联邦、州、地方政府都设立了公共卫生机构。此外，政府行政机构也在部落中提供公共卫生服务。虽然公共卫生体系概念强调多个成员合作才能有效地提供公共卫生服务，但对于大多数系统来说，最基本的业务流程还是由政府特别是州一级的政府公共卫生机构支撑的。

美国政府是建立在一系列宪法原则基础上的，宪法中那些未被明确授予联邦政府的权力依然保留在州政府手中，虽然关于卫生问题的讨论在国家层面上日益激烈，但联邦政府却几乎没有掌握与卫生相关的任何权力。一般来说，联邦政府在公共卫生方面的职责，除了处理各州间特殊事项和国家紧急情况外，仅限于对公共卫生项目（下文将详细介绍联邦公共卫生机构负责的内容）进行征税和拨款。这一法律体制决定了各州政府对于基本公共卫生的自主管辖权。自主问题对于一般人来说可能像手工艺品一样无关紧要，但它却是各州在组织、筹资和卫生服务方式上存在明显差异的根源。各州间公共卫生体系的不同也表明了各地公共卫生管理方式的不同。不论是县、市还是各种辖区的组合，它们的公共卫生体系构建都是以各州的法律为基础的。这种各州与地方政府的关系受宪法赋予的权力和责任限定，也是根据各州和联邦政府的法律、习俗和惯例形成的。

医学研究所建议各州政府履行以下公共卫生核心职责并行使其各自权限。

- 州政府是且必须是公共卫生的核心力量。州政府承担卫生方面最主要的责任。

- 国家公共卫生责任应包含以下内容：
    - 以州为基础收集数据，评估全州的卫生需求；
    - 保证州内的医疗卫生活动有强大的法律保障；
    - 确立全州的健康目标，适当下放权力给地方，并保持监管；
    - 确保全州通过适当的行动发展和维持基本的个人、教育、环境卫生服务，提高基本服务的可及性，提出健康问题的解决方案；
    - 保障最基本的卫生服务；
    - 支持地方服务能力，尤其是当各地税收能力存在差异时，必要时直接由州政府采取行动提供足够的服务。[9]

虽然各州政府已经为履行医学研究所提出的诸如上述公认的公共卫生职责做出了很多努力，但各州卫生机构的权力和行动仍存在巨大差异。绝大多数州卫生机构承担的核心公共卫生职责如下。

- 在全州开展有效的预防项目，例如设置戒烟热线、实施新生儿疾病筛查项目以及进行疫情监测。
- 不论当地卫生部门的资源和能力如何，都要保证全州社区公共卫生服务的基本水平。
- 聘请疫情专家、餐馆和食品监督检查员等开展专业服务，因为地方卫生部门往往很难找到这些专业技术人员或支付不起雇用他们的费用。有时，这些专业人士还会起到监督地方公共卫生部门履行职责的作用。

- 收集并分析全州人口统计资料、健康指标和诸如癌症之类威胁公众健康疾病的发病率数据。

- 调查疫情暴发情况、环境危害如化学物品的泄漏及其他突发公共卫生事件。

- 监督资金和其他资源的使用，保证资金和资源在全州被公平、有效地使用。

- 组织制订全州健康计划、健康促进项目和健康评估。

- 审批、监管医疗卫生服务、食品服务和其他相关服务。

各州公共卫生方面的权力和职责也发生了一些显著的变化。例如，2010 年多数公共卫生机构（55%）是独立的机构，而其余的45%则是州政府的下属机构。13 个州和华盛顿（占28%）的地方卫生服务是由州公共卫生机构（集中管理）提供的。19 个州（占37%）的卫生服务是由当地独立的医疗部门分散提供的。其余的 18 个州（35%）是两种情况的结合（属混合模式）。72% 的州级卫生机构正准备通过国家志愿认证项目，其中47% 的机构准备在该认证项目的最初两年（2011~2012 年）通过认证。超过40% 的州公共卫生机构的全职员工人数少于（或等于）1000 名，只有不到10% 的机构全职员工人数超过5000 名（中位数为1224 名）。[11]

州卫生机构的组织结构与功能

美国各州卫生机构的组织结构差异很大。独立的卫生机构和政府下属卫生机构的区别就是一个典型例子，这对政治、经济和管理方面造成了重大影响。政府下属机构兼具行政职能。23 个州的大型或超大型卫生机构是政府下属机构，约 83% 的机构称其在该州的医疗救助计划之内，约 80% 的机构称政府公共补助项目是该机构的组成要素。[11]

是否要将州一级的公共卫生部门置于政府部门之下或某一个超大型卫生机构之中是决策者与卫生专家们争论不休的话题。一些决策者宣称将小型卫生机构及其相关机构整合为超大型卫生机构可以降低成本。但是目前还没有确切的证据表明，这能真正而可持续地节省费用。医学研究所1988年的《公共卫生的未来》报告在分析了政府下属机构的问题后建议："每个州要有一个单独的卫生部门对所有机构的主要卫生职能展开专业指导。"[9]该委员会还建议："公共卫生部门的主管应是一名内阁（或同级别的）官员。理想状况下，卫生部门主管应具有临床、公共卫生或其他相关专业的博士学位以及丰富的公共部门行政经验。"[9]尽管在这份报告发布前一些州已成立了政府下属的卫生机构，其他州还是决定重建单独的卫生部门。由于没有进行成本效益研究，一些州的卫生官员已经报告了单独的卫生部门在和其他机构的合作中存在的种种问题。

各州卫生官员提出的最常见问题包括：州长和立法机构在卫生政策和信息方面失去了直接的沟通联系；政府下属的机构不断增加，但它们并不符合卫生部门独特的人力、信息系统、采购要求；在应对卫生的要求和需求时，越来越复杂的报告流程和信息的过滤效果降低了及时性；公共财政倾向于医疗服务，而对公共卫生缺少关注（有时甚至不兑现预算）。严格地说，政府下属卫生机构决策的障碍源自政治和党派力量的干涉。

州一级的卫生部门和地方公共卫生机构的关系是另一种重要的结构。2007年州和地区卫生官员协会（Association of State and Territorial Health Officials，ASTHO）的《公共卫生图集》

（*Chartbook of Public Health*）数据显示，约有8%的州没有地方一级的卫生部门；55%的卫生部门实行集中式或混合式组织管理模式。[12]到了2010年这些数据仍然没有发生多少变化。[11]在一个集中式管理的机构里，地方卫生机构普遍被看作州政府在地方（往往是县）一级管理的行政单位；大多数（如果不是全部）在地方工作的公共卫生员工都是州政府的员工；资金也是通过州卫生部门拨款而来的。而在分散管理的模式中，地方卫生机构是当地政府（通常是县级）的自治单位，公共卫生机构的员工是地方政府的员工；资金也来自地方政府。在混合式管理模式中，地方自治管理和赞助的卫生机构可能会与州政府控制和资助的卫生机构共同协作。许多情况下，较大行政区的政府会选择资助和经营自己的卫生部门，而在较小的行政区可能会有州政府资助和管理的地方卫生机构为其居民提供服务。在一些小的或人口较少的州，州政府可能会选择不设置任何地方卫生机构。而在其他州，州政府或地方行政主体可能会经营区域性的卫生部门。地方卫生机构的组织形式和融资方式可能会成为各州决策者和州、地方卫生部门管理者们热烈讨论的重点。为更好地理解各种组织模式的有效性，学者已经进行了一些研究，[13]不过显然还需要更多、更全面的研究来指导决策者的行动。

州卫生机构的优先考量与活动

在根据法律如何履行职能和开展服务方面各州的卫生机构也不尽相同。据报告，所有的州卫生机构都有流行病学的相应功能（包括负责调查和控制传染性疾病）。同时，有73%的机构负责农村医疗卫生事务，51%的机构负责组织协调紧急求援系统。42

个州卫生机构直接或通过签订合同管理医院。部分卫生部门还有食品监督管理职责。大约有24%的州卫生机构负责核发医师及护士的职业资格证，22%的机构负责核发口腔医师的职业资格证。大约有22%的州卫生机构管理着法医办公室（州卫生部门的职能和职责完整列表见官网中的州和地区卫生官员协会2010年文件）。至少有90%的州卫生机构直接提供以下职能：

- 成人和儿童疫苗的订单管理和库存分配；
- 维护儿童免疫接种的登记数据；
- 实验测试生物恐怖试剂、食源性疾病、流行性感冒病毒类型；
- 收集和分析数据；
- 维护人口记录、发病率和疾病报告数据；
- 进行流行病学研究，开展外伤、慢性病和传染性疾病监测活动；
- 跟踪孕产妇围产期情况、调查危险因素；
- 控制与预防烟草使用；
- 进行食品安全教育；
- 开展应急准备。[11]

　　一个经常性的讨论话题就是州卫生部门和地方公共卫生机构直接提供临床医疗服务的问题。公共卫生机构提供临床医疗服务的范围涵盖了从疾病预防到产科护理和一般性初级保健的服务。例如在阿肯色州，有超过2/3儿童的免疫接种服务是由州卫生机构的工作人员提供的。此外，阿肯色州卫生机构直接管理县卫生部门，提供产科护理、全方位的计划生育服务和传染性疾病的诊断治疗（包括传染性性病、结核病的诊断及直接观察治疗）。在阿肯色州和亚拉巴马州，公共卫生机构还是家庭护理服务的主要提供者。在田纳西州和佛罗里达州，公共卫生机构包括那些经联邦政府认证合格的社区卫生服务中心，它们可以提供全面的初级卫生保健（在某些地区还提供口腔卫生服务）。许多南部的州在公共卫生机构直接提供临床医疗服务方面有着悠久的历史和丰富的经验。然而在美国其他地方，州和地方公共卫生机构提供临床服务的角色就受到了限制。一些公共卫生政策研究者会批判为不同个人提供卫生服务时所造成的分散，以及当一家机构既充当服务提供者又充当服务质量监管者时所引发的冲突；而另一些评论则认为公共卫生机构为无处就医者提供了重要服务。

比全面服务更为重要的也许是基于各州需求确定的州卫生机构应优先履行的服务和职能。在当前公共卫生财政投资减少和州卫生部门预算削减的环境下，它显得尤为实际。医学研究所建议支持当地公共卫生服务。从2010年对州卫生人员的调查中可以看到，他们中的大多数人把"基础设施/能力/信息技术/人力资源"排在优先于"质量改进"的位置上（见表10-2）。[11] 与此不同，在2007年的调查中，优先的是疾病预防（45.5%）、应急准备（34%）、传染病监测（31.8%）。[12] 值得注意的是，应急准备从第二位滑落到了第五位。然而，必须注意的是，如果这项调查是在十几年前完成的，那么应急准备这项内容能否进入大部分州卫生机构优先领域的前十位都是值得怀疑的。但"9·11"恐怖事件以及随之而来的炭疽恐慌使国家给予了应对"所有危险"应有的重视，并在国土防御各方面强调了卫生的重要性，公共卫生已经在各级政府中获得了更高的重视。

表 10 – 2　按各州和地区卫生官员确定的 2010 年首要任务

首要任务	提及次数(次)	比例(%)
基础设施/能力/信息技术/人力资源	40	17
质量改进	21	9
健康促进与疾病预防	18	8
肥胖、营养和体育活动	14	6
应急准备	14	6
医疗卫生改革	13	5
传染性疾病控制	13	5
环境健康	11	5
烟草控制	10	4
战略性计划	10	4
健康不平等	10	4
慢性病控制	10	4
筹资和裁员缓解	10	4
其他任务	37	19

　　资料来源：Association of State and Territorial Health Officials. *Profile of State Public Health*. Vol. 2. Washington，DC：ASTHO；2011。

州公共卫生经费

　　在许多方面，州卫生部门的活动都是与其经费来源密切相关的，其筹资方式也常常是讨论州卫生机构情况的重点。在过去的几十年里，公共卫生的筹资也是一波三折，虽然从理论上来讲收集财务信息很简单，但在实际情况中却非常复杂。收集财务信息的一个难点就是公共卫生不像其他公共部门，它没有一个统一的标准会计图表来定义数据并用于比较报告中。在过去的几年里，公共卫生筹资方面的研究得到扩展，因此可以通过这些研究项目来检验公共卫生支出在各州和社区引起变化的原因和结果，以及投资公共卫生所获得的回报。[14~18]

州卫生部门花费大量资金来维持其管理。一般而言，州公共卫生项目的最大资助者就是联邦政府（46%），其次的财政来源是州内的一般性税收（22%）。《烟草大和解协议》（Tobacco Master Settlement Agreement）和其他特定的或限制性的条约也会给州和地方卫生部门带来资金支持，这些资金的总和约为州政府财政收入的16%。[19]明确州公共卫生部门的资金来源，可以更深入地理解它们密切关注联邦资金和优先项目变化的原因。

2007年的经济衰退和之后的政府征税不足使州卫生部门不得不承受资金大量减少的事实。与过去十年的削减形式不同，此次削减涉及了项目的减少和裁员，而这严重削弱了许多州卫生部门的服务能力（图10-1）。虽然重构新内容和扩张重要项目也许会在公共卫生决策方面造成重大分歧，但是辞退官员或者削减项目只会更加艰难。

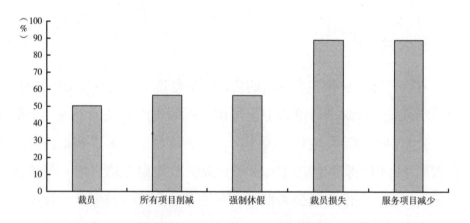

图10-1　州卫生机构因经济衰退导致的部分影响（2008~2010年）

资料来源：Association of State and Territorial Health Officials. *Budget Cuts Continue to Affect the Health of Americans：Update May* 2011. Washington, DC：ASTHO；2011。

州公共卫生人力资源

州公共卫生部门的人员配置通常反映了该州管辖权以及州卫生部门提供服务的范围。显然，采用地区公共卫生体系集中管理模式的州比那些采用分散模式或混合模式提供服务、更依赖地方政府工作人员的州拥有更多员工。州卫生部门承担的项目数量和监督管理职能同样会影响员工规模。这些员工也有多样化的分类，包括全职员工、兼职员工、合同制员工、小时工或临时工。绝大多数州卫生部门的报告称其全职员工少于 1000 名。[11]

地方公共卫生机构

州、地区、部落按照宪法及其他法律法规将某些公共卫生权力和职责委派给地方公共卫生机构。县、市或城镇经常被指定为地方公共卫生行政管辖区。全国县市卫生官员协会（National Association of County and City Health Officials，NACCHO）将地方公共卫生机构定义为"州政府或地方政府的行政或服务单位，关注健康并承担这一行政区域内的卫生职责"。[20]尽管不同社区的地方公共卫生机构在活动方面存在较大差异，但它们通常都会在实施社区公共卫生项目、提供公共卫生服务、履行公共卫生法律法规指定的职责中承担大部分责任。

全国县市卫生官员协会也首创了一个可操作性定义，阐述了公民对地方公共卫生机构的期望。全国县市卫生官员协会定义的地方卫生部门职能如下。

- 阐明社区面临的具体健康问题，以及物理的、行为的、环境的、社区的和经济的因素如何影响这些健康问题；

- 调查健康问题和健康威胁；

- 预防、减少各种传染病、不安全食品和水所引起的疾病大规模暴发、慢性病、环境危害、物理伤害以及危险的健康行为所造成的不同影响；

- 领导突发公共卫生事件的应对行动；

- 与其他地方责任部门或州、联邦政府机构合作应对具有公共卫生性质的突发事件（如自然灾害）；

- 实施健康促进计划；

- 动员社区解决公共卫生问题；

- 与公立、私营的医疗卫生服务机构，以社区为基础的机构以及其他政府部门（如房管机构、司法、教育部门）建立伙伴关系，共同确定公共卫生问题、减轻伤害、采取行动消除引起这些问题的根源；

- 以一种有目的的、非竞争的、非重复的方式协调公共卫生系统工作；

- 解决健康不平等；

- 成为当地政府机构和政策制定者制定公共卫生相关法律法规的主要资源；

- 向媒体和社区提供科学的、及时的、无文化冲突的健康资讯和健康警示；

- 为其他解决公共卫生领域问题的组织提供专业支持；

- 恰当运用执法权力，以确保公共卫生法律和条例得到执行；

- 雇用在实施最佳实践、基于证据的项目和干预方面有能力且训练有素的员工；

- 促进研究工作，造福社会；

- 应用并促进基于证据的公共卫生研究实践；

- 从战略上规划公共卫生服务和活动，评估其实施和产出，并依据需要进行调整以持续提高其有效性、改善社区的健康状况、满足社区的健康期望。[20]

医学研究所也提出了关于地方公共卫生机构权力和职责方面的建议，具体包括以下内容。

- 评估、检查、跟踪地方的健康问题和需求以及解决这些问题的资源。

- 制定政策、确保领导力以号召当地参与，培养主人翁意识，重视当地需求，倡导公共资源的公平分配，促进个人活动与社区健康需求互补。

- 确保社区所有人对公共卫生所需的高质量服务（包括个人健康服务）的可及性；确保社区获得合理的联邦、州以及地方公共卫生资源；确保社区了解如何获得公共卫生服务，包括个人卫生服务，以及如何遵守公共卫生要求。[9]

地方公共卫生机构（全国近 2900 家）在组织结构和管理上各不相同。这种结构性差异主要包括以下内容。68% 的机构为县或市 – 县合并辖区服务。其中的 63% 为较小的行政区域（人口小于 50000 人）服务，但这类行政区的人口仅占美国总人口的 1%；而剩余 5% 的机构所服务的人占美国总人口的 49%。75% 的机构为地方卫生委员会所管辖的地区服务；27 个州的地方公共卫生机构完全独立于地方政府机构之外。大多数地方公共卫生机构的主要负责人具有硕士学位；29% 的人具有学士学位；17% 的人具有博士学位。

联邦公共卫生机构

联邦政府公共卫生系统主要由美国卫生与人类服务部和它的执行部门构成。与各州和地方公共卫生机构关系密切的主要机构是疾病控制与预防中心、卫生资源和服务管理局（Health Resources and Services Administration，HRSA）、食品药品管理局（Food and Drug Administration）、医疗保险和医疗救助中心（Centers for Medicare and Medicaid Services），以及医疗保健研究与质量管理署（Agency for Healthcare Research）（图 10 - 2）。美国农业部（Department of Agriculture）投注大量资金在其"妇女、婴幼儿、儿童"（Women，Infants and Children，WIC）营养项目上，是全美对公共卫生投入最大的机构。美国国土安全部（Department of Homeland Security）是与州和地方公共卫生机构共同开展应急准备最重要的机构之一，更具体地说，应该是国土安全部联邦紧急事务管理署（Federal Emergency Management Agency，FEMA）。除以上提到的这些部门还有一些其他业务部门，只不过它们与州和地方公共卫生机构的合作频率稍低一些。

卫生与人类服务部是美国政府确保全民健康和提供必需的人性化服务，特别是对那些无法自助的人提供服务的主要政府机构。它的支出几乎占整个联邦总支出费用的1/4，它负责管理的拨款经费比其他联邦机构拨款经费的总和还要多。医疗保险项目是美国最大的健康保险项目，每年操作着超10亿美元的理赔金。医疗保险和医疗救助共同为1/4的美国人提供了医疗保险。卫生与人类服务部和州、地方政府密切配合，许多卫生与人类服务部资助的

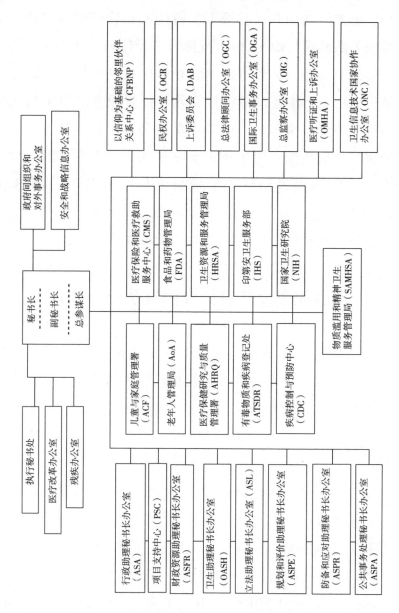

图 10 - 2　美国卫生与人类服务部内部结构图（2011）

资料来源：www. hhs. gov/about/orgchart/。

服务是在地方层面由州、县级卫生机构或私营部门提供的。卫生与人类服务部的项目由 11 个执行部门进行管理，其中 8 个部门属于美国公共卫生署，3 个是人类服务机构。卫生与人类服务部的项目超过 300 个，覆盖范围极广。除了提供服务，卫生与人类服务部项目还要确保全国每个受益人都被公平对待，并关注于收集全国健康及其他数据。卫生与人类服务部的负责人由国务卿办公室确定。卫生与人类服务部的项目支持中心（Program Support Center，PSC）是卫生与人类服务部内部支持的一个部门，为卫生与人类服务部和其他联邦机构提供行政服务。[22]

当前加强公共卫生机构与系统的努力

为了提高效力和效率，实现更大的协同效应，扩大集体影响，目前公共卫生体系中的许多机构已开展了大量工作。下面将列举一些最有前景的举措。

绩效标准

国家公共卫生绩效标准计划已在疾病控制与预防中心和全国的合作伙伴中展开，其合作伙伴包括州和地区卫生官员协会、全国县市卫生官员协会、全国地方卫生局协会（National Association of Local Boards of Health，NALBOH）、公共卫生基金会（Public Health Foundation）和美国公共卫生协会（American Public Health Association，APHA）。该计划的目标是评估各州和地方公共卫生系统的能力，以使各公共卫生机构提供最佳水平的公共卫生服务。该计划是在十项基本公共卫生服务以及由专家小组共同讨论制定的评估标准、措施以及指标的基础上，形成的一套用以开展评估的社区共识模型。这项工作鼓励利益相关者们制定具体的方案来改进公共卫生战略、发展公共卫生能力。许多人认为这是公共卫生机构认证的先行者。

认证

在疾病控制与预防中心、罗伯特·伍德·约翰逊基金会（Robert Wood Johnson Foundation）和州和地区卫生官员委员会、全国县市卫生官员协会、全国地方委员会协会、美国公共卫生协会组织的领导成员的支持下，公共卫生认证委员会（Public Health Accreditation Board，PHAB）于 2007 年成立。这是一个志愿性的项目，州、地方、部落和区域性的政府公共卫生机构可以自主申请认证。对于一个公共卫生机构来说，公众最关心的是它是否符合既定的国家标准以确保它能实现其全部职能。申请认证的机构都会被要求进行严格的自我审查，并提交符合认证最低标准的调查报告。

质量改进

就像所有的复杂组织一样，公共卫生机构会面临一些质量改进的挑战。不同于卫生部门的其他组件，公共卫生不是质量改进行动的早期实验对象。但是，由于更严格的预算审查和日益高涨的要求建立问责制的呼声，公共卫生管理者们现在对能够改善机构效力和效率的战略越来越感兴趣。为此，罗伯特·伍德·约翰逊基金会资助了几个合作技术支持项目，旨在帮助公共卫生机构获得质量改进的专业知识并掌握质量改进的技术和方法。此外，疾病控制与预防中心、全国县市卫生官员协会、州和地区卫生官员协会也在支持那些希望将改进质量实践引入机构内部的卫生部门。质量改进的相关技能与实证也是公共卫生认证委员会对申请国家认证的卫生机构的要求。

组织再造

与质量改进密切相关的是，经过对需求、资源和能力的审查后，相关组织为了履行其使命可能不得不彻底地重新调整结构和运行模式。在这种情况下，该组织可能会对人员配置、工作流程和产出进行根本性的重新设计，而不是对现有流程进行可增值的改进。有时，这种变化是为了提高效率，例如用更少的人完成某一个特定的任务。有时，流程改造需要新技术和更高或不同水平的公共卫生专业人员。所有这些调整，包括人力、流程和技术方面的变化，是处在组织结构再造的框架之下或与组织的使命、资源相匹配的。

上述四个方面的公共卫生实践是在医疗卫生改革的大背景下产生的，也为公共卫生组织变革和改进提供了更多机会。2010 年《平价医疗法案》中的若干条款以提高质量和医疗效率为原则对医疗保健人员配置进行了重组。例如，可信赖医疗组织（accountable care organizations，ACOs）在一个共同的组织和融资框架中将多个医疗卫生服务提供者聚集在一起，协调卫生服务提供的事宜并共同承担特定患者医疗卫生结果的责任。与之相似，患者为中心的家庭医疗模式（patient-centered medical home，PCMH）旨在整合和协调所有维持人们健康的卫生服务和支持。2010 年《平价医疗法案》还通过了一项专门的、持续性的联邦基金，以资助基于证据的预防性服务和公共卫生项目的扩展。所有这些新规定都随着该法案的颁布而实现。另外，显著扩大医疗保险的覆盖范围、减少美国居民医疗保险未覆盖的案例也是该法案的宗旨。

医疗改革的这些因素为公共卫生机构与其合作伙伴在医疗卫生服务提供中谋得新角色创造了机会。那么州和地方医疗卫生机构在新的可信赖医疗组织和患者为中心的家庭医疗模式中应该扮演怎样的角色？这些新的结构形式以及扩大的医疗保险覆盖范围会使得公共卫生机构不再直接提供临床医疗服务了吗？如果是这样，公共卫生机构需要进行再投资以加强其他类型的公共卫生活动吗？这些新的结构形式将如何影响目前存在于公共卫生体系中支持卫生评估、规划、政策制定和项目实施的多个组织之间的关系？在医疗改革中，什么类型的公共卫生监管和评估机构将出现？公共卫生机构及其合作伙伴必须合力在充满挑战的经济环境、有限的预算和政治的不确定因素条件下回答这些问题。在此过程中，公共卫生机构及其合作伙伴将为下一代美国人重塑公共卫生体系。

注释：

1. Halverson PK, Miller CA, Kaluzny AD, Fried BJ, Schenck SE, Richards TB. Performing public health functions: The perceived contribution of public health and other community agencies. *J Health Human Services Administration*. 1996;18:288–303.

2. Mays GP, Halverson PK, Stevens R. The contributions of managed care plans to public health practice: Evidence from the nation's largest local health departments. *Public Health Rep*. 2001;116:50–67.

3. Mays GP, Miller CE, Halverson PK. *Local Public Health Practice: Trends and Models*. Washington, DC: Amercian Public Health Association; 2000.

4. Halverson PK. Embracing the strength of the public health system: Why strong government public health agencies are vitally necessary but insufficient. *J Public Health Manag Pract*. 2002;8:98–100.

5. Mays GP, Halverson PK, Kaluzny AD. Collaboration to improve community health: Trends and alternative models. *Jt Comm J Qual Improv*. 1998;24:518–540.

6. Mays GP, Halverson PK, Baker EL, Stevens R, Vann JJ. Availability and perceived effectiveness of public health activities in the nation's most populous communities. *Am J Public Health*. 2004;94:1019–1026.

7. Institute of Medicine. *The Future of the Public's Health in the 21st Century*. Washington, DC: National Academies Press; 2002.

8. Beitsch LM, Brooks RG, Menachemi N, Libbey PM. Public health at center stage: New roles, old props. *Health Aff (Millwood)*. 2006;25:911–922.

9. Institute of Medicine. Committee for the Study of the Future of Public Health. *The Future of Public Health*. Washington, DC: National Academies Press; 1988.

10. Centers for Disease Control and Prevention. *National Public Health Standards Program User Guide*. Washington, DC: CDC; 2007.

11. Association of State and Territorial Health Officials. *Profile of State Public Health*. Vol. 2. Washington, DC: ASTHO; 2011.

12. Association of State and Territorial Health Officials. *Chartbook of Public Health*. Washington, DC: ASTHO; 2007.

13. Mays GP, Smith SA, Ingram RC, Racster LJ, Lamberth CD, Lovely ES. Public health delivery systems: Evidence, uncertainty, and emerging research needs. *Am J Prev Med*. 2009;36:256–265.

14. Honore PA, Amy BW. Public health finance: Fundamental theories, concepts, and definitions. *J Public Health Manag Pract*. 2007;13:89–92.

15. Mays GP, McHugh MC, Shim K, et al. Getting what you pay for: Public health spending and the performance of essential public health services. *J Public Health Manag Pract*. 2004;10:435–443.

16. Mays GP, McHugh MC, Shim K, et al. Institutional and economic determinants of public health system performance. *Am J Public Health*. 2006;96:523–531.

17. Mays GP, Smith SA. Geographic variation in public health spending: Correlates and consequences. *Health Serv Res*. 2009;44:1796–1817.

18. Mays GP, Smith SA. Evidence links increases in public health spending to declines in preventable deaths. *Health Aff (Millwood)*. 2011;30:1585–1593.

19. Association of State and Territorial Health Officials. *Budget Cuts Continue to Affect the Health of Americans: Update May 2011*. Washington, DC: ASTHO; 2011.

20. National Association of County and City Health Officials. *2005 National Profile of Local Health Departments*. Washington, DC: NACCHO; 2006.

21. National Association of County and City Health Officials. *2010 National Profile of Local Health Departments*. Washington, DC: NACCHO; 2011.

22. U.S. Department of Health and Human Services. About HHS. http://www.hhs.gov/about/. Accessed October 11, 2011.

第十一章
健康、卫生保健和卫生政策的全球经验

斯蒂芬·斯科恩鲍姆（Stephen C. Schoenbaum）*

罗宾·奥斯本（Robin Osborn）**

戴维·斯夸尔斯（David Squires）***

多年以来，美国在卫生保健方面的支出一直明显高于其他国家，但其整体卫生系统绩效和人群健康却常常落后于其他国家。[1~3]在16个加入经济合作与发展组织（Organization for Economic Cooperation and Development，OECD）的国家中，美国可预防或可治疗疾病的死亡率（所谓的卫生保健相关死亡率）最高。虽然在这一数据上各国都在逐年降低，但美国降低的速率比其他国家低（图11-1）。[4]

美国内部的绩效也存在差异。事实上，"在美国，一些州（如明尼苏达州等）的卫生保健相关死亡率非常低，相当于经合组织中最好国家的水平。"[5]而且众所周知，在美国的医疗保健机构中，人们可以得到良好的照料。此外需要注意的是，没有一

---

* 斯蒂芬·斯科恩鲍姆（Stephen C. Schoenbaum），医学博士、公共卫生硕士，乔西娅·梅西基金会主席的特殊顾问。

** 罗宾·奥斯本（Robin Osborn），工商管理硕士，英联邦基金会卫生政策与创新国际项目主任，副主席。

*** 戴维·斯夸尔斯（David Squires），文学硕士，英联邦基金会卫生政策与创新国际项目助理研究员。

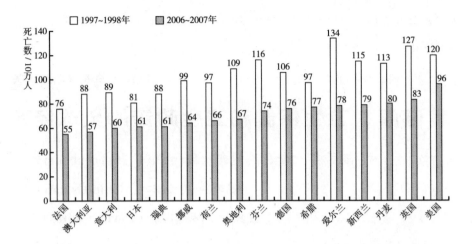

图 11 - 1　美国在可预防或可治疗疾病死亡率上落后于其他国家

资料来源：Adapted from Nolte E, McKee M. Variations in amenable mortality-trends in 16 high-income nations. *Health Policy*. 2011；103（1）：47 - 52。

个国家或卫生服务系统能在医疗保健、卫生系统绩效和健康结果等各个方面都做得非常好。我们的最终目标是使美国整体（其他国家也一样）的卫生服务能达到更好的水平，使其支出更具价值，而做到这一点的关键是研究全球范围内的最佳实践经验。

在每个国家，健康产出都受多因素影响，其中包括：（1）患病率及疾病严重程度（尤其是慢性病）；（2）卫生服务的可及性，包括预防保健、急性发病阶段和过渡期的治疗、慢性病管理等；（3）卫生与医疗服务的有效性、安全性和便捷性。

慢性病的患病率和严重程度在全球的发达国家中呈上升趋势，美国人的慢性病和综合型慢性病的患病率都非常高。2005年固定样本调查显示，只有 55% 的 20 ~ 64 岁、12.5% 的 65 岁以及以上的美国人没有慢性病，而令人不安的是，几乎一半 65 岁及以上的人患有三种或以上慢性病。一项类似的调查显示，有 18.4% 的 65 岁以上的澳大利亚人没有患任何慢性疾病，而同时患三种或以上慢性病老年人的比例则比美国低得多（22.9%：47.6%）。[6]这种结果不仅对人群健康，而且对整体医疗成本、公共卫生项目和卫生服务系统都有显著影响。

在发达国家中，唯有美国存在大量人口没有医疗保险的问题。随着医疗改革的实施，美国正在采取措施以大大降低这一数字，这将显著提高卫生系统绩效。[7]例如，2005 年约 1/2 的成人报告说参与了所有本年龄组推荐的筛查项目和预防保健活动，但约有 1/3 的美国人未投保。[8]而在患病的成年人中，有 1/2 的人因费用问题放弃了必要治疗，他们不看医生，不买药，也未接受推荐的检查和随访。[9]提高医保覆盖度和改善医保不足状况将缩小这种差距。确实，俄勒冈健康保险随机研究已表明，当没有保险的人获得保险后，比那些仍然没有保险的人获得了更多的卫生服务，新投保的人在身体和精神方面也比未投保的人更健康。[10]

在不同国家或同一个国家的不同条件下，卫生服务的有效性有所不同。例如，癌症的五年生存率在国家之间和国家内部均不同。与其他一些发达国家相比，美国乳腺癌和结直肠癌的五年生存率更高。[3]但宫颈癌的五年生存率在美国是 67.0%，而在加拿大是 71.9%，在荷兰是 69.0%。然而这几个结果不能等同视之，因为美国乳腺癌的筛查率比其他几个国家低，而宫颈癌在美国的筛查率比加拿大和荷兰高。[2]

最佳实践

广义的卫生服务和卫生系统绩效改善最佳实践可以分为几

类：具有强大的初级保健基础设施和基层医疗服务类；强调预防
与人群健康水平类；提供全面覆盖且有价值的保险类；激励高质
量专业服务类；形成连贯一致的国家卫生服务政策类。

初级卫生保健

强大的初级卫生保健意味着更好的健康产出、更少的费用和
更公平的服务。[11]有助于这些成效的初级卫生保健具有早接触、
连贯、全面和协调四个特征。良好的初级卫生保健可以加强预防
服务，包括在早期发现疾病、促进急性治疗的可及性；进行更好
的慢性病管理，包括患者教育和参与、监测、有效利用医疗保健
和社区服务；开展更好的转诊，包括转诊推荐、协同用药、患者
环境改变（如出院回家）后进行随访等。

在其他几个发达国家，几乎人人都有私人医生并可以享受到
规范的医疗服务，而美国的这一比例只有91%。[12]卫生服务的覆
盖率低是造成这个结果的因素之一。据笔者计算，拥有一年覆盖
各个科目持续医疗保险的人群在拥有私人医生和享受规范医疗服
务上占有的比例为96%，而没有医疗保险的人群在拥有私人医
生和享受规范医疗服务上比例为77%。缺乏规范医疗服务的其
他因素可能是频繁更换保险公司、患者更换工作、雇主改变福利
计划或患者和医生都频繁变更诊疗所在地等。除了拥有私人医生
和享受规范就诊外，在荷兰、法国、德国，76%以上的慢性病患
者与其初级保健医生有五年或更长期的合作关系。相比之下，美
国的这一比例只有53%。保险、工作或住址改变这些因素似乎
也能解释这种不同。和医生的长期合作关系以及持续的医疗保健
会赢得更大的信任和更好的成效，[13,14]因此控制导致非持续医疗

服务的因素十分重要。

在澳大利亚、丹麦、英国、荷兰等国家，初级保健医生扮演了积极的看门人角色。然而，在 20 世纪 90 年代健康管理时期，美国公众将作为看门人的初级保健医生视为限额配给。这种反应可能显示了美国人习惯于自由选择医院、无限制地访问专科医生和寻找补充意见的特性。同其他国家相比，美国的初级保健医生数相对于专科医生数低许多的事实又强化了这一特性，其结果是患者不经过转诊而直接进入专科治疗。另一种解释可能与对待看门人制度的反应有关，其他国家的初级保健医生被视为必要的医疗辅导员和协调员，而在美国他们则是获得医疗服务的障碍。此外，在其他国家，初级保健医生不会因为阻止转诊而获得任何直接的经济利益，而这是美国管理式医疗的主要问题。在一些国家，看门人制度并没有内置在系统中，如法国和德国正在推广的"软把关"模式：通过降低分担成本，鼓励患者挂初级保健医生的号或加入初级保健实践活动。在加拿大安大略省，加强初级卫生保健和开展综合医疗模式实践之风正在兴起，结果是超过总人口 70% 的人自愿登记了初级保健医生。[15]

丹麦为发达的初级卫生保健提供了一些有趣的实例。1998 年欧洲民意调查显示，90% 的丹麦人对医疗卫生服务感到满意，这一比例在欧盟成员国中排名第一。[16] 99% 的丹麦人选择了全科医生（general practioner，GP）作为看门人。只有 1% 的受访者选择保留从 20 世纪 70 年代开始实施的没有看门人、无须转诊直接看专科医生的老模式。而这 1% 的人必须自己支付医生收费和政府支付医生费用之间的差额。在丹麦，全科医生的常规办公时间一般是从上午8~9 点的电话服务至下午的 3 点左右。全科医生的收入部分来自登记人群的人头税，部分来自医疗费，包括门诊费、电话服务和电子邮件服务费用（来自电子邮件服务的费用比电话的费用多很多）。丹麦的全科医生对国家卫生信息交换平台非常满意，通过该平台医生在下一个工作日之前会收到患者的预约信息，患者可以自行联系自己的全科医生，令其提供或与其协商适当的后续治疗。此外，当病人在急诊室挂号后，初级保健医生也会自动得到电子通知。

当全科医生介绍患者看专科医生时，患者可以通过国家卫生信息交换平台选择专科医生，并通过该平台安排预约。预约成功后，专科医生通过该平台发送所咨询信息并得到报酬。全科医生也可以看到这些信息，并采取适当的跟进治疗。[17]

若干丹麦初级卫生保健的特征在其他国家也能看到，其中的一些特征在美国也变得越来越普遍，例如电子病历（electronical medical record）在新西兰、澳大利亚、荷兰、英国等许多国家都很普遍（图 11 -2）。[18] 在这些国家中，电子信息被广泛应用，其

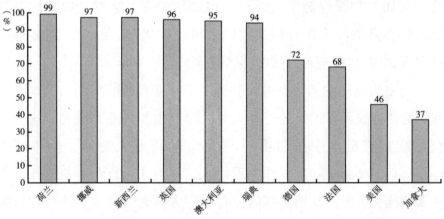

图 11 -2　初级保健医生中使用电子病历的人所占比例（2009 年）

资料来源：2009 Commonwealth Fund International Health Policy Survey of Primary Care Physicians。

中包括将患者诊断或实验室实验结果录入并列表、在进行以指导为基础的干预或筛检前接收到之前的相关决策支持信息、提醒患者预防或后续的治疗信息等。又如新西兰采用先进的医疗信息技术改善患者的治疗质量。全科医生所使用的心血管疾病、糖尿病评估和管理系统的数据都自动转自病人的电子健康档案（electronical health record，EHR）。通过决策支持工具评估出的病人风险、治疗方案会反馈到电子健康档案中加以保存。接着全科医生就可以收到风险评估报告、患者的特性以及基于证据的治疗建议了。[19,20]美国的电子健康信息能力落后，2009 年只有不到一半的初级保健医生使用电子病历，其他附加功能则更少应用（表 11 - 1）。2009 年《美国复苏与再投资法案》 （American Recovery and Reinvestment Act，又称《经济刺激法案》）极大促进了电子病历的采纳和使用。[21,22]电子病历带来的正面和负面效应均体现在老年医疗保险体系中，几年内大多数处方药在美国都是通过电子系统处理的。

表 11 –1　各国初级保健医生使用计算机管理患者信息的能力（2009 年）

单位：%

项目	澳大利亚	加拿大	法国	德国	荷兰	新西兰	瑞典	英国	美国
患者诊断列表	93	73	20	82	73	97	74	90	42
患者的实验结果列表	88	23	15	56	62	84	67	85	29
患者到期、过期的测试或预防保健列表	95	22	19	65	69	96	41	89	29
单个患者用药列表	94	25	24	65	61	96	49	86	30

资料来源：2009 Commonwealth Fund International Health Policy Survey of Primary Care Physicians。

而这些实践在丹麦已经开展若干年了，不仅可以将电子处方直接传送到患者所选择的药房，同时还可以通过医生处方条码和配药条码匹配机制消除配药错误。在美国条码匹配也变得越来越普遍，但主要还是在医院内部。

在许多国家已经形成了护士和其他非医学专业的保健专业人员共同管理患者医疗事项的多学科初级卫生保健团队。在瑞典、英国、荷兰、澳大利亚和新西兰，这种团队治疗在初级卫生保健中已经很普遍，而美国只有 59% 的初级卫生保健人员与医生共同参与治疗病人。加拿大安大略省的一个初级卫生保健创新模型中涵盖了 170 个以上的家庭保健团队。团队成员包括定期在常规工作时间访问患者的家庭医生和护理师、护士、营养师、药剂师等保健专业人员以及在晚上或周末等非工作时间加入家庭健康团队处理紧急问题的医生。[23]当病人在非工作时间由其他医生诊治时，他/她自己的家庭医生在第二天会收到经病人许可的治疗摘要。

传统的支付方法［如按服务项目付费（fee for service，FFS）］常常被指责为妨碍医疗过程中的合作协调，因此多建议采用财政奖励的方法来鼓励那些治疗慢性病或满足病人各种卫生服务需求的初级保健医生。病人常常会咨询各种不同的医生，接受多种药物治疗。在实施该奖励政策的几个国家中，一半以上的医生有资格获得奖励，如英国有 82%，而美国的这一比例仅为 17%（表 11 - 2）。[18]

在几个国家中，病人在非工作时间就医是个问题。据报道，除非是看急诊，否则有 30% ~ 70% 的病人很难在夜间、周末或节假日得到正常的治疗（图 11 - 3）。[24]最好的结果是在

表 11-2　各国财政奖励和初级卫生保健专项支持（2009 年）

单位：%

获得财政奖励的比例	澳大利亚	加拿大	法国	德国	荷兰	新西兰	瑞典	英国	美国
病人满意度高	29	1	2	4	4	2	4	49	19
达到临床治疗目标	25	21	6	6	23	74	5	84	28
管理的病人患有慢性疾病或需求复杂	53	54	42	48	61	55	2	82	17
加强预防保健活动	28	26	14	23	17	38	2	37	10
增加非医生的临床实践	38	21	3	17	60	19	2	26	6
与患者非面对面干预	10	16	3	7	35	5	4	17	7

资料来源：2009 Commonwealth Fund International Health Policy Survey of Primary Care Physicians。

荷兰，只有33%的成人调查对象表示非工作时间获得非急诊服务"非常/有些困难"，而在美国和法国该比例是63%，加拿大是65%，瑞典是68%。荷兰和丹麦一样，现在已经开展了地区性的非工作时间卫生服务。自21世纪初以来，以全科医生为首、通过医生自我组织轮换提供服务的合作已经在荷兰各地形成并覆盖了超过90%的人口。越来越多的医院开始开展这种团队合作，由受过训练的护士和医疗助理根据国家指南和协议进行电话分诊，全科医生则提供电话咨询、无预约访视和随诊上门服务。

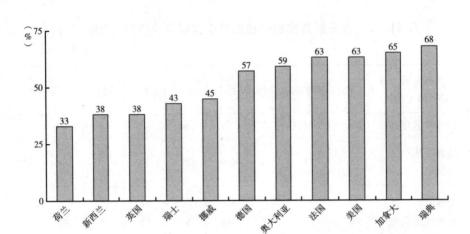

**图 11 - 3　因非常/有些困难（晚上、周末、节假日）而无法
得到正常治疗的受访者的比例（2010 年）**

资料来源：2010 Commonwealth Fund International Health Policy Survey in Eleven Countries。

　　电子健康档案被创建并被发送给患者固定的全科医生。全科医生对此很满意，因为这使他们的平均电话诊疗时间从每周 19小时下降到了每周 4 小时。荷兰的一项研究表明，因为这样的服务在其他地方得以实施，从而减少了急诊室的占用时间。[25]

　　有一个好消息是美国正在发起促进家庭医疗发展的运动。国家质量促进委员会（National Committee for Quality Improvement，NCQA）认识到初级卫生保健能促进实现家庭医疗。[27]另外，2010 年《平价医疗法案》（Affordable Care Act，ACA）和各种私下努力促进了可信赖医疗组织（accountable care organizations，ACOs）的发展。可信赖医疗组织要求强大的初级卫生保健基础，而前者的服务质量和医疗费用是可信赖的，因此这对初级卫生保健机构提供初级卫生服务是一个巨大的促进，使其既可以提供家庭医疗又会作为进入专科治疗的入口而提供辅助性治疗，这将是有效、高效和协调的。[28]

诸如北卡罗来纳的社区开展的那种保健计划已经降低了急诊率和住院率。该计划提供了覆盖 14 个区域的医生网络，并雇用了服务与薪酬挂钩的护理管理员，为符合医疗补助计划的慢性病人提供预防服务。一个外部的调查中心分析认为，从 2007 年到 2009 年该计划节约了近 15 亿美元的卫生经费。[29]类似的还有"卓越桥梁计划"（Bridges to Excellence），它采用多州、多雇主合作的方式，节约了经费。该计划鼓励初级保健医生通过提供家庭医疗和坚持按临床指南来监测和治疗糖尿病、高血压等慢性疾病。

预防与人群健康

有意思的是，丹麦虽然有非常好的初级卫生保健基础设施，但其健康产出如期望寿命、死亡率等指标却并没有其他几个欧洲国家好。[4]究其原因，可能是丹麦过去缺乏良好的国家健康目标和有针对性的以预防和保障人群健康为目标的项目，从而导致该国拥有较高的吸烟率、脂肪摄入量、酒精消费和较低的运动率。丹麦已经认识到问题所在，并正在开发新的以控烟和解决其他重大健康问题为目标的国家项目，并参与了经合组织一项强调预防疾病的初级卫生保健质量指标项目。[32]

意识到预防的重要性后，一些国家开始对那些促进强化预防意识的保健活动的医生发布奖励，这样的保健活动包括耐心辅导、组织团体进行参观等。在新西兰，有 38% 的医生能获得这样的奖励，在英国的这一比例是 37%（表 11 - 2）。[18]2002 年德国在全国范围内开展了以医生为基础、患者为中心的疾病管理改革。多年来，这项改革已经在 1 型和 2 型糖尿病、乳腺癌、哮喘和慢性阻塞性肺病、冠心病管理中得以实施。这些项目的特色包括提供信息技术支持；保证初级保健医生的枢纽角色；开展患者为中心的患者自我管理；保证质量（如提醒和树立标杆）；为医生提供财政奖励；建立疾病基金（如私人健康保险）。德国政府根据参加各种疾病管理计划的人数为各种疾病基金付费，而疾病基金提供经费奖励以鼓励初级保健医生看护符合条件的患者。所有保险公司都采用了同一组政府指定的以证据为基础的工作指南。尽管德国的初级卫生保健体系相对薄弱，但早期结果显示，糖尿病患者的治疗质量和患者的满意度提高了，同时，对比其他被保病人，他们的死亡率、住院率、并发症，以及医药费和住院费均较低。[33]

美国在预防方面相对做得更好，尽管如前所述还有很大的改进余地。国家的工作指南已经由美国预防服务工作组（U. S. Preventive Services Task Force）、疾病控制与预防中心免疫实践顾问委员会（Advisory Committee on Immunization Practices）制定出来。非政府的委员会和组织，如美国儿科学会红皮书委员会（American Academy of Pediatrics' Redbook Committee）、美国癌症协会（American Cancer Society）、美国心脏协会（American Heart Association）也制定了自己的指南。这些不同的工作指南并不总是保持一致，但在预防方面的标准比临床和公共卫生等其他几个领域的标准要一致得多。指南的实用与有效性已使绩效测量和广泛实施成为可能。例如，国家质量促进委员会将医疗有效性数据和信息用于筛查、预防和慢性病管理实践等各项健康计划的绩效评估已超过 15 年。国家质量促进委员会年度报告显示医疗质量的状态和大部分措施的绩效已经显著提高。[34]

全面覆盖和以价值为本的保险

尽管高覆盖是高效率卫生系统的必要条件，现实中还往往存在着覆盖度不足的问题。除了普遍因素之外，还有一些其他可以改善这一情况的因素，如通过最大限度地减少最贫困或最有需要的患者所分摊的医疗与保健费用，使他们更容易得到照顾并接受他们需要的药物治疗（表 11 - 3）。此外，相关政策也可以加速这一状况的改善，如根据成本效益分层共同支付药费的政策。

表 11 - 3　各国患慢性病的成年人在过去的两年中
因费用引起的可及性问题（2008 年）

单位：%

病人的比例	澳大利亚	加拿大	法国	德国	荷兰	新西兰	英国	美国
未按处方或指定剂量服药	20	18	13	12	3	18	7	43
有病未就诊	21	9	11	15	3	22	4	36
未接受推荐的检查、治疗、随访	25	11	13	13	3	18	6	38
因为费用问题而发生上述情况	36	25	23	26	7	31	13	54

资料来源：2008 Commonwealth Fund International Health Policy Survey of Sicker Adults。

由于美国的保险计划复杂且保险公司众多，与其他国家相比，美国的患者和医生需要花费大量的时间来处理保险问题。美国有一半的初级保健医生称其在处理医疗中的保险限制问题上花费了大量时间，这显然是个大问题，而在英国对此表示抱怨的人只有 6%。2011 年的一项研究发现，美国初级保健医生每人每年要花费 82975 美元用于与保险公司或债务方打交道，而加拿大安大略省的该费用仅为 22205 美元。[35]同样，在过去一年有近 1/5 的美国成年人花费了大量时间处理保险文件或账单纠纷，1/4 的人遭遇过保险拒付或支付费用低于预期的状况。而在瑞典、英国和新西兰只有 4% ~ 6% 的调查对象表示存在这些问题。

其他国家采用了各种各样的办法来消除经费壁垒，促进以价值为本的收益大于成本的"高价值服务"，而防止成本大于收益的"低价值服务"。[36]例如，在法国有 30 种慢性病的初级保健访视费的共付额（需要患者共同支付的部分）被免除，对于高效的处方药实行免费赠予，其他非治疗必需药品则进行分层共同支付。德国免除了参加疾病管理计划的患者的共付额。法国、瑞典、德国、荷兰免除了儿童初级保健访视费的共付额。[36]

美国一些保险公司和大雇主也采用了以价值为本的付费设计。[37,38]例如，实施基本药物免费，其中包括治疗高血压或低血压的药物，而对于低价值药物（非必需药品）则提高患者共同支付的比例。

专业支持

人们越来越认识到，保持最高素质的专业医生和其他卫生保健提供者团队对卫生系统绩效极其重要。2002 年美国和英国的前沿医学杂志几乎是同时发布了一份名为《新千年的医学：医对社区健康状况负有法定责任的机构，其任务是跟踪社区健康状况，为已经诊断出的健康问题制定干预措施、实施干预措施（通常与其他伙伴合作），并评估这些干预措施的影响。

公共卫生学科的发展

19世纪80年代后期在东海岸的主要城市开始出现一些有组织的公共卫生机构。二战结束后，国家重心转向发展急性病医疗服务，并在很大程度上忽视了预防和公共卫生。真正用于公共卫生的支出未能跟上人口增长的步伐，导致了临床医学和公共卫生这两个平行发展的独立学科在资金支持上明显不成比例。虽然也有一些特例，但这种情况一直延续至今，其导致的结果是公共卫生基础设施十分薄弱，难以提供对健康产生积极影响的公共卫生服务。[15]

在最近几年，新疾病（如艾滋病毒/艾滋病、非典、耐药结核病）的出现、恐怖主义的威胁和行动、"孤儿"科目（如暴力、遗传学疾病）的并入等，扩大了公共卫生人员的工作范围，带来了公共卫生学科的新发展。但也许没有比医学研究所（Institute of Medicine，IOM）1988年所做的《公共卫生的未来》（*The Future of Public Health*）报告中对美国公共卫生系统开创性的研究更能刺激公共卫生学科发展的了。[16]医学研究所的结论是美国公共卫生系统处于混乱之中，公共卫生界应该行动起来解决该报告提出的问题。

公共卫生的冷静复兴

医学研究所的报告发表后，公共卫生的发展得到了1992年当选总统的克林顿的支持，他承诺全面开展医疗卫生改革。过去的医疗卫生改革很少关注公共卫生，公共卫生界强烈要求在新一轮改革中占得重要席位。这个提议的关键之处在于明确公共卫生在国家中的地位和作用，认识到公共卫生的贡献和需求。以医学研究所的调查结果和建议为基础，全国公共卫生专业协会、联邦机构、专业人员、学术界合作共同解决了医学研究所报告提出的一系列问题。共同研究的结果是公共卫生在改善人群健康状况、自身发展和采取各种机制提高专业人员胜任力和绩效方面进入了一个卓越和持续的发展阶段（见下框）。

过去 20 年的主要成就

- 医学研究所定义了公共卫生的核心功能：
  - 评估；
  - 政策制定；
  - 保障[16]。
- 明确了十项基本公共卫生服务。[17]
- 创设了地方公共卫生系统的概念,阐明了社区所有健康相关机构合作的必要性,以使社区能够达到最佳健康水平。[18]
- 形成了州、地方卫生部门和当地公共卫生政府机构的国家公共卫生绩效标准。[19]
- 工作人员技能提升：
  - 明确了公共卫生专业核心能力；[20]
  - 建立了国家和州公共卫生领导研究机构；[21]
  - 公共卫生学院和公共卫生硕士(MPH)项目数量稳定增加；[22]
  - 建立了本科层次的公共卫生教学；[23]
  - 开展了医学院的公共卫生教学；[24]
  - 恢复了对培养预防医学专业人才的支持。[1]
- 开展了公共卫生专业认证。[25]
- 形成了公共卫生伦理标准。[26]
- 采用了国家标准对地方和州卫生部门进行认证。[27]
- 开发了社区预防服务手册。[29]
- 建立了公共卫生服务及其系统的研究计划和基于实践的研究网络。[30]

在过去的几十年里，公共卫生逐渐明确了自己的角色，使得普通公众、决策者和公共卫生的其他成员以及临床医疗系统更好地理解了它的工作。1988 年医学研究所提出的公共卫生三项核心职能已经扩展为社区必须在一定数量和质量上达到的十项基本公共卫生服务，这样做的目的是使社区人群达到最佳健康水平（见下框）。[16,17]很清楚的是，即使最好的地方卫生部门也不能提供所有这些服务，因此需要临床医生、卫生部门、非政府组织和其他有关各方联合起来，共同提高整个社区卫生服务的效力。地方公共卫生系统的概念进一步强调了应当融合医学、公共卫生、相关机构和组织共同实现公共卫生"创造健康环境"的使命，从而使美国受益。[18]从基本公共卫生服务列表可见，国家公共卫生绩效标准已经建立起来，并用于量化社区卫生服务能力、提高服务质量、增强公共卫生工作的责任和透明度。[19]

十项基本公共卫生服务

1. 监测健康状况确定社区健康问题；
2. 调查、诊断社区健康问题和健康危害；
3. 通过信息传播和教育使人们具有应对健康问题的能力；
4. 动员社区伙伴关系，使大家明确和解决健康问题；
5. 制定支持个体和社区卫生行动的政策和计划；
6. 执行保障健康和安全的法律法规；
7. 连接人们的个人卫生服务需求，当其他卫生服务难以获得时，确保卫生服务的提供；
8. 确保公共卫生和个人卫生服务专业人员的胜任力；
9. 评估个体和以人群为基础的卫生服务的有效性、可及性和质量；
10. 研究如何深入和创造性地解决卫生问题。[17]

　　一个随之而来的忧虑是如何解决公共卫生人员和机构的能力问题。公共卫生专业核心能力已经形成并被接受，[20]国家和各州建立

了公共卫生领导机构，旨在为将来培养具有更强领导能力的公共卫生人才。[21]公共卫生学院的数目和公共卫生硕士点稳定增加，[22]提供公共卫生本科课程的学校和学院也在增加。[23]美国医学院协会（Association of American Medical Colleges）和疾病控制与预防中心（Centers for Disease Control and Prevention，CDC）促进了公共卫生教学在医学院的规模扩大和条件改善，[24]《平价医疗法案》中亦有支持专科医生接受预防医学培训的条款。[1]确保公共卫生从业人员达到最低能力水平的自愿认证也已得到实施，新的公共卫生伦理学已经发展起来并用以指导与公共卫生相关的伦理行为。[26]同时，地方卫生部门的认证已进入早期实施阶段。[27]罗伯特·伍德·约翰逊基金会（Robert Wood Johnson Foundation）资助的"多方合作学习"（Multistate Learning Collaborative，MLC）项目推进了16个州的地方和州卫生部门的质量改进工作，为参加国家公共卫生机构自愿认证做了准备，[28]公共卫生不再是唯一未开展从业人员和专业机构认证的主要卫生行业了。

通常对于公共卫生干预措施有效性的要求没有对于临床治疗的那样科学严谨，但这种情况正在改变。社区预防服务专门小组正在严格规范公共卫生实践，[29]公共卫生服务及其系统研究中心（Public Health Services and Systems Research Center）正在重点关注怎样最好地建立公共卫生基础设施以开展公共卫生实践。[30]这些活动表明，公众卫生在其基本原理、角色定位、人力和机构的质量以及有效性上正在复兴。不幸的是，复兴并没有显著影响到公共卫生活动的组织和经费支持。在消除州和地方的卫生部门行政化、修复和维护破损公共卫生基础设施，以及促进差距极大的全国卫生部门成熟度和能力方面所做的工作一直没有进展。

公共卫生组织和经费

尽管关于公共卫生的核心职能、基本服务、人才素质的观点日趋一致，但地方和州的卫生部门是否有能力承担起当前和未来可能的任务的问题仍然存在，公共卫生学术教育和社区公共卫生实践之间的鸿沟并未消除。州和地方层面的卫生部门在结构、管理和能力上存在巨大差异。由全国县市卫生官员协会（National Association of County and City Health Officials，NACCHO）组织的针对约 3000 个地方卫生部门的调查清楚地表明：随着时间的推移，地方卫生部门在管理结构、司法管辖权类型、行政主体、规模、资源、服务量、服务提供方式上将会产生越来越显著的差异。[31] 尽管评断地方卫生部门能力的方法还比较局限，但应注意到不同的地方卫生部门服务人群的范围有所不同。如洛杉矶县的服务人口数约为 1000 万人，而有的地区服务人口数少到只有 1000 人。事实上，大多数地方卫生部门的服务人口相对较少。2010 年，全国 63% 的地方卫生部门服务的社区人口少于 5 万人，42% 的部门服务人口少于 2.5 万人。服务人口在 1 万 ~2.5 万人的卫生部门全职（或相当于全职）员工的中位数是 9 人，服务人口在 5 万 ~10 万人之间的卫生部门全职（或相当于全职）员工的中位数是 30 人，服务人口在 10 万 ~50 万人的卫生部门全职（或相当于全职）员工的中位数是 83 人。[31] 规模大小不一定与所提供的服务质量对应，有很多小卫生部门也很优秀，且规模大小也不一定与能力相关，但无论如何，较大的卫生部门更可能拥有专业更加细化的专家团队（如医生、流行病学家、环境卫生科学家、信息专家等），更有可能有效地执行公共卫生的评估、政策制定和保障功能。[32]现有证据表明，服务人口达到 50 万的大部门表现更好，因此部门规模也很重要。[30]但这种差异性从全美人口有效服务公平分布的角度来看是有问题的。将美国的公共卫生视为一个"系统"其实是有误的，因为各个州和地区是独立的政府机构。尽管在一些州，地方卫生部门是州一级卫生部门的一部分，但绝大多数地方卫生部门由地方政府直接管理。在美国这样一个有强大地方自治传统的民主国家推广共同的观念、开展一致的行动非常困难，更不用说尚无证据表明哪种组织模式更好了。在许多地方，地方卫生部门规模太小、资源太少，难以承担应做的全部工作，它们往往需要依赖项目资金和部门规则去创造一些跨部门的联合方式。2008~2011 年的经济滑坡促使一些地方卫生部门与邻近的小卫生部门进行合作，努力降低成本、扩大影响。[34]

最近十年州和地方卫生部门的工作因经费多寡而时有波动。在 21 世纪末，对恐怖主义和生物武器的担心大大提高了对加强公共卫生薄弱基础设施的认识。[35]于是，疾病控制与预防中心与选定的州和地方卫生部门签署了合作协议，为增强公共卫生应急准备提供了资金和技术，支持统一开发公共卫生应急应对计划。[36]2001 年的"9·11"恐怖袭击戏剧性地引发了美国对预防和应急特别是应对恐怖主义的重视。联邦政府的经费被迅速用于提升应急准备和应急能力，公共卫生界、应急管理人员、医生、火警和政策制定者不得不学习新的交流与合作方式。突然间，长期被忽视的基础设施，特别是公共卫生领域的基础设施受到了新关注并获得了新资源。尽管自 2005 财政年度起每个财政年度的经费均有所下降，但截至 2007 财政年度，用于 62 个州、地方、地区和部落的卫生部门的经费已经超过了 50 亿。据全国县市卫生官员协会报告，2008 年地方卫生部门在灾害应急响应、大规模预防、沟通计划、遵守应急事件指南要求、工作人员培训、国家事故管理系统（National Incident Management System，NIMS）履约、参与应急和应对演习等方面的表现均稳步提升。[37]由于有了应急准备的技术和经费支持，许多地方卫生部门的核心功能如疾病监测和流行病学分析也得到了加强。

然而，在 2007 年年末严重的经济萧条持续期间，州和地方卫生部门的经费大幅减少，特别是在非应急准备领域的这种减少已成为常态。在 2012 年 1 月，大约有 57% 的地方卫生部门被迫砍掉了诸如母婴保健、初级卫生保健、环境卫生、临床医疗服务和免疫接种等核心公共卫生项目。全国县市卫生官员协会的调查表明，在 2008～2012 年，公共卫生岗位被削减了约 3.96 万个。[38]全国县市卫生官员协会 2010 年的调查显示，截止到该年 6 月，有 1.8 万名公共卫生工作人员的工作时间被削减或员工直接被强制休假。对此全国县市卫生官员协会发出警告：持续的经费减少将破坏地方卫生部门保护公众免遭可预防疾病、环境危害和其他公共卫生问题威胁的能力。[39]该呼吁得到了州和地区卫生官员协会（Association of State and Territorial Health Officials，ASTHO）的响应，该协会指出财政危机正在以相似的方式影响着州和地方的卫生机构。在危机期间，州的卫生工作岗位大约减少了 1.78 万个，而且预计在 2012 财政年度，当 2009 年美国《复苏与再投资法案》（American Recovery and Reinvestment，ARR）的联邦经费支持结束时，会有更多的岗位被削减。迄今为止，共有 5.74 万个州和地方卫生部门的岗位被削减，许多州的核心公共卫生项目也被停止了。[40,41]

挑战和机遇

来自现实的挑战和 1988 年医学研究所的报告《公共卫生的未来》[16] 为 20 世纪末更好地界定公共卫生的任务与实践、提升公共卫生能力、培训公共卫生人才提供了动力。大约 15 年后，公共卫生实践发生了很大变化，影响公共卫生的因素之一——人口分布也发生了很大变化，医学研究所从各联邦机构筹集资金组建了 21 世纪确保公众健康委员会（Committee on Assuring the Health of the Public in the 21st Century），并在 2003 年发布的报告中，创建了一个确保未来美国人群健康的框架。[18] 最近，罗伯特·伍德·约翰逊基金会通过检查公共卫生评价、法律和经费的方式对医学研究所公共卫生促进健康战略委员会（Committee on Public Health Strategies to Improve Health）的工作（稍后讨论）予以了支持。这些报告的发布、对健康前景和公共卫生机构变化的理解，以及资金环境的改变对于公共卫生尤其州和地方的卫生部门来说既是机遇又是挑战。

公众健康的未来

医学研究所 21 世纪确保公众健康委员会比发表 1988 年报告的委员会负责的范围更广：早期的工作主要集中在政府的公共卫生机构，即州和地方卫生部门；而后来的工作则意识到改善健康需要整个地方公共卫生服务系统，"这是一个复杂的个体和组织工作网络，当我们一起工作的时候可以把我们作为一个共同确保人们健康的团体。"[18]除建设政府公共卫生基础设施外，该委员会还着眼于社区、卫生服务系统、雇主、媒体和学术界。它同时向政府公共卫生基础设施和其他社区组织提供建议（见以下两框）。

医学研究所对政府公共卫生基础设施的建议

- 发展框架和建议以改革州公共卫生法律使之符合现代科学和法律标准并促进各州之间的一致性；
- 发展战略确保公共卫生工作者掌握核心公共卫生能力；
- 定期评估公共卫生人才储备状态，明文规定开展并资助必要的培训；
- 高度重视领导技能培训，支持和发展公共卫生专业人员；
- 建立公共卫生人员资格审查系统；
- 加强对现有和新兴通信工具的利用；
- 促进国家卫生信息基础设施的发展；
- 评估并报告政府公共卫生基础设施状况及其提供基本公共卫生服务的能力；
- 评估政府公共卫生实验室系统的状态；
- 制订综合投资计划，加强政府公共卫生基础设施建设；
- 尝试分类归并或整合分类财政补助；
- 形成有效的认证系统以促进州和地方卫生部门的能力；
- 制订研究计划并估计需要多少资金建立以证据为基础的公共卫生实践政策。
- 检查国家卫生与人类服务部（Department of Health and Human Services, DHHS）的执行机构及其卫生相关职责，减少重复和不一致，确保国家卫生部与州和地方卫生部门之间的良好协调；
- 建立由卫生部部长和各州卫生委员组成的国家公共卫生委员会，为卫生部部长提供建议，并开辟论坛来监督以奖励为基础的联邦和州政府资助制度，确保政府公共卫生基础设施提供基本公共卫生服务的能力。[18]

医学研究所的其他建议

- 地方卫生部门应与其他社区团体合作，明确资源、评估需求，制订合作应对计划，并评价提高社区健康和消除健康差距工作的成果；
- 全面的和平价的医疗保健应当被提供给每个美国居民；
- 为全民提供有效的预防服务，口腔健康、心理健康和物质滥用治疗；
- 企业界和公共卫生机构应当合作建立工作场所的健康促进、疾病与伤害预防项目；
- 公共卫生专家和媒体应共同努力，加强和改善公益广告宣传，在健康知识行为相关的和促进健康的公共政策方面发挥以证据为基础的媒体的影响力；
- 预防研究应该加强并重点研究促进人群健康问题。[18]

许多医学研究所委员会 2003 年提出的建议都已被采纳或收录于 2010 年国会通过的《平价医疗法案》之中。[1] 人员认证和机构认证已经开始实施，其范围随着时间的推移逐渐扩大。领导研究机构正着力提高公共卫生从业人员的能力。[21] 公共卫生服务及其系统研究中心已经建立，[26] 基于实践的公共卫生研究网络也已成型并正在扩大。[42]

《平价医疗法案》旨在解决诸如卫生服务可及性、预防服务效力提升、专科医生预防医学训练、持续的公共卫生基础设施经费投入、工作场所卫生、社区中的合作网络等问题。[1] 这些是公共卫生学科发展中的重要元素和与地方公共卫生服务合作工作中的重要组成部分。

为了公众的健康

2009 年罗伯特·伍德·约翰逊基金会资助医学研究所组织了公共卫生促进健康战略委员会以考察与公共卫生相关的三个主题：衡量、法规和资金。委员会本着影响 21 世纪第二个十年及此后地方公共卫生服务工作的目标，在当前挑战和卫生系统改革带来的机遇条件下对这三个主题展开了研究。例如，现在的《平价医疗法案》作为一项法律，对所有促进地方公共卫生服务改善人群健康的因素有什么帮助？研究形成的三份报告分别是：《为了公众的健康：测量在行动和问责中的作用》（For the Public's Health：The Role of Measurement in Action and Accountability）[43]、《为了公众的健康：振兴法律和政策以迎接新挑战》（For the Public's Health：Revitalizing Law and Policy to Meet New Challenges）[44]

和《为了公众的健康：投资更健康的未来》（*For the Public's Health：Investing in a Healthier Future*）。[45]第一份报告指出，根据临床医疗服务体系的改革预期和委员会对核心的健康的社会决定因素的理解，应从以下方面来检查健康产出。

- 由公立或私营卫生保健机构为社区成员提供服务、为具有地方或国家层面影响力的利益相关者提供透明且通俗易懂的卫生服务信息；
- 号召公众代表和利益相关机构（企业、雇主、社区成员等）承担改善公众健康的责任；
- 培养政府卫生机构、其他直接影响美国人健康的政府机构、与卫生系统有关的私营部门和非营利性部门在改善健康方面更多的责任感。[43]

该委员会主张改革国家数据系统，以便更好地跟踪健康及其决定因素。新系统中的数据能被普遍理解和运用，以促进积极的行动和成果评估。委员会设想了一套促进健康产出的方法，旨在减弱与临床提供者之间的竞争，重新着眼于地方公共卫生服务机构之间的合作以期共同改善健康状况，这对于当前绝大多数的实践而言是一个巨大改变。

负责第二份报告的委员会认为从卫生部门内外更广泛地检查法律和公共政策的作用和实用性、努力提高人群健康至关重要。该委员会的建议适用于以下三个主要领域。

- 系统检查和修订与人群健康相关的法律和公共政策，综合考虑公共卫生机构的实践、所处环境、技术、目标和伴随着社会变迁的巨大转变；
- 政府机构应该熟悉公共卫生法律和政策以实施干预措施；

● 政府和私营部门的利益相关者应当探索和采取"健康进入所有政策"（health-in-all-policies）的方法，发掘其潜在的协同效应。[44]

采用广泛的社会学方法促进健康的共同主题在关于公共卫生服务资金的第三份报告中得到了体现。委员会的建议集中在两个问题上：一是公共卫生服务和项目资金不足的问题；二是在公共卫生基础设施的筹资、组织和资金使用上的运作不良问题。[45]

如果成功，这些建议和随后的行动将使美国的公共政策辩论远离权力和金钱争夺而更多地转向改善健康状况应采取的措施。这种趋势会显著影响州和地方卫生部门的未来。

任务蠕变

美国公共卫生起源于控制传染性疾病的斗争。最初的活动集中在处理大量人口涌入、食物和资源安全等问题上。随着时间推移，出现了更多有效的工具，公共卫生的使命也随之逐步扩大，加入了母婴健康、疫苗接种等元素。20 世纪中叶慢性疾病成为美国人健康的主要威胁，继而催生了从群体角度解决病因的推动力，1964 年林顿·约翰逊总统提出的"向贫困宣战计划"（War on Poverty）在 60 年代将各种各样的社会问题增添到公共卫生的使命中。[15] 卫生部门是负责社区健康唯一的法定实体，所以做出扩大其知晓度和需求的决定也是理所应当的。这种"任务蠕变"正不断出现在现行活动扩展、项目缺设和科研与应用中。

现行活动扩展

公共卫生部门的历史责任——调查和应对传染性疾病使其总是积极迅速投入急性传染病（艾滋病、非典、耐药结核）救治以及紧急对抗生物恐怖主义。与之相似，公共卫生有长期参与广泛环境问题的历史，因此它逐渐新设了一些诸如控制空气污染和其他环境危害的新项目。

项目缺设

许多年来，美国医疗行业内部的分裂导致卫生部门为人群提供的医疗保障安全网未能成型。性传播疾病和结核门诊进入公共卫生控制传染病的责任范围无可厚非，但是产前保健、儿童保健和初级卫生保健进入公共卫生部门的服务范围则仅仅是因为某些弱势人群不能获得此类卫生服务。公共卫生关注人群健康的特征使它不得不解决亚人群之间的健康差距或应用基因组学新知识。

科研与应用

长期以来，确保与人群健康相关的科学发现惠及所有人群是公共卫生实践的核心。社区预防服务专门小组已经越来越意识到应该更多地关注核心公共卫生活动的有效性，并阐明了哪些行动应该继续和加强，哪些行动收效甚微或无效而应该停止。[29]公共卫生学术与实践理事会（Public Health Academia）[46]、公共卫生服务及其系统研究中心[30]也对人群健康问题和改善健康状况的方法研究投入了更多关注。

随着对慢性疾病病因的更多揭示和美国人健康状况的持续下降，越来越清楚的是，促进美国人群健康需要临床治疗和公共卫生服务的方式发生实质性改变。

社会决定因素

为了更好地理解健康的社会决定因素，一项重要的工作正在被展开。本书第一章《健康的社会和生态决定因素》阐述了当前对于人们的健康、教育、职业、收入、住房、种族、民族背景等社会因素之间相互关系的理解。我们专注于通过现有的医疗保健行业来改善各类人群的健康，尤其是减少大量的种族、民族、地理不平等状况，但这种改善是有限的。[47]罗伯特·伍德·约翰逊基金会赞助组建了一个由不同专业、经历背景和政治意识形态成员组成的委员会，要求他们为促进公众健康广提建议。他们总结道："虽然医疗服务很重要，但我们通过综述研究和听证会得出的结论是：建立更健康的美国在很大程度上取决于我们在卫生系统之外所做的工作。这意味着应当改变影响谋生机会、幼儿发展、学校、住房、工作场所、社区设计和营养的相关政策，让所有美国人生活、工作、娱乐和学习在一个受保护和积极促进他们健康的环境中。"[48]

马尔莫（Marmot）和贝尔（Bell）则更尖锐地指出："社会不公平正在大规模地屠杀人类，穷人健康状况不佳，各国内部各社会阶层存在健康差异，各国之间显著的健康差异都是由权力、收入、商品和服务分配不均引起的。健康不平等在全球各国人民的生活中是直接和显而易见的……是针对穷人的社会政策，是不公平的经济措施和糟糕政治的有毒组合。"[14]

卫生局作为应对不健康危险因素的社区机构，必须接受这项新的复杂使命，即解决常规卫生领域和卫生部门传统权限之外的引起健康状况低下的问题。而卫生部门在一些不属于自己职责范围内的活动中进行干预可能会被看作"管闲事"。

《平价医疗法案》

在美国，国家层面的卫生政策研究主要关注权力和经费——谁为医疗服务付费、付多少；而不是考虑基本的改善健康问题。2010年3月奥巴马总统签署的《平价医疗法案》中使用了大量篇幅描述医疗服务的支付结构，不过同时它也在关注健康促进、疾病预防、保健和促进健康产出。该法案的条款中包括建立一个国家预防健康促进和公共卫生委员会，委员会将政府各部门的部长聚集起来，在卫生署署长主持下，确定如何扩大政府的政策和项目中尚未明确的卫生服务的影响。

委员会的另外一个任务是制定国家预防和健康促进战略，《平价医疗法案》创设了预防和保健信托基金会（Prevention and Wellness Trust Fund）来支持制定该战略可测量的目标。该信托基金会在2011年6月发布的第一份报告中描述了国家预防战略的全局目标：增加每个年龄段美国健康人口的数量。报告还列举了四条以证据为基础、要求所有社会部门积极参与的战略：（1）建立健康安全的社区环境；（2）提高临床和社区环境中预防服务的质量；（3）使人们具有做出健康选择的能力；（4）消除健康不平等。[49]

法案扩大了社区预防服务专门小组（Task Force on Community

Preventive Services）的工作，并拨出了 150 亿美元以资助未来十年公共卫生的基础设施建设和人力资源计划——这是美国有史以来对公共卫生系统最大的一笔单项投入。此外，《平价医疗法案》号召建立解决整体健康问题的合作伙伴关系，包括建立临床和社区机构的合作激励机制以改善健康产出。[1]尽管该法案有公认的问题，但仍然不失为一个接近美国目标的、实现更高效医疗服务的、促进健康产出的文件。

电子信息基础设施

快速发展的电子基础设施改变着现代社会。卫生相关系统在采用新技术上往往显得滞后，但这种现状正在迅速改变。其存储、分析、传输信息的能力以及联合使用社会、行为和医学数据帮助早期发现疾病、支持治疗和健康促进的能力正在增强。移动终端和互联网平台使临床和公共卫生机构合作以提供卫生服务、病人进行健康自我管理、获得全人群和特定组别人群的健康数据成为可能。[50]

为利用卫生信息技术促进健康产出和降低医疗费用，联邦政府的卫生信息技术战略计划支持促进患者个人保健的活动，鼓励针对人群健康的研究和实践。这两方面的工作都要求国家信息系统的基础设施能够支持电子健康信息共享。[51]信息系统需要大量经费支持，获得经费支持的初期审批程序已经通过了《医疗信息技术促进经济和临床健康法案》（Health Information Technology for Economic and Clinical Health Act）、2009 年《复苏与再投资法案》（American Recovery and Reinvestment）和 2010 年《平价医疗法案》。这对于地方公共卫生系统中的临床和公共卫生机构而言是个令人兴奋的卫生信息技术跨越式发展的机遇。便携式计算机和通信技术的普及给消费者健康带来的影响是无法估量的。

公共卫生的未来

21 世纪第二个十年对于公共卫生工作者而言是令人激动和充满挑战的。专业被重新定义，很多方面实现了复兴，并且工作者已经认识到公共卫生必须直接而有效地与其他机构、组织和个人合作以实现使命。也许这是 20 世纪初以来国家决策者们第一次认识到公共卫生和预防对改善健康状况的重要性，而且资源已经指向或许诺给地方公共卫生机构和其他机构用以改善服务并开展研究。在这个进步的时代，一个成功的地方公共卫生系统应该是什么样子的呢？为了回答这个问题，需要研究有效的卫生部门及其与地方公共卫生系统中其他成员之间的相互作用。

地方卫生部门

公共卫生实践在持续变化，而且这个变化越来越快。当资源趋于减少时公共卫生部门的任务却仍在持续增加。新的岗位责任要求新技能以及具有合作精神、创新能力的领导；必须利用电子技术改进卫生调查、交流和活动评估；壮大通过认证的公共卫生从业人员队伍；使卫生部门的活动被更多的公众了解；使公共部门具备足够的能力和质量通过机构认证；基于社区的研究和人力资源在发展与补充中的流动需要与研究机构合作。随着时间的推移，社区健康状况肯定能取得实际可测量出的进步，卫生部门应对此负责。

　　未来有效的卫生部门应该认识到当前的这些改变，并显示出足够的能力和灵活性去调整现有活动、发展新活动，从而确保这些活动的有效性。公共卫生部门必须成为社区的卫生信息中心。公共卫生部门应该具有调查和评估社区健康状况的能力，这是用流行病学的方法思考和分析解决社区健康问题的基础；应该促进社区应对已经明确的健康问题的能力；还应该促进服务提供者的能力和根据社区居民需求推荐其他卫生服务的能力。鉴于健康的社会决定因素的重要性，卫生部门还必须有力地参与到公共政策制定领域中。健康产出应该作为绩效评估的决定性因素。[52]

　　卫生部门的工作能力受多项因素影响，而规模是重要因素之一。[33]社区状况（如规模、贫富、人群健康状况）不同，则所需的技能和活动的范围不同，许多地方公共卫生部门规模都太小，无法提供所有必需的公共卫生服务。如何定义规模大小目前还不太明确，虽然规模已经作为机构认证的过程因素，但明确规模大小和达到认证要求能力之间的关系还需要整合更多的信息。可以明确的是一个部门的功能在以下条件下将会发挥到最好：地理范围合理；经费相对稳定；税收基础至少足以提供实现公共卫生核心功能所需资源。为应对经费紧张和当前国家绩效标准对能力和效率的测量，争取通过认证，一些小的卫生部门已经被合并或正在考虑与其他组织签订合作协议或备忘录。这些努力是否能够持续创造大量资源以改善公共卫生能力还需要拭目以待，但它们的存在已帮助推动了全美的近3000个当地卫生部门的发展，使它们比任何时候都更加接近国家要求。目前，已经出现了与能力和绩效相关的、自愿性质的国家认证标准，并且对每个卫生部门而言，若拒不参加国家自愿认证，它们所受到的压力可能会越来越大。

除员工数量和资源外，管理结构也很重要。有效的卫生部门应该具有委托卫生委员会（或其他行政管理机构）进行决策的管理机制，卫生部门的负责人应该具有行政权。而且，卫生部门的重点必须是阐述和解决本社区的公共卫生问题，而不是讨论行动的政治正确性。已有证据显示，卫生部门的决策能够促进绩效。[53]然而管理的细微之处和其对绩效的影响往往不被理解，总之，卫生部门若想提高质量则必须关注管理。

电子革命对于公共卫生部门来讲是一个机遇与挑战的经典组合。大多数工作的效率与互联网的高速相关，至少，工作人员进行信息分类、正确解释、做出适当反应时都需要高速互联网。疾病调查系统必须调整，与地方卫生系统其他成员沟通的能力也必须加强。怎样与社区居民互动、满足他们的需求，使他们了解如何维持或改善自身健康也很重要。或许在这个方面最困难也最昂贵的就是建立电子健康档案。《平价医疗法案》强烈要求医疗组织特别是可信赖医疗组织（accountable care organizations，ACOs）的成员使用电子健康档案以提高临床医疗的效率和效益。卫生部门并没有被要求必须成为可信赖医疗组织的合作伙伴，但他们会发现加入可信赖医疗组织或成为其合作伙伴的好处。而这些部门肯定都需要与现有或潜在的伙伴共享电子健康档案。

美国是世界上文化最多元的国家之一。当卫生部门鼓励公民提高自我医疗保健能力、参与关于个人和社区健康需求的决策，并且评估促进社区健康项目和服务的影响时，如果卫生部门对文化不敏感或文化胜任力不足，其有效性将会受限。文化胜任力的一个要素是在公共卫生人才队伍中确保有少数群体代表的存在。

如果没有强力有效的领导，就难以实现人人享有良好公共卫生服务的目标。优秀的卫生部门领导应具有以下特质：献身精神、人格魅力、善于推动、团队协作、社区促进、人群动员和平等意识。[54]在卫生部门进入了多伙伴合作以发展共享服务并影响健康的社会决定因素的时期，排在靠后位置的特质将越来越重要。

地方公共卫生系统

地方卫生部门的公共卫生使命是创造健康的居住环境。这个使命需要与多个其他社区组织机构合作共同完成。[16]地方卫生部门再有效，也不可能拥有改善所有不良卫生条件和提供所有人所需要的健康促进和疾病预防服务的资源。特别是在公共卫生资源递减的情况下（《平价医疗法案》承诺经费除外），再加上越来越多的此前未在卫生部门或卫生相关机构职权范围内发现的疾病"上游"病因的影响，卫生部门责任越来越大，包括需要发展新方法来影响健康的社会决定因素，成功与其他机构合作成为资金和工作的双重需要。

未来行之有效的卫生组织将在社区内合作，努力发展和实施广泛的健康促进战略。持续的健康促进环境需要许多社会要素如教育、商业、临床工作者、卫生相关非政府组织、公共卫生、政府、市民组织的共同努力支持。[56]《平价医疗法案》扩大了公共卫生发现和发展可信赖医疗组织的需要，而在可信赖医疗组织的理念基础上发展出的可信赖医疗社区（accountable care community，ACC）概念为参与和合作创造了新机会。这是将社区资源整合到共同改善社区健康框架中的一个创举。[57]这是一个极大的范式转变，也是令人敬畏的考量。逐步建立这些新关系也许比试图"一步到位"容易一些。

临床和社区预防的合作

在临床领域，涉及行为矫正的方案往往难以得到很好的执行。如戒除烟草、酒精使用，控制药物滥用，节食和锻炼等项目。这些项目在一些社区也许可以通过地方卫生部门或者非政府组织如美国心脏协会、美国癌症协会、美国肺病协会、肾基金会、糖尿病协会得以开展，但无论如何，这些项目作为大部分患者管理的组成部分，始终保持可及性和高质量是很困难的。鉴于现在讨论的重点是预防和健康促进，也许是形成新的临床医疗环境、政府组织和非政府组织联盟，集中资源创建以科学支持的患者医疗和基于社区的项目相结合的行为改变中心（见下框）的时候了。这些类型的合作将为下一个阶段——从"上游"解决影响健康的社会决定因素搭建平台。

行为改变中心

在一个新的临床医疗和公共卫生合作系统中，社区医院、地方卫生部门和对健康行为（如戒烟、减肥、锻炼咨询等）感兴趣的非政府组织，可以聚合资源创造一个持续的、系统的项目为个人行为转变提供支持服务。项目强调在临床机构开展临床预防服务并发展专业联系，这将为建立社区合作预防服务奠定基础。

在实践中，医生会为患者预约行为改变中心并发送正式的咨询和评估申请，正如患者需要预约手术一样。一旦患者进入行为改变中心，其电子健康档案记录将与转诊医师记录整合。这样一来，当医生再次看到患者时，能够鼓励他努力戒烟或强调减肥和锻炼的重要性。

医生可能会很欢迎这种新的社区资源。在行为转变中心的协助下，他们将对患者的健康产生更大影响，这也将使其进一步认识到在社区层面需要支持与健康有关的政策决议。

到"上游"去

地方卫生部门面临着在社区中应对疾病早期病因的巨大挑战

和机遇。作为社区行动的有效发起者，地方卫生部门需要为社区诊断提供数据库，需要召集个人和组织社区支持的领导能力，并具有测量行动影响的能力。要获得成功还需要进入以前卫生系统没有发言权的政治领域（如规划和开发）。为在做出最后决定之前评估问题和政策对健康可能造成的影响，卫生部门可考虑使用新 的 健 康 影 响 评 估 （ health impact assessment， HIA ） 工具。[55,58,59]卫生部门与学术机构的联合将有助于完成健康影响评估、制定干预策略并评价结果。

21 世纪的第二个十年是公共卫生事业发展的非常时期。公共卫生在改善健康状况中的角色从来没有如此清晰且与国家公共政策日渐同步。公共卫生的成功需要转向解决影响健康问题的社会决定因素，同时保持其他基本服务，处理资源限制并发展必要的新的伙伴关系。如果公众卫生能够打破旧的框架和运作模式，它将会更好地实现改善社区健康状况的历史使命。

注释：

1. Patient Protection and Affordable Care Act (HR 3590). March 23, 2010. https://www.annualmedicalreport.com/text-of-health-care-bill-patient-protection-and-affordable-care-act-hr-3590-text-of-bill.

2. National Center for Health Statistics. Health, United States, 2010. Table 22. http://www.cdc.gov/nchs/data/hus/hus10.pdf#listtables. Accessed May 16, 2011.

3. Centers for Disease Control and Prevention. Achievements in public health, 1900–1999: Healthier mothers and babies. *MMWR Morb Mortal Wkly Rep.* 1999;48(38):849–858. http://www.cdc.gov/mmwr/preview/mmwrhtml/mm4838a2.htm#fig1. Accessed May 17, 2011.

4. National Center for Health Statistics. Health, United States, 2010. Table 15. http://www.cdc.gov/nchs/data/hus/hus10.pdf#listtables. Accessed May 16, 2011.

5. National Center for Health Statistics. Historical data. http://www.cdc.gov/nchs/data/dvs/hist290_0039.pdf. Accessed May 17, 2011.

6. National Center for Health Statistics. Historical data. http://www.cdc.gov/nchs/data/dvs/mx194049.pdf. Accessed May 17, 2011.

7. National Center for Health Statistics. Health, United States, 2010. Table 29. http://www.cdc.gov/nchs/data/hus/hus10.pdf#listtables. Accessed May 16, 2011.

8. Bunker JP, Frazier HS, Mosteller F. Improving health: Measuring effects of medical care. *Milbank Q.* 1994;72(2):225–258.

9. World Health Organization. *World Health Report. 1997. Ranking of the World's Health Systems.* http://www.photius.com/rankings/healthranks/html. Accessed May 16, 2011.

10. Robert Wood Johnson Foundation. *Overcoming Obstacles to Health: Report from the Robert Wood Johnson Foundation to the Commission to Build a Healthier America.* Princeton, NJ: Robert Wood Johnson Foundation; 2008.

11. Carmona RH. The growing epidemic of childhood obesity. Testimony before the U.S. Senate Committee on Commerce, Science, and Transportation, Subcommittee on Competition, Infrastructure, and Foreign Commerce. March 2, 2004. http://www.surgeongeneral.gov/news/testimony/childobesity03022004.html. Accessed September 14, 2011.

12. Braveman PA, Egerter SA, Mockenhaupt RE. Broadening the focus: The need to address the social determinants of health. *Am J Prev Med.* 2011;40(1 Suppl 1):S4–S18.

13. Woolf SH, Dekker MM, Byrne FR, Miller WD. Citizen-centered health promotion: Building collaborations to facilitate healthy living. *Am J Prev Med.* 2011;40(1 Suppl 1):S38–S47.

14. Marmot MG, Bell RG. Improving health: Social determinants and personal choice. *Am J Prev Med.* 2011;40(1 Suppl 1):S73–S77.

15. Fee E. History and development of public health. In: Scutchfield FD, Keck CW, eds. *Principles of Public Health Practice.* 3rd ed. Clifton Park, NY: Delmar Cengage Learning; 2009.

16. Institute of Medicine, Committee for the Study of the Future of Public Health. *The Future of Public Health.* Washington, DC: National Academies Press; 1988.

17. Public Health Functions Steering Committee. Public health in America. 1994. http://www.health.gov/phfunctions/public.html. Accessed May 19, 2011.

18. Institute of Medicine, Committee on Assuring the Health of the Public in the 21st Century. *The Future of the Public's Health in the 21st Century.* Washington, DC: National Academies Press; 2003.

19. Centers for Disease Control and Prevention. Assessment instruments 2008 to present. http://www.cdc.gov/nphpsp/theInstruments.html. Accessed May 19, 2011.

20. Council on Linkages between Public Health Academia and Practice. Core competencies for public health professionals. 2010. http://www.phf.org/resourcestools/Pages/Core_Public_Health_Competencies.aspx. Accessed May 19, 2011.

21. National Network of Public Health Institutes. http://www.nnphi.org/. Accessed

May 19, 2011.

22. By the end of 2010, the Council on Education for Public Health (CEPH) was accrediting forty-eight schools of public health (SPHs) and eighty-three programs of public health (PHPs). Between 1990 and 2000, twelve new SPHs and forty-nine new PHPs were accredited. In 2011 CEPH had three new formal applications for accreditation from SPHs and twenty-eight from PHPs. Many other schools and programs are in development. Personal communication, Laura Razor, executive director, CEPH, July 8, 2011.

23. Riegelman RK, Albertine S. Undergraduate public health at 4-year institutions: It's here to stay. *Am J Prev Med.* 2011;40(2):226–231.

24. Patients and populations: Public health in medical education. *Am J Prev Med.* 2011;41(3 Suppl).

25. National Board of Public Health Examiners. http://www.publichealthexam.org/. Accessed May 20, 2011.

26. Thomas JC, Sage M, Dillenberg J, Guillory J. A code of ethics for public health. *Am J Public Health.* 2002;92(7):1057–1059. http://www.ncbi.nlm.nih.gov/pmc/articles/PMC1447186/. Accessed May 19, 2011.

27. Public Health Accreditation Board. http://www.phaboard.org/. Accessed May 20, 2011.

28. Joly BM, Shaler G, Booth M, Conway A, Mittal P. Evaluating the multi-state learning collaborative. *J Public Health Manage Pract.* 2010;16(1):61–66.

29. Task Force on Community Preventive Services. *The Guide to Community Preventive Services.* New York: Oxford University Press; 2005. http://www.thecommunityguide.org/library/book/index.html. Accessed May 19, 2011.

30. Center for Public Health Systems and Services Research, University of Kentucky. http://www.publichealthsystems.org/cphssr. Accessed May 20, 2011.

31. National Association of County and City Health Officials. *National Profile of Local Health Departments.* Washington, DC: NACCHO; 2010.

32. Leep CJ, Gorenflo G, Libbey PM. The local health department. In: Scutchfield FD, Keck CW, eds. *Principles of Public Health Practice.* 3rd ed. Clifton Park, NY: Delmar Cengage Learning; 2009.

33. Mays GP, Smith SA. Geographic variation in public health spending: Correlates and consequences. *Health Serv Res.* 2009;44(5 Pt 2):1796–1817.

34. Powell C. Health departments merge Saturday: Summit County official says Akron residents will have same access to services. *Akron Beacon Journal,* December 30, 2010. http://www.ohio.com/. Accessed May 26, 2012.

35. Centers for Disease Control and Prevention. Biological and chemical terrorism: Strategic plan for preparedness and response. *MMWR.* 2000;49(RR-4).

36. Centers for Disease Control and Prevention. *Public Health Preparedness: Strengthening CDC's Emergency Response (a Report on Terrorism Preparedness and Emergency Response [TPER]—Funded Activities for Fiscal Year 2007).* Atlanta: CDC; 2009.

37. National Association of County and City Health Officials. Indicators of progress in local public health preparedness. May 2008. http://www.naccho.org/publications/emergency/. Accessed May 25, 2011

38. National Association of County and City Health Officials. *Local Health Department Job Losses and Program Cuts: Findings from the January 2012 Survey.* Washington, DC: NACCHO; May 2012.

39. National Association of County and City Health Officials. *Local Health Department Job Losses and Program Cuts: 2008–2010.* Washington, DC: NACCHO; March 2011.

40. Association of State and Territorial Health Officials. *Budget Cuts Continue to Affect the Health of Americans: Update March 2012.* Research brief. Washington, DC: ASTHO; March 2012. http://www.astho.org/Display/AssetDisplay.aspx?id=6907. Accessed May 26, 2012.

41. Association of State and Territorial Health Officials. Cuts to essential public health services jeopardize American's health. Press release. April 6, 2011. http://www/astho.org/t/article.aspx?artid=5839. Accessed May 25, 2011.

42. Van Wave TW, Scutchfield FD, Honore PA. Recent advances in public health systems research in the United States. *Annu Rev Public Health.* 2010;31:383–395.

43. Institute of Medicine, Committee on Public Health Strategies to Improve Health. *For the Public's Health: The Role of Measurement in Action and Accountability.* Washington, DC: National Academies Press; 2011.

44. Institute of Medicine, Committee on Public Health Strategies to Improve Health. *For the Public's Health: Revitalizing Law and Policy to Meet New Challenges.* Washington, DC: National Academies Press; 2011.

45. Institute of Medicine, Committee on Public Health Strategies to Improve Health. *For the Public's Health: Investing in a Healthier Future.* Washington, DC: National Academies Press; 2012.

46. Council on Linkages between Public Health Academia and Practice. Public Health Systems Research. http://www.phf.org/programs/council/Pages/Public_Health_SystemsResearch.aspx. Accessed June 15, 2011.

47. Fielding JE. To improve health, don't follow the money. *Am J Prev Med.* 2011;40(1 Suppl 1):S78–S79.

48. Miller W, Simon P, Maleque S, eds. *Beyond Health Care: New Directions for a Healthier America.* Washington, DC: Robert Wood Johnson Foundation Commission to Build a Healthier America; 2009.

49. Centers for Disease Control and Prevention. *National Prevention Strategy: America's Plan for Better Health and Wellness.* Atlanta: CDC; June 2011. http://www.cdc.gov/Features/PreventionStrategy/?s_cid=tw_cdc627. Accessed June 16, 2011.

50. Shaikh AR, Das IP, Vinson CA, Spring B. Cyberinfrastructure for consumer health. *Am J Prev Med.* 2011;40(1 Suppl 2):S91–S96.

51. Department of Health and Human Services. *Coordinated Federal Health Information Technology Strategic Plan: 2008–2012.* Office of the National Coordinator for Health IT. Washington, DC: DHHS; 2008.

52. Keck CW, Scutchfield FD. The future of public health. In: Scutchfield FD, Keck CW, eds. *Principles of Public Health Practice.* 3rd ed. Clifton Park, NY: Delmar Cengage Learning; 2009.

53. Bhandari MV, Scutchfield FD, Charnigo R, Riddel MC, Mays GP. New data, same story? Revisiting studies on the relationship of local public health systems characteris-

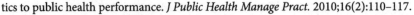
tics to public health performance. *J Public Health Manage Pract.* 2010;16(2):110–117.

54. Lloyd P. Management in health for all: New public settings. *J Health Admin Ed.* 1994;12(2):187–207.

55. Scutchfield FD, Howard AF. Moving on upstream: The role of health departments in addressing socioecologic determinants of disease. *Am J Prev Med.* 2011;40(1 Suppl 1):S80–S83.

56. Woolf SH, Dekker MM, Byrne FR, Miller WD. Citizen-centered health promotion: Building collaborations to facilitate healthy living. *Am J Prev Med.* 2011;40(1 Suppl 1):S38–S47.

57. Austen BioInnovation Institute in Akron. Austen BioInnovation Institute in Akron begins work on roadmap for first U.S. accountable care community. June 22, 2011. http://www.abiakron.org/austen-bioinnovation-institute-in-akron-begins-work-on-roadmap-for-first-us-accountable-care-community. Accessed July 15, 2011.

58. Cole BL, Fielding JE. Health impact assessment: A tool to help policy makers understand health beyond health care. *Annu Rev Public Health.* 2007;28:393–412.

59. Cole BL, Shimkhada R, Fielding JE, Kominski G, Morgenstern H. Methodologies for realizing the potential of health impact assessment. *Am J Prev Med.* 2005;28(4):382–389.

作者简介

凯耶·本德（Kaye Bender） 博士，注册护士，美国护理学院会员，公共卫生认证委员会主席、首席执行官（斯卡奇菲尔德博士是该委员会成员），美国公共卫生协会教育委员会主席，公共卫生领导协会前主席。她曾在密西西比州卫生局工作20余年，其中五年担任副局长，并曾担任密西西比大学护理学院院长。

凯文·布雷迪（Kevin T. Brady） 公共卫生硕士，疾病控制与预防中心卫生学家，国际疾病控制与预防中心基金会副主任。

保拉·布雷弗曼（Paula Braveman） 医学博士、公共卫生硕士，健康社会差异研究中心主任，加州大学旧金山分校医学院家庭与社区医学教授。布雷弗曼博士致力于卫生特别是妇幼卫生中的社会经济、民族与种族差异研究。斯卡奇菲尔德博士对她在健康的社会决定因素领域开展的前沿性研究工作深表敬意。

茱莉亚·科斯蒂奇（Julia F. Costich） 法学博士、哲学博士，肯塔基大学公共卫生学院卫生事业管理系副主任、教授，2005～2012年任该系主任，2010～2012年任卫生管理硕士研究生项目主任。来该系任职前，她主要在公共和私营部门从事临床方面的法律工作。斯卡奇菲尔德博士，这位肯塔基大学公共卫生学院的元老亲自任命了她。

康妮·埃万斯维克（Connie J. Evashwick） 理学博士、公共卫生硕士、美国大学卫生保健执委会委员，任职于卫生保健营运系统和公共卫生的联络部。曾经任美国公共卫生学院联盟学术部高级主任，该联盟拥有 278 个成员，包括联邦、州及地方的卫生部门、两个重要的区域卫生营运体系、四所大学。埃万斯维克博士 20 世纪 80 年代在加利福尼亚时曾经是斯卡奇菲尔德博士的同事。

保罗·霍尔沃森（Paul K. Halverson） 公共卫生博士、卫生服务管理硕士，美国大学卫生保健执委会委员，阿肯色州卫生局局长和国家卫生官员，阿肯色州卫生委员会执行长官。他曾担任州和地方卫生官员协会主席。霍尔沃森博士曾在国家疾病控制与预防中心高级生物研究所工作近七年。他和斯卡奇菲尔德博士同为公共卫生认证委员会成员，并共同参与了国家公共卫生绩效标准项目。

雷切尔·霍格（Rachel Hogg） 文学硕士，肯塔基大学公共卫生学院卫生管理方向公共卫生博士研究生，公共卫生服务及其系统研究中心研究助理。

詹姆斯·郝圣格（James W. Holsinger Jr.） 医学博士，

查尔斯·T. 韦辛顿健康科学协会主席，肯塔基大学公共卫生学院预防医学与卫生管理学教授，曾担任美国退伍军人事务部卫生部副部长（1990～1993 年），肯塔基大学副校长医学中心主任（1994～2003 年），肯塔基州卫生和家庭服务厅厅长（2003～2005 年）。他和斯卡奇菲尔德博士共同创建了肯塔基大学公共卫生学院。

理查德·英格拉姆（Richard Ingram）　公共卫生博士、基础教学法硕士，肯塔基大学公共卫生学院助理研究员。他于 2010 年获得公共卫生博士学位，导师为斯卡奇菲尔德博士。现在斯卡奇菲尔德博士的研究项目中担任助理研究员并开展博士后研究。

威廉·凯克（C. William Keck）　医学博士、公共卫生硕士，俄亥俄东北医科大学家庭与社区医学系前主任，荣誉教授，牙克朗市卫生局前任局长，美国公共卫生协会前任主席，公共卫生教育理事会前任主席，俄亥俄公共卫生协会前任主席，俄亥俄地方卫生官员协会前任主席，俄亥俄山米郡医学协会主席；他现在担任公共卫生理论与实践联席会主席一职。凯克博士与斯卡奇菲尔德博士已经是 40 年的密友了，两人合著了《公共卫生实践的原则》一书。

塞缪尔·马西尼（Samuel C. Matheny）　医学博士、公共卫生硕士，尼古拉斯皮萨卡农基金会主席，肯塔基大学家庭医学教授。他是斯卡奇菲尔德在肯塔基大学医学院学习时的同学，两人具有相似的工作经历，包括都曾在美国公共卫生署工作过。

戴维·马修斯（David Mathews） 博士，凯特灵基金会主席。他曾经是福特政府时期卫生、教育及社会福利部部长，1969～1980 年任亚拉巴马大学校长。现任包括福特基金、国家问题研究论坛在内的一系列组织或机构的理事。在他任亚拉巴马大学校长期间，斯卡奇菲尔德博士也在那里任职，担任社区卫生科学学院的副院长一职，斯卡奇菲尔德博士在自己大多数的学术休假期间都会参与凯特灵基金会的各种重要活动。

莱恩·梅纳德（W. Ryan Maynard） 工商管理硕士、路易斯维尔大学和印第安纳大学的学士，斯蒂芬·怀亚特博士的研究助手。

格伦·梅斯（Glen P. Mays） 博士、公共卫生硕士，肯塔基大学公共卫生学院公共卫生服务及其系统研究的发起者。在 2011 年 8 月加入肯塔基大学之前，他是阿肯色医科大学费伊布瑟曼公共卫生学院卫生政策与管理系教授、系主任兼卫生系统研究博士项目负责人。梅斯博士和斯卡奇菲尔德博士共同发起了公共卫生服务及其系统研究，合著众多。

罗宾·奥斯本（Robin Osborn） 工商管理硕士，英联邦基金会卫生政策与创新国际项目主任，副主席。她负责该基金会卫生政策方面的年度国际会议，国际卫生政策调查和比较卫生系统数据，质量指标国际工作组，哈克尼斯卫生保健政策与实践合作研究，国际合作伙伴。1997 年加入联邦基金会之前，她负责卫生服务研究协会合作研究项目。

凯文·帕特里克（Kevin Patrick）　医学博士、理学硕士，加利福尼亚大学圣地亚哥分校家庭与预防医学教授，《美国预防医学杂志》主编，加州通信及信息技术研究院无线电和人口健康系统中心主任。他还是罗伯特·伍德·约翰逊基金会积极生活研究部高级顾问、国家健康游戏研究咨询委员会创始会员。他曾经担任美国卫生与人类服务部及军队流行病学董事会的健康促进和疾病预防委员会秘书长。在他与斯卡奇菲尔德博士的共同努力下，《美国预防医学杂志》才有今天的大好局面。

黛布拉·乔伊·佩雷斯（Debra Joy Pérez）　哲学博士、公共管理硕士、文学硕士，罗伯特·伍德·约翰逊基金会研究与评估助理副主席，在任基金会高级项目官员的时候，她的主要工作是通过人力资本团队新联盟项目支持那些过去没有足够代表资格的学者。佩雷斯博士在公共卫生服务与系统研究建设和公共卫生实践与导向的研究网络开发领域有着非常高的知名度。她曾经作为斯卡奇菲尔德博士的项目官员参与公共卫生服务与系统研究的建设工作。

威廉姆·赖利（William J. Riley）　博士，明尼苏达大学公共卫生学院副教授，副院长。他是质量改进，质量控制和安全专家，他致力于研究卫生服务行政、管理和筹资。作为几家医疗机构资深的医疗高管，赖利博士开发了有效的质量控制体系，并开展了大量的流程改进计划。他也是很多质量控制、病人安全和医疗机构管理研究文章的作者，并且为国家质量改进项目提供咨询。

斯蒂芬·斯科恩鲍姆（Stephen C. Schoenbaum） 医学博士、公共卫生硕士，乔西娅·梅西基金会主席的特殊顾问，2000~2010年他担任联邦基金的执行副主席和高效卫生系统委员会的执行理事，在此之前他先后担任过新英格兰哈佛早期移民卫生保健中心的医务理事和主席，此中心是罗得岛州首府普罗维登斯卫生维护组织的一个分配系统。他还是哈佛医学院人口医学系的讲师，此系是在他亲自帮助下创建的。斯卡奇菲尔德和斯科恩鲍姆第一次共事是1976年在亚特兰大的疾病控制与预防中心，那时他们都是流行病学情报服务方面的官员并建立起亲密的合作关系。

道格拉斯·斯卡奇菲尔德（F. Douglas Scutchfield） 医学博士，卫生服务研究与政策领域彼得·博索姆沃思教授，肯塔基大学公共卫生学院预防医学与卫生事业管理学教授。他曾经是圣地亚哥州立大学公共卫生学院（1979~1997年）和肯塔基大学公共卫生学院（1998~2003年）创始董事。他现在领导着几家罗伯特·伍德·约翰逊基金会以及疾病控制与预防中心名下的国家级研究中心。

夏洛特·赛德曼（Charlotte S. Seidman） 执业护士，卫生学硕士、公共卫生硕士，在《美国预防医学杂志》从事编辑工作。她毕业于圣地亚哥大学公共卫生学院第一批公共卫生硕士班，当时斯卡奇菲尔德博士是该院创始人并担任首任院长。她还在线教授写作、编辑、专业论文同行评审等课程。

威廉姆·西尔柏（William M. Silberg） 理学学士，华盛顿特区患者为中心的临床实效研究机构交流中心主任，《美国预防医学杂志》前总编辑，主要负责数字开发与战略协作。现任亨特学院和纽约市立大学卫生、媒体和政策中心高级研究员。他和斯卡奇菲尔德博士在同美国医学会以及医学网合作过程中有过紧密的共事相处。

戴维·斯夸尔斯（David Squires） 文学硕士，联邦基金会卫生政策与创新国际项目助理研究员。其职责是为以下相关研究活动提供研究支持：联邦基金会的国际卫生政策年度调查、对发达国家的卫生保健政策的研究与追踪、对哈克尼斯研究成员的监测并追踪他们在美国的影响以及他们本国的卫生政策。他曾经担任 ABT 集团的国内卫生助理分析师。

史蒂文·伍尔夫（Steven H. Woolf） 医学博士、公共卫生硕士，现任弗吉尼亚联邦大学人类需求研究中心主任、家庭医学系教授。他曾经担任美国联邦预防工作组科学顾问和高级顾问。他的主要研究方向是健康社会的决定因素，如通过解决贫穷、教育、种族歧视等社会问题以改善健康状况，包括促进卫生保健服务效率、宣传健康促进与疾病预防的重要性。20 世纪 80 年代，在他预防医学住院实习时期斯卡奇菲尔德博士就是他的导师兼朋友。

斯蒂芬·怀亚特（Stephen W. Wyatt）　牙科学博士、公共卫生硕士，肯塔基大学公共卫生学院院长，任院长前曾担任美国公共卫生服务部门的官员，并以最高长官的身份退休。在任职于疾病控制与预防中心期间，怀亚特博士担任疾病控制与预防中心肿瘤分会主任、慢性病预防与健康促进国家中心副执行主任。怀亚特博士的研究兴趣主要集中于肿瘤预防与控制以及慢性病预防与健康促进等领域。斯卡奇菲尔德博士和怀亚特博士对肯塔基大学公共卫生学院的发展有着极其重要的意义。

图书在版编目（CIP）数据

当代美国公共卫生：原理、实践与政策/（美）郝圣格
（Holsinger, J. W.）主编；赵莉等译. —北京：社会
科学文献出版社，2015.5
　ISBN 978 - 7 - 5097 - 6603 - 3

　Ⅰ.①当…　Ⅱ.①郝…　②赵…　Ⅲ.①公共卫生 -
研究 - 美国　Ⅳ.①R1

　中国版本图书馆 CIP 数据核字（2014）第 233317 号

当代美国公共卫生：原理、实践与政策

主　　编/詹姆斯·郝圣格（James W. Holsinger Jr.）
译　　者/赵　莉　石超明
审　　校/刘兆炜　黄　斌

出 版 人/谢寿光
项目统筹/祝得彬
责任编辑/张苏琴　杨　慧

出　　版/社会科学文献出版社·全球与地区问题出版中心（010）59367004
　　　　　地址：北京市北三环中路甲 29 号院华龙大厦　邮编：100029
　　　　　网址：www.ssap.com.cn
发　　行/市场营销中心（010）59367081　59367090
　　　　　读者服务中心（010）59367028
印　　装/三河市东方印刷有限公司

规　　格/开本：787mm × 1092mm　1/16
　　　　　印张：21.5　字数：251 千字
版　　次/2015 年 5 月第 1 版　2015 年 5 月第 1 次印刷
书　　号/ISBN 978 - 7 - 5097 - 6603 - 3
著作权合同
登 记 号/图字 01 - 2013 - 7778 号
定　　价/98.00 元